现代中医内科学临床精要丛书

肾脏病中医临床精要

主　编　王亿平

主　审　韩明向

副主编　胡顺金　程　皖

编　委　(按姓氏笔画为序)

王　东　王亿平　王天义　方　琦

吕　芳　吕　勇　刘　玲　刘家生

茅燕萍　赵　莉　胡顺金　程　皖

魏　玲

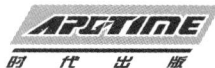

时代出版传媒股份有限公司
安徽科学技术出版社

图书在版编目(ＣＩＰ)数据

肾脏病中医临床精要/王亿平主编. －－合肥:安徽科学技术出版社,2009.10(2025.6重印)

(现代中医内科学临床精要丛书)

ISBN 978-7-5337-4513-4

Ⅰ.肾… Ⅱ.王… Ⅲ.肾病(中医)-中医学临床 Ⅳ.R256.5

中国版本图书馆 CIP 数据核字(2009)第 182160 号

肾脏病中医临床精要　　　　　　　　　　　　王亿平　主编

出 版 人:王筱文　　　选题策划:吴　玲　　　责任编辑:吴　玲

责任印制:梁东兵　　　封面设计:朱　婧

出版发行:安徽科学技术出版社　　　　http://www.ahstp.net

(合肥市政务文化新区翡翠路 1118 号出版传媒广场,邮编:230071)

电话:(0551)63533330

印　　制:河北晔盛亚印刷有限公司　　电话:15811513201

(如发现印装质量问题,影响阅读,请与印刷厂商联系调换)

开本:880×1230　1/32　　　印张:10.5　　　字数:283 千

版次:2009 年 10 月第 1 版　　2025 年 6 月第 2 次印刷

ISBN 978-7-5337-4513-4　　　　　　　　　　定价:85.00 元

编 写 说 明

　　中医内科学是运用中医学理论和中医临床思维方法研究并阐明内科疾病的病因、病机、证候、诊断、辨证论治规律和转归预后以及预防、康复、调摄等问题的一门临床学科,它有较系统的辨证论治理论体系,是基础理论联系临床实践的桥梁,是中医临床各学科的基础。安徽省中医院中医内科是安徽省重点学科,其主干课程中医内科学是安徽省精品课程和重点课程, 其三级学科呼吸内科是国家中医药管理局重点学科建设单位,心内科、肾内科、神经内科、感染科分别是国家中医药管理局和安徽省卫生厅重点专科;有5个三级学科具有硕士学位授予权,并与北京中医药大学、湖北中医学院联合培养中医内科学博士生。为全面反映近十年来我们在学科建设方面所取得的成就, 系统总结本学科在内科疾病诊治方面的中医药诊疗特色和优势,促进中医内科学科的建设和发展,更好地为广大患者服务,特编写了本套"现代中医内科学临床精要丛书"。

　　本套丛书分《呼吸病中医临床精要》《内分泌病中医临床精要》《风湿病中医临床精要》《肾脏病中医临床精要》《消化肝胆病中医临床精要》《神经系统疾病中医临床精要》6个分册。每个分册均以现代医学疾病分类的系统病名为纲目,中医病证与之对照。总论主要介绍了该系统疾病的共同病因病机和病证特点、辨证论治的步骤以及常见证候和常用治法等内容。其他各章详细介绍了该系统的常见病证,分别按病因病机、临床诊断、治法方药、临床保健、现代研究等分项叙述,重点突出临床实用性和科学性,并突出中医药治疗的特色和优势。与同类专著比较,本套丛书具有以下特点:

　　(1)系统性:在中医理论指导下,以辨证论治为核心,注重所

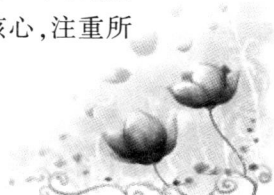

列病证的系统、完整,体现从证候→诊断→治疗→预防调摄的全过程;治法上包含分型治疗、固定方药治疗、非药物治疗、自我保健和预防的综合措施,既有理论又有实践。

(2)实用性:本套丛书由长期从事内科临床工作的医师,参照内科学的新理论、新疗法,结合临床实际需要编写而成。内容按疾病系统分类,囊括了百余种内科疾病,详细介绍了各系统常见病、多发病的诊疗常规,强调临床保健,还收纳了中医养生药膳,可操作性较强,是一套简明实用的内科常见病诊疗参考书。

(3)时代性:充分反映我院中医内科病证的学科建设、学术研究及临床疗效的最高水准。诊断标准和疗效评定标准同国际接轨,并评述与揭示其研究的发展趋势,富有时代气息。

本套丛书约150万字,适用于广大基层医院医生,各大医院住院、进修、实习医生及医学院校师生参考使用。临床医生可通过对本书中的每一内科病证的学习,密切联系临床实践,运用所学的理论知识,不断提高诊断、治疗疾病的能力。

丛书在编写过程中得到了我国著名中医老年病学专家、中华中医药学会延缓衰老专业委员会主任委员、博士生导师韩明向教授的具体指导和主审,安徽省教育厅、科技厅、卫生厅、中医药管理局及安徽中医学院、安徽省中医院的领导给予了大力的支持和鼓励,安徽科学技术出版社在编辑、出版方面给予了大力的协助,在此对所有帮助、支持本套丛书编写工作的单位和人士表示衷心的感谢!

前　　言

　　《现代中医内科学临床精要丛书·肾脏病中医临床精要》是在继承、整理历代中医关于肾系病证基本理论、基本知识和技能的基础上，吸收现代中医肾脏病学科的新理论、新知识、新方法，进行全面、系统总结的一门专著，为促进中医肾脏病学科建设及提高临床、科研、教学水平提供了较为有用的参考。

　　全书由总论、急性肾小球肾炎、慢性肾小球肾炎、隐匿性肾小球肾炎、IgA肾病、肾病综合征、糖尿病肾病、系统性红斑狼疮性肾炎、过敏性紫癜性肾炎、良性小动脉性肾硬化症、痛风性肾病、尿路感染、尿路结石、急性肾衰竭、慢性肾衰竭十五个章节组成。总论介绍了中医肾脏病的共同病因病机、常见证候及临床保健；其余各章按照病因病机、诊断、治疗、保健、现代研究等条目编写，重点突出临床实用性、科学性，并突出中医药治疗的特色和优势。

　　本书主要以中医、中西医结合的内科或肾脏科临床医生、研究生等为读者对象，对其他医务人员、中医院校学生及医疗科研人员亦有一定参考价值。

　　由于编者的水平及编写时间所限，本书尚存在许多不足之处，敬请广大同仁不吝批评指正！

编者

2009年5月

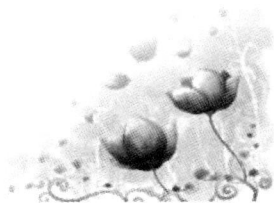

目　　录

第一章　总论 ……………………………………… 1

第二章　急性肾小球肾炎 ………………………… 14

第三章　慢性肾小球肾炎 ………………………… 36

第四章　隐匿性肾小球肾炎 ……………………… 66

第五章　IgA肾病 ………………………………… 88

第六章　肾病综合征 ……………………………… 113

第七章　糖尿病肾病 ……………………………… 138

第八章　系统性红斑狼疮性肾炎 ………………… 162

第九章　过敏性紫癜性肾炎 ……………………… 187

第十章　良性小动脉性肾硬化症 ………………… 203

第十一章　痛风性肾病 …………………………… 220

第十二章　尿路感染 ……………………………… 235

第十三章　尿路结石 ……………………………… 248

第十四章　急性肾衰竭 …………………………… 267

第十五章　慢性肾衰竭 …………………………… 288

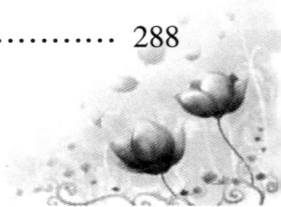

第一章 总 论

西医学所指的肾脏病,包括原发性肾小球疾病、继发性肾小球疾病、肾小管疾病、泌尿系感染性疾病及肾衰竭等。本书重点介绍急性肾小球肾炎、慢性肾小球肾炎、隐匿性肾小球肾炎、IgA肾病、肾病综合征、糖尿病肾病、系统性红斑狼疮性肾炎、过敏性紫癜性肾炎、尿路感染、急性肾衰竭、慢性肾衰竭、良性小动脉性肾硬化症、痛风性肾病、尿路结石等14种疾病,相当于中医学"水肿""尿浊""腰痛""尿血""关格"等范畴。

【肾脏病病因病机】

中医对肾脏病病因的认识亦尊崇宋代陈无择提出的"三因说",即内因、外因、不内外因。此外,病理产物形成的因素和药邪致病的因素等在肾脏病发生、发展过程中亦起着重要的作用。现介绍如下。

一、外感因素

由于人生活在自然界里,任何疾病的发生均会受到自然界各种气候的影响。风、寒、暑、湿、燥、火是自然界六种不同的气候变化,在正常情况下称为六气。人类对六气的变化具有较强的调节与适应能力,所以正常的六气不易发生疾病。当气候异常急骤地变化或人体的抵抗力下降时,六气则成为致病因素,侵犯人体造成或诱发疾病的产生。此时的六气,就称为"六淫"。由于六淫致病往往是两种或两种以上因素联合作用于人体,因此,在临床上我们常常见到风与寒、寒与湿、湿与热、燥与热兼邪合犯人体而导致肾病的发生。

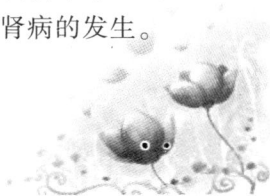

(一)风寒之邪

风为百病之长,六淫之首,寒、湿、燥、热诸邪多依附于风而侵犯人体,故风为外邪致病的先导。"寒气通于肾",肾为寒水之脏,寒邪致病,与肾有一定的亲缘性,两者同气相求,故有"寒喜中肾"之说。当冬春之交,或遇气候异常变化之际,风邪夹寒,或寒邪夹风而成风寒之邪,若遇体质虚弱或防护失慎,则可引起肾风等病证。如《素问·风论》说:"以冬壬癸中于邪者,为肾风。""肾风之状,多汗恶风,面庞然水肿,脊痛不能正立……隐曲不利。"《素问·奇病论》说:"有病庞然如有水状,切其脉大紧,身无痛者,形不瘦,不能食,食少……并生在肾,名为肾风。肾风而不能食,善惊,惊已,心气痿者死。"显然,肾病的发病是由肾气虚而风寒之邪外袭所致。风性开泄,易致肾关开阖失常,封藏失治则精微外泄;寒性隐凝,易损伤肾中阳气,导致肾脏气化失常则水液潴留。肾风迁延不愈,渐至脏腑精气亏少,阴阳虚衰,水邪外溢肌肤,内充胸腹。终至脾肾衰败,心神失守,湿浊内聚,三焦壅塞,下关上格,遂成肾劳,病势危殆。另外,寒易犯肾,性主收引,寒邪伤及肾脏经络,导致经脉收缩,气血不得通畅,不通则痛,故见腰脊疼痛;寒邪直中少阴,伤及肾阳,又可导致男子缩阳、阳痿以及精寒不育,女子胞冷无子等。由此可见,风寒之邪侵犯人体,不仅是一些肾脏病的发生原因,也是肾脏病发展与加剧的重要因素。

(二)寒湿之邪

寒为阴气盛的表现,其性属阴,即所谓"阴盛则寒"。湿邪重浊腻滞,其性类水,故寒湿皆为阴邪,两者同气相求,易相兼合犯人体,导致阳虚阴盛,造成一些肾脏病的产生。临床上,如寒邪夹湿,或者湿邪化寒而成寒湿之邪,侵袭肾脏,以致肾阳虚衰,而"阳虚则真火内败,寒湿更积蓄不消",遂成肾着、肾泄、水肿、痰饮、痞满等病变。寒湿伤肾具有以下特点:一者寒湿之邪易伤及阳气,阻遏气机,则见身重腰冷,小便自利;二者寒邪稽留不散,湿性黏腻停滞,寒湿伤肾,多缠绵难去,病证难愈。

(三)湿热之邪

湿热之邪致病,多在长夏之时,以其正当夏秋之交,阳热下降,水汽上蒸,潮湿充斥,每多湿热之邪侵入人体;或由居处潮湿,涉水淋雨,水湿作业,汗出粘衣等,湿邪袭人,入里化热而成湿热之邪,常常导致肾脏病的发生。

(四)燥热之邪

燥为秋金肃杀之气,故燥邪袭人先伤及肺。因肾主五液而恶燥,故燥邪又易伤肾。燥邪常与热邪合而致病,多因初秋久旱不雨,骄阳久曝,火热烘烤而形成燥热之邪,亦见于素体阴虚津亏,又感燥邪而燥从热化者。燥热之邪更易灼伤阴液,导致肾之真阴亏损。燥邪致病的主要特点在于"燥胜则干",其皮肤皱结、咽鼻焦干为燥伤肺津所致,精血枯涸、便溺闭结系燥灼肾液而成。

二、内伤因素

内伤因素包括先天不足、情志失调、劳逸过度、饮食不节等,可以导致人体脏腑功能失调、气血亏损、阴阳失衡等,是引起肾脏疾病的根本因素。

(一)先天不足

先天不足为肾病的主要原因,常由父母精血不足和妊娠调摄失宜两方面所致。由于"人始生,先成精""两神相搏,合而成形,常先身生,是谓精"。精禀受于父母而藏于肾,故肾藏精为先天之本,父母精血不足多致子女肾虚而发病。父母精血不旺则子女精气禀赋不足,多见形体瘦弱,发育迟缓,以致产生筋骨痿软、鸡胸、龟背、解颅、遗尿等小儿病证。其次,先天不足也可由妊娠调摄失宜而致。在妊娠期间,一方面是胎儿失养,多因其母体虚弱多病,阴血不充,或因房劳过度,操劳太甚,或因未足月而产,以致胎儿失养,所生之子体弱,脏腑失荣,而见先天不足之象;另一方面是孕育不全,此由

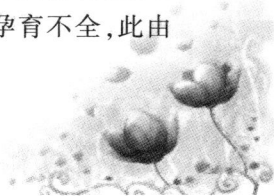

· 3 ·

近亲结婚,或孕期误服某些药物,或患有肾病,以致胎儿发育生长障碍,脏腑或形体畸形,及至出生以后,遂见形体矮小、骨痿难行、痴呆、遗尿等症。

(二)七情内伤

七情即喜、怒、忧、思、悲、恐、惊七种情志变化。在一般情况下,属正常的精神活动范围,并不致病。只有突然、强烈或长期持久的精神刺激,才能影响人体的生理,导致疾病的发生。"七情伤脏",其致病直接影响有关内脏而发病,故又称内伤七情。情志失调常引起肾的功能障碍,主要表现在两方面,一是长期恐惧,"恐则气下",以致肾气受伤,造成遗精、阳痿等症;二是情志失调,造成气机逆乱,气郁化火,灼伤肾阴,导致肾阴不足。情志失调不仅是一些肾脏病发生的原因,又是诱发肾脏病加重的一个要素。

(三)劳逸过度

劳逸过度主要指房劳过度和闲逸过度两方面。房劳过度指性生活过度,多由形体未盛而早婚,或由性欲过度,或由素体本虚而房事不节,或由思念未遂、手淫恶习等,皆可因肾精流失过多而致虚。闲逸过度则意志消沉,精神衰退,食少乏力,脏腑失调,气血运行不畅,机体抵抗力降低,久则肌肤松弛、筋骨痿软,易导致一些肾脏病的发生。

(四)饮食不节

饮食不节,也是一些肾病发生的重要因素。《素问·痹论》说:"饮食自倍,肠胃乃伤。"指出饮食过量会导致脾胃功能的损伤,日久可导致脾的运化功能失常,从而引起气血生化匮乏,水液运化失司。若气血亏虚不能归藏于肾,先天之精缺少后天之精的补充,则导致肾脏精气不足,此即后天不能奉养先天之意。若水液运化失司,则水津不能转输于肺,若雾露之溉全身,势必导致水液在体内停滞,而产生湿、痰、饮等病理产物,甚则水湿下流,聚于下焦,伤及肾中阳气,阻碍肾脏气化功能,导致水肿发生。另外,长期过食肥甘、醇酒厚味、辛辣煎炸之物,易造成肾中积热,从而导致消渴、湿热淋等症。

三、病理产物形成的因素

病理产物是指外感、内伤诸多病因作用于人体,导致脏腑阴阳失调所形成的水湿、痰饮、瘀血等。这些病理产物一经形成之后,就成为新的致病因素,反过来作用于脏腑,引起多种病理变化,表现为各种证候。尤其在肾脏病的发生与发展过程中具有一定的意义。

(一)水湿痰饮

水湿、痰饮同出一源,均为津液不归正化而形成的病理产物。其产生与肺、脾、肾三脏功能的失常密切相关,尤其与肾的功能失调有最大关系。如《明医杂著》说:"痰之本水也,原于肾。"《类证治裁·痰饮》说:"若夫肾阳虚,火不制水,水泛为痰,为饮逆上攻,故清而澈……肾阴虚,火必灼金,火结为痰,为痰火上升,故稠而浊。"由此可见,这些病理产物是在肾功能失调以后形成的。既成之后,又可导致一些肾脏病的产生或者加剧原有的肾脏病病情。

(二)瘀血

瘀血是脏腑功能失调的病理产物。在肾脏疾病中导致瘀血形成的原因不外虚、实两端,因虚致瘀者,临床常见的证候有气虚血瘀、阳虚寒瘀、阴虚内热和气阴两虚等;因实致瘀者,湿热血瘀、气滞血瘀、湿浊血瘀、水阻血瘀等证候最为常见。但是无论何种原因所致的血瘀,一旦其形成之后,就会反过来加重原有的肾脏病,致使肾脏病的病因更为复杂。如瘀血与水湿互结,致使肿胀难以消除,同时瘀血可以产生一些新的并发症,从而导致整个病情日趋严重。

$\cdot 5 \cdot$

四、药邪致病因素

对于肾脏病的发生发展,药邪致病是一个很重要的因素。产生

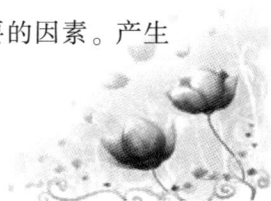

药邪的主要原因大致有两个方面:一是误用补益药。肾病多虚证,临床上常见肾阴虚、肾阳虚、肾精亏损、肾气不足等证,在治疗上当辨其阴虚、阳虚等,恰当用补药,这种由误补导致的药邪,不仅于病无益,反而更加剧原来病情的进展;二是误用祛邪药。在肾病发生、发展过程中,常出现正虚邪凑或因虚致实之本虚标实证候,需用攻邪之品,或以清热之药,或以渗利之剂,或以逐饮之物,或以活血化瘀之味等。这些攻邪之品的运用,如若配伍不当,攻邪过猛则可致正气受损,这种由攻邪之品投之不当而产生的药邪,主要导致人体正气及肾气的虚损。

【肾脏病的常见证候】

(一)肾气不固证

临床表现:面色淡白,腰膝酸软,听力减退,尿频或遗溺,或尿后余沥,男子滑精早泄,女子带下清稀,舌淡,苔薄白,脉细弱。

治疗方法:固摄肾气。

代表方剂:大补元煎(《景岳全书》)。人参大补元气,健脾益胃。熟地厚味养阴,滋肾润肺。二药相合,刚柔相济,阳生阴化,为培本生元之大基,故共为君药。山药、炙甘草助人参益气,山茱萸、枸杞子助熟地滋阴,共为臣药;当归柔肝养血,为佐药。炙甘草调和刚柔,兼以为使。诸药相合,共奏培本助元之功。

(二)肾阳虚衰证

临床表现:面色淡白,形寒肢冷,腰膝酸冷,男子阳痿,头昏耳鸣,舌淡,苔白,脉沉弱。

治疗方法:温补肾阳。

代表方剂:金匮肾气丸(《金匮要略》)。附子、桂枝温肾化气,是为主药。但阳虚多在阴虚的基础上发生,"善补阳者,必于阴中求阳",故以六味地黄丸滋补肾水,以为辅佐。诸药相合,使阳生阴长,肾气自充。

(三)肾虚水泛证

临床表现:周身水肿,下肢尤甚,按之如泥,脘腹胀满,腰酸尿少,形寒肢冷,舌淡胖,苔白滑,脉沉细或沉弦。

治疗方法:温阳化水。

代表方剂:真武汤(《伤寒论》)。附子辛热,温壮肾阳,以散寒水,是为君药。白术温运脾阳,健脾制水,是为臣药。二药相配,使肾能主水,脾能制水。更佐茯苓之渗利,生姜之辛散,使水湿分道而消。方中使用芍药者,意在敛阴和营,缓急止痛,一以制约附、术之辛温苦燥,一以填补真阴之耗伤,故亦为佐药。

(四)阴虚火旺证

临床表现:颧红唇赤,潮热盗汗,眩晕耳鸣,腰脊酸痛,少寐多梦,阳强易举,口咽干痛,大便秘结,舌红,苔少,脉细数。

治疗方法:滋阴降火。

代表方剂:大补阴丸(《丹溪心法》)。龟板、熟地滋阴潜阳,壮水制火,即所谓培其本,共为君药。继以黄柏苦寒泻相火以坚阴;知母苦寒而润,上能清润肺金,下能滋清肾水,与黄柏相须为用,苦寒降火,保存阴液,平抑亢阳,即所谓清其源,均为臣药。应用猪脊髓、蜂蜜为丸,此乃血肉甘润之品,填精益髓,既能助熟地、龟板以滋阴,又能制黄柏之苦燥,俱为佐使。

(五)肾阴亏虚证

临床表现:形体虚弱,头晕耳鸣,少寐健忘,腰膝酸软,或有遗精,口干,舌红,苔少,脉细。

治疗方法:滋养肾阴。

代表方剂:六味地黄丸(《小儿药证直诀》)。熟地滋肾填精,为君药。山茱萸养肝涩精,山药补脾固精,共为臣药。泽泻清泻肾火,并防熟地之腻;丹皮清泄肝火,并制山茱萸之温;茯苓淡渗脾湿,以助山药之健运,共为佐使。诸药相合,补中有泻,寓泻于补,为通补开合之剂,可肝、肾、脾三阴并补,滋阴而不助邪,为临床滋阴补肾

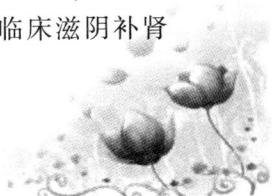

的基础方剂。

(六)膀胱湿热证

临床表现:尿频,尿急,尿短赤涩痛,小便胀满,或兼有发热腰痛,或有尿血,或尿中有砂石,或尿浊如膏,舌红,苔黄腻,脉滑数。

治疗方法:清利湿热。

代表方剂:八正散(《太平惠民和剂局方》)。瞿麦清热凉血、利水通淋,为君药。木通、萹蓄、车前子、滑石、灯心草清热利湿、通淋利窍,是为臣药。栀子、大黄清热泻火、泄热下行,是为佐药。甘草以其甘温之性,调和诸药,并监制全方苦寒,是为使药。

【临床保健】

一、心理保健

(一)心理支持

肾脏病患者因经常出入医院,接触医生较多,对各种实验室检查结果和药物疗效比较熟悉,容易产生揣测心理。这类患者对周围环境特别敏感,常常根据医护人员的细微表情变化来猜测自己的病情。因此,护士在接待患者时,态度要真诚,回答问题语气要肯定。在日常护理过程中,要处处关心体贴患者,经常和患者谈心,及时了解患者的思想变化,并向患者介绍肾脏病的医护常识,以及一些治疗效果较好的病例,帮助患者正确对待疾病,树立战胜疾病的信心,坚持治疗。

(二)家庭支持

肾脏病患者长期受疾病折磨,病情时好时坏,对治疗常缺乏信心,加之部分患者的家庭责任感,更容易产生悲观失望和对家庭的内疚感。家庭成员要充分理解,树立同情心,以爱心来感化、鼓励患者,使其思想放松,情绪乐观,以增强战胜疾病的信心。同时,要注意培养患者的兴趣,提高修养,借以消除患者紧张、焦虑、悲观、抑郁的情绪,调动其主观能动性,使患者积极配合治疗。

二、运动保健

(一)运动疗法的原则

一般认为,适当的运动锻炼有利于提高机体免疫力,增进食欲,改善体质。同时运动有利于气血流通,可减轻络脉瘀阻,改善全身血液循环状况,可间接地起到保护肾功能的作用。但是,体力运动过度,使人疲劳,反可降低人体抵抗力,诱发感冒发生,使肾脏病病情加重。因此,对于肾脏病患者来说,掌握好运动的度非常重要。肾脏病患者在病情稳定期可参加一些轻松的体力锻炼,要选择适合自己的锻炼方式。时间的长短应根据自己的情况而定,一般以不觉疲劳为准。但在病变活动期,如血尿、蛋白尿明显,血沉增快,水肿明显,血压增高,因感冒而有发热,肾功能有损害时,应暂停锻炼,待病变消除、身体恢复后再开始锻炼。

(二)肾脏病患者的运动方式

运动锻炼的方式多种多样,包括床上运动、室内运动、户外散步、步行、跑步、骑自行车、做广播操及各类健身操、打太极拳、练八段锦、练五禽戏等。患者可根据具体病情,按循序渐进、逐步增加运动量的原则,酌情安排。肾脏病患者应以耗能较小、对环境条件要求较低的运动方式为宜。至于球类运动、游泳、滑雪、划船等运动方式,对环境条件要求高,且运动量大容易引起周身大汗,招致风寒之邪外袭,诱发感冒的发生,所以肾脏病患者应尽量避免。

几种适合肾脏病患者的常见的运动方式,介绍如下:

1.散步 散步这种运动非常适合于体力较弱或年龄较大的肾脏病患者。散步时宜缓不宜急,缓步而行,全身放松,手臂自然摆动,手脚合拍,呼吸和谐,心怡神悦。散步不拘形式,宜以个人体力而定,速度之快慢、时间之长短随其自然,不宜强为。应以劳而不倦,见微汗为度。散步应选择无污染、无毒的场地。不要到阴冷偏僻

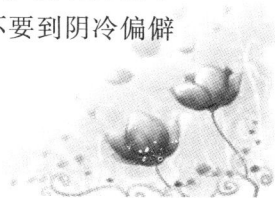

之地去散步,因为此地常有腐秽不洁之物释放出有毒之气,吸入体内会引起中毒,损害健康。

散步作为一种休闲与运动的方式,就该随步而行,轻松而行,放松形骸,神态悠然,心气平和,以怡情畅怀、活动肢体为宗旨。散步时背要直,肩要平,精神饱满,抬头挺胸,目视前方,步履轻松,犹如闲庭信步,精神从容和缓,在不知不觉中,起到舒筋活络,行气活血,安神宁心,增强体质,延年益寿之效。

总之,散步需要循序渐进,长期坚持。选择空气清新、环境安静的场所进行,每日早晚各1次,每次1小时左右。冬春季节则不要在风口和高层楼房下散步,以免感受风寒,发生上呼吸道感染,诱发病情加重。

2.简化太极拳 太极拳作为我国传统的健身运动项目,具有轻松、自然、舒展、柔和的特点,内功与外功相结合,练拳时要求意念锻炼、呼吸锻炼和肢体锻炼三者紧密结合,对肾脏病患者较为适宜。常练太极拳可改善肾脏病患者症状,增强机体抵抗力,减少感冒次数,保护肾功能,并可减少肾脏病患者发生骨质疏松的机会。

3.八段锦 八段锦以上肢运动为主,同时有少量躯干运动和头颈运动,特点是能加强四肢力量,使胸部肌肉发达,有助于防治脊柱后凸和圆背等。八段锦是一套全身运动锻炼方法,和其他运动锻炼一样,有增进血液循环、提高抗病能力、调节内脏器官功能等良好的作用。八段锦用力的练法比简化太极拳运动量稍大,不用力的练法则比简化太极拳运动量稍小,适宜于体力中等和体弱的中老年肾脏病患者。

三、饮食保健

(一)辨证食疗

病证有寒、热、虚、实之分,食物亦有四性五味之别,应按病证的性质不同,选择相宜之食品。《素问·至真要大论》中"寒者热之,热者寒之"的治疗原则,同样适用于食物选择的原则。寒凉性食物具有清热、泻火或解毒的作用,因此可选用于热证患者,如粮食中的陈仓米、小米、高粱、大麦、薏苡仁、赤小豆、绿豆等。凡属热性、温性的食物,则具有温中、祛寒之功效,如糯米、黄米、小麦等,可选用于寒证患者。食物的五味不同,具有的作用也不相同。如《素问·至真要大论》中说:"辛甘发散为阳,酸苦涌泄为阴,咸味涌泄为阴,淡味渗泄为阳。"《素问·脏气法时论》中又指出:"辛、酸、甘、苦、咸,各有所别,或散,或收,或缓,或急,或坚,或软,四时五脏,病随五味所宜也。"总之,在选择食物时,必须根据病证的性质,结合食物的性味归经,选用相宜的食物配膳,做到寒热协调,五味不偏,才能有益于健康。

(二)适当烹饪

由于肾脏病病程较长,要注意选择高蛋白、高热量、高维生素和易消化的食物,改善患者的营养摄入,促进患者食欲。一般不采取炸、烤、熬、爆等烹调方法,以免食物中有效成分被破坏,或使其性质发生改变而失去治疗作用。通常采用蒸、炖、煮、煲、烫、酒浸、泡等方法。烹饪的目的在于既使其味美可口,又保持其药性。

(三)饮食禁忌

临床上一些肾脏疾病难愈,或愈而复发,不少是与不注意饮食禁忌有关。《千金方》曾说:"大凡水肿病难治,瘥后持须慎于口味,又复病水入多嗜食康,所以些病难愈也。"《医学六要》对血证饮食禁忌强调"血证不断酒色厚味,纵止必发,终成痼疾"。此外,还应注意食物与药物、食物与食物之间的关系。如服用中药一般忌喝茶,服参类补品忌食萝卜,还有服蜂蜜忌葱,白术忌桃、李,鳖甲忌苋菜,荆芥忌鲫鱼,天冬忌鲤鱼等。

(四)食疗方药

1.黄芪当归炖母鸡

组成:生黄芪25 g,当归15 g,苏叶5 g,母鸡1只,盐、味精少许。

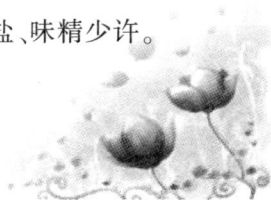

制作:母鸡1只,去内脏,中药纳入鸡腹腔内,文火炖熟,稍加盐、味精等调味,即可食用。

功效:有益气补血、消减尿蛋白的作用。

2.山药莲子苡米粥

组成:山药粉50 g,莲子粉30 g,苡米粉50 g。

制作:以上三种,加清水适量,熬粥服用,每日1次。

功效:有消减尿蛋白的作用。

3.银花荠菜粳米粥

组成:银花30 g,鲜荠菜250 g,粳米 100 g。

制作:以上三种,加清水适量,共煮成粥。

功效:有消减尿血的作用。

4.三豆饮

组成:绿豆50 g,赤小豆50 g,黑大豆50 g。

制作:以上三种,熬30分钟以上,吃豆喝汤。

功效:有清利湿热的作用。

四、调摄护理

(一)调摄

1.预防感冒　对于肾脏病患者来说,感冒对肾脏是非常不利的。病毒本身可以直接侵犯肾组织,引起病毒性肾炎,更重要的不是病毒本身对肾脏的损伤,而是由于患者患感冒后,降低了身体的抵抗力,致使上呼吸道的其他细菌乘虚而入,引起继发性细菌感染,从而使病情加重,患者原有的血尿、蛋白尿、高血压、水肿等症状进一步加剧,以至病情难以控制,对肾功能不全患者,甚至有可能导致肾衰竭和心力衰竭。

2.适当的锻炼　坚持适当的锻炼,提高抗病能力,使全身气血流畅,调节体内阴阳平衡,切勿过度劳累。

3.禁烟酒　因为烟酒易于化燥伤阴,耗损正气,影响疾病康复。

(二)护理

1.精神护理 由于肾脏疾病病程长,且易于反复,患者思想包袱重,因此要做好患者的思想工作,消除其思想顾虑,使之心情舒畅,并树立战胜疾病的信心。患者应避免各种精神刺激,以防加重病情。

2.生活护理 肾脏病患者无论是在急性期,还是慢性肾炎发作期,高度水肿者均应绝对卧床休息,减少探视,静心息养。轻症或恢复期患者可作适当活动,但要避免劳累,以免复发或加重。

3.饮食护理 在肾脏疾病的护理中占有重要地位。合理准确地做好饮食指导,使患者明确饮食治疗的重要性,正确选择食物是饮食护理的关键。根据患者血液生化指标、临床症状等,选用高蛋白或低蛋白、低盐或无盐、高热量、低脂肪饮食,并要有节制、易于消化、冷热适宜。协助患者制订个体化的食谱,指导患者坚持执行此食谱,不断随访,及时调整。

4.预防感冒的护理 肾脏病由于正气虚损,抵御能力低下,易于感冒,感冒后又可使病情加重,故要时时注意防寒保暖。病室定期用紫外线照射,或用食醋熏蒸作空气消毒;或用苍术艾叶香烟熏;用蚤休液、夏枯草液作咽喉喷雾;用贯众适量,煎水喷洒房间,适时增减衣被,预防流感,减少使肾脏病复发和恶化的诱因。

5.口腔护理 应注意口腔护理和口腔卫生,饭前、饭后、睡前用1%~2%过氧化氢溶液或生理盐水或呋喃西林液漱口;或用银花甘草水或2%的黄芩水含漱。口腔黏膜溃疡用冰硼散、锡类散涂局部,谨防病从口入,加重感染。

6.皮肤护理 加强皮肤护理,避免皮肤受潮、受湿,禁拉、磨、挠、抓,保持皮肤干燥清洁。每日用温热水清洁皮肤(注意不要用肥皂与酒精擦皮肤),如有损伤应及时处理。

(王亿平 王 东)

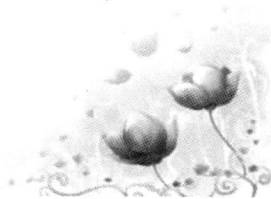

第二章 急性肾小球肾炎

急性肾小球肾炎(acute glomerullonephritis,AGN)是一种以急性肾炎综合征,即起病急,突然出现的血尿、蛋白尿、水肿、少尿,一过性的高血压和短暂的氮质血症为主要表现的常见肾脏疾病,通常于咽部或皮肤链球菌感染后1~3周发病,亦可见于其他细菌、病毒、寄生虫、立克次体、支原体、霉菌等感染之后。其肾小球损害特点主要表现为毛细血管内细胞增生,毛细血管内多形核白细胞浸润,以及驼峰样或锥形的上皮下异常沉淀物形成。常发病于儿童和青年,以男性多见,较少累及老年人。一般预后良好,但出现急性充血性心力衰竭、高血压脑病、急性肾衰竭以及继发感染等并发症时会加重病情,甚至导致患者死亡。

本病相当于中医学"水肿"中的"阳水""风水"和"肾风""溺血"。

【病因病机】

中医学认为风寒、风湿、寒湿、湿热、疮毒、饮食不当、劳倦过度等均可成为本病诱因。外感六淫或疮毒内犯,邪客脏腑,侵犯肺、脾、肾、膀胱,导致脏腑功能失调,加之三焦气化不利,水道通调障碍,夹以热灼或瘀阻血络而发为本病。

1.风邪外袭 风寒外束或风热上扰,内舍于肺,肺失宣肃,无以布津,风水相搏,泛溢肌肤,发为水肿。

2.水湿内侵 居处潮湿、涉水冒雨,湿蕴日久则郁而化热,内伤脾胃,使其失于健运,升清降浊无力,水液无以转输,则泛于肌肤,发为水肿。

3.湿热疮毒 湿热疮疥、乳蛾红肿、皮肤溃破等,酿而为毒,内犯肺脾,弥漫三焦,伤及气化,致水液停聚,发为水肿。

4.劳倦内伤 饮食不节,损伤脾胃,或劳伤纵欲,耗气伤精,累及脾肾,致精血亏乏,水湿内生,发为水肿。

5.热灼血络 热毒实火,灼伤血络;或阴虚火旺,损伤肾络;或气滞血瘀,瘀血阻络,均可致血不循经,自小便而出,发为尿血。

6.肾气亏虚 先天不足,易感外邪,进一步伤及正气,肾虚不固,精微下注,而见小便多泡沫。

本病性质为本虚标实而以标实为主,肺、脾、肾亏虚为本,湿热瘀毒为标。

本病的基本病机是素体本有正气不足,外感六淫,或疮毒内犯,累及肺、脾、肾。肺主皮毛,通调水道,邪舍于肺,肺卫不固,肺气失于宣肃,可见初起恶寒、咽痛等症及水液泛溢肌肤而见水肿,多为眼睑、颜面部先肿,晨起较晚上明显,或可见皮肤疮疡,下肢水肿,皮肤绷紧光亮。脾主健运,脾气升清,饮食不节或劳倦内伤,升降失司,水湿内蕴,泛溢肌肤,可见水肿、乏力等症。肾主水,封藏固摄,肾气虚开阖失司,精关不固,精微下注,可见尿浊;肾阴虚火旺,灼伤血络,可见尿血。此外,三焦气化不利,湿热耗气,气滞血瘀亦在本病的发生发展中起重要作用。本病病位在肺、脾、肾、三焦。·15·

本病初起,外邪侵袭,以标实为主。病久邪留伤正,可出现气血阴阳不足、脾肾亏虚之候,并可因之造成水液代谢失司、水湿停聚、精微外泄,以及气滞血瘀、瘀血阻络。

【临床诊断】

一、诊断标准

(1)既往无肾脏病史。

(2)新近发生的一过性的急性肾炎综合征即突然出现的高血

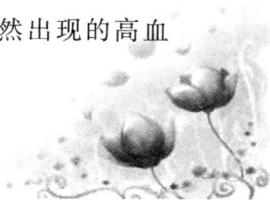

压、水肿、少尿、大量蛋白尿伴肉眼或镜下血尿表现。

(3)发病前7~20日有咽喉炎或皮肤感染史。

(4)一种或多种抗链球菌抗体(如抗"O"及抗DNA酶)升高。

(5)血清CH50、C3降低。

(6)临床无肾外体征。

符合以上标准则典型的AGN可确定。不典型的AGN可根据尿液检查和血清补体的动态改变以及病程演变,作出综合判断,必要时行肾穿刺活检。

二、鉴别诊断

1.IgA肾病(IgAN,Berger病)　本病潜伏期短,常于上呼吸道感染同时发生,或感染后2~3日,即出现肉眼血尿、蛋白尿,多无水肿、高血压,链球菌培养阴性,抗"O"滴度不升高,血清补体多正常。多有反复发作史。肾脏病理免疫荧光可见IgA弥漫沉积于系膜区。

2.继发性肾小球疾病　一些系统性疾病可出现急性肾炎综合征表现,如系统性红斑狼疮、过敏性紫癜、感染性细菌性心内膜炎、原发性混合性冷球蛋白血症、结节性多动脉炎等,这些疾病除肾脏病表现外多有多系统受累表现,疾病本身未经治疗不会缓解。结合病史、体征等临床表现以及相关辅助检查可作出判断,必要时行肾穿刺活检。

3.慢性肾炎急性发作　多有慢性肾炎病史和加重的诱发因素,有贫血和难以控制的高血压,可伴心脏和眼底的改变等,细致的询问病史和查体,结合相关检查有助于判断。

4.急性全身性感染发热疾病　高热时可出现一过性的蛋白尿及镜下血尿,不伴水肿、高血压等肾脏疾病表现,伴随退热可出现尿检恢复正常。

三、中医证型

(一)急性期

1.风水泛滥　主症为眼睑颜面先肿,伴有咽部红肿疼痛,舌红,苔黄,脉浮数。

2.湿热内蕴　主症为全身水肿,面红气粗,口苦口黏,口干不欲饮,胸腹痞闷,大便干结,小便短赤,舌红,苔黄腻,脉濡数。

3.湿毒侵淫　主症为痤疮,身发疖肿,面色红赤,舌红,苔黄,脉数。

4.水湿浸淫　主症为以下肢水肿为主,甚伴胸腹水,小便短少,大便溏薄,身重体倦,肢寒怕冷,舌淡体胖,苔薄或腻,脉沉细。

5.下焦热盛　主症为以血尿为主,小便灼热频数,多无尿痛,伴口渴欲饮,舌红,苔黄,脉数。

在急性期可能出现如下变证:

1.水气凌心　主症为水肿甚,下肢明显,腹胀,尿少,胸闷不得平卧,咳嗽,舌暗红,苔薄,脉沉细。

2.肝阳亢盛　主症为头痛,呕吐,甚至昏迷,抽搐,舌红,苔黄,脉弦。

3.浊邪内壅　主症为全身肿,少尿甚至无尿,腹胀呕吐,舌暗,苔厚腻,脉沉。

(二)恢复期

1.余邪未清　主症为大多仅存镜下血尿,常伴神疲乏力,纳谷不香,口干口渴,舌质红或淡红,少苔,脉细数。

2.肾阴亏虚　主症为口干口渴,腰膝酸软,或伴午后潮热,五心烦热,颧红盗汗,头晕耳鸣,舌质红,少苔,脉细数。

四、辨证要点

1.辨标本虚实　本病以正虚为本,风寒湿热疮毒瘀血为标。病

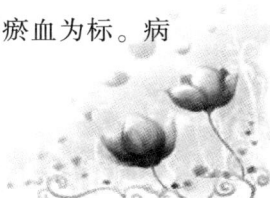

变初期,皆为实证,且多湿热。恢复期邪衰正虚,更主要表现为邪去正安,正虚不甚,临床上虚证不明显。

2.辨变证坏证 对出现水气凌心、肝阳上亢、浊邪内壅等危重症者,需严密监测病情,积极予以中西医结合综合治疗手段进行抢救。

3.辨瘀证 本病肾脏的病理改变为毛细血管内皮细胞及其系膜细胞弥漫性增生,伴中性粒细胞及单核细胞浸润,致使毛细血管腔狭窄,甚则闭塞,使得瘀血的病理现象存在于整个病变过程中,临床研究也证实急性肾小球肾炎患儿急性期及恢复期均有不同程度的甲襞微循环障碍,但急性期比恢复期更明显。疾病初期,因风邪、水湿蕴结,经络郁滞,亦存在着中医血瘀的病理特点,即使外在瘀血之证不显,而内在瘀血之机犹存,因此临床治疗中离不开活血化瘀法。

【临床治疗】

一、常见分型治疗

(一)急性期

1.风水泛滥

治法:疏风清热,宣肺利水。

方剂:越婢加术汤(《金匮要略》)加减。

组成:麻黄、石膏、白术、甘草、生姜、大枣、泽泻、茯苓。

加减:咽喉肿痛者加桔梗、板蓝根、射干、牛蒡子以清热利咽;风热表证明显者加金银花、羌活、荆芥以疏风解表;小便热涩短少者加猪苓、玉米须、白花蛇舌草以清热通淋。

2.湿热内蕴

治法:分利湿热,导水下行。

方剂:己椒苈黄丸(《金匮要略》)加减。

组成:防己、椒目、葶苈子、大黄。

加减:肿甚者加茯苓皮、大腹皮以利水消肿;小便短赤者加大小蓟、白茅根、滑石以清热利尿。

3.湿毒侵淫

治法:宣肺解毒,利湿消肿。

方剂:麻黄连翘赤小豆汤(《伤寒论》)或五味消毒饮(《医宗金鉴》)加减。

组成:麻黄、连翘、赤小豆、桑白皮、石膏、白茅根、荆芥穗、生姜、淡竹叶、茯苓皮、甘草;或金银花、野菊花、紫背天葵子、紫花地丁、蒲公英。

加减:脓毒甚者重用蒲公英、紫花地丁以清热解毒;湿甚而糜烂者加苦参、土茯苓以清热除湿;风盛而瘙痒者加白鲜皮、地肤子以疏风止痒;血热而红肿者加丹皮、赤芍以凉血止血;大便不通者加大黄、芒硝以润肠通便。

4.水湿浸淫

治法:健脾化湿,通阳利水。

方剂:五皮散(《中藏经》)合胃苓汤(《丹溪心法》)加减。

组成:茯苓皮、桑白皮、大腹皮、生姜皮、陈皮、泽泻、猪苓、桂枝、川朴、白术。

加减:肿甚咳喘甚者加麻黄、杏仁、葶苈子以宣肺止咳;小便短少者加冬瓜皮以利水消肿;呕吐甚者加竹茹以止呕和胃;身寒肢冷者加附子、干姜以温补肾阳。

5.下焦热盛

治法:清热泻火,凉血止血。

方剂:小蓟饮子(《济生方》)加减。

组成:生地、小蓟、淡竹叶、藕节炭、滑石、栀子、炙甘草。

加减:腰酸痛者加黄精、太子参以滋阴补肾;口渴者加花粉、麦冬以养阴生津;血尿甚者加三七粉、琥珀粉以滋阴凉血;心烦少眠

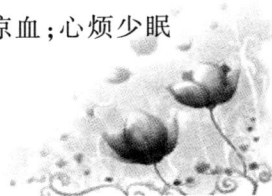

者加黄连、夜交藤以清心安神。

急性期的变证治疗如下:

1.水气凌心

治法:温阳利水。

方剂:真武汤(《伤寒论》)加减。

组成:茯苓、芍药、生姜、白术、附子。

加减:咳甚者,加生姜、细辛、五味子以温肺化饮;呕吐者,加吴茱萸、半夏以温胃止呕。

2.肝阳亢盛

治法:平肝息风,清热活血。

方剂:天麻钩藤饮(《杂病证治新义》)加减。

组成:天麻、钩藤、石决明、栀子、黄芩、川牛膝、杜仲、益母草、桑寄生、夜交藤、朱茯神。

加减:尿少者,加白术、泽泻以健脾利水;抽搐者加羚羊角以息风止痉。

3.浊邪内壅

治法:解毒泄浊,理气化痰。

方剂:温胆汤(《三因极一病证方论》)加减。

组成:半夏、竹茹、枳实、橘皮、甘草、白茯苓。

加减:大便秘结者,加大黄、芒硝以泄浊排毒;尿少或无尿者,加泽泻、玉米须、车前子以利尿消肿;有血瘀者,加丹参、地龙、全蝎以活血通络。

(二)恢复期

1.余邪(热)未清

治法:清热通利,益气养阴。

方剂:小蓟饮子(《济生方》)合四君子汤(《太平惠民和剂局方》)合左归丸(《景岳全书》)加减。

组成:生地、小蓟、淡竹叶、藕节炭、滑石、栀子、炙甘草、人参、茯苓、白术、甘草、菟丝子、山药、熟地、枸杞子、龟甲、鹿角胶。

加减:阴虚甚者加女贞子、旱莲草以滋阴清热;血尿者,加三七粉、琥珀粉以化瘀止血。

2.肾阴亏虚

治法:益肾养阴,清热泻火。

方剂:大补阴丸(《丹溪心法》)合六味地黄丸(《丹溪心法》)加减。

组成:熟地黄、龟板、黄柏、知母、生地、茯苓、泽泻、丹皮、山药、山茱萸。

加减:气虚甚者加黄芪、人参以扶正益气;阴虚甚者加地骨皮、鳖甲以滋阴清热;血虚者加当归、何首乌以补血养血;血尿者加白茅根、蒲黄、大蓟、小蓟以清热凉血。

二、固定方药治疗

1.肾康胶囊

组成:白茅根、蝼蛄、田螺、肾炎草、熟地、山药、茯苓、泽泻、赤芍、当归、生大黄、蛇床子、鳖甲、甘草等。

功效:健脾益肾,固摄精微。

用法:口服,每次5粒,每日3次。2周为一疗程。

2.肾复康胶囊

组成:土茯苓、槐花、白茅根、藿香、益母草等。

功效:清热利尿,益肾化浊。

用法:口服,每次4~6粒,每日3次,连续服药2~4周停药。

3.肾康丸

组成:石韦、益母草、六月雪、白茅根、赤小豆、马鞭草、地龙、土茯苓。

功效:清热解毒,利尿消肿。

用法:口服,每次1袋,每日3次。

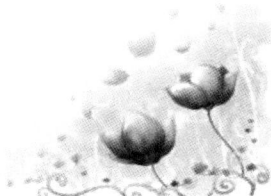

三、名医验方

1.解毒泄浊颗粒(曹恩泽方)

组成:生大黄、土茯苓、槐花米、丹参、煅牡蛎等。

功效:清热解毒,化瘀泄浊。

主治:急性肾炎患者出现肾功能减退,伴氮质血症者。

2.坤草茅根汤(韩子江方)

组成:坤草、茅根、双花、竹叶。

功效:清热利尿。

主治:急性肾炎。

3.鱼腥草汤(刘弼臣方)

组成:鱼腥草、倒扣草、半枝莲、益母草、车前草、白茅根、灯心草。

功效:清热解毒,利尿消肿。

主治:小儿肾炎。

【临床保健】

一、心理保健

首先要有积极、乐观的心态;其次要树立战胜疾病的信心;第三,针对本病的发病特点以儿童和青年多见,故需实行个性化的心理疏导。

二、运动保健

本病在急性期以卧床休息为主。水肿消退后,可以进行室内活动。运动要从易到难,从简到繁。

下列温和的运动方法可供参考:

1.强肾健身操 ①端坐,两腿自然分开,与肩同宽,双手屈肘侧举,手指伸向上,与两耳平。然后,双手上举,以两肋部感觉有所牵动为度,随后复原。可连续做3~5次为一遍,每日可酌情做3~5遍。做动作前,全身宜放松。双手上举时吸气,复原时呼气,且力不宜过大、过猛。这种动作可活动筋骨、畅达经脉,同时使气归于丹田,对年老、体弱、气短者有缓解作用。②端坐,左臂屈肘放两腿上,右臂屈肘,手掌向上,做抛物动作3~5遍。做抛物动作时,手向上空抛,动作可略快,手上抛时吸气,复原时呼气。此动作的作用与第一动作相同。③端坐,两腿自然下垂,先缓缓左右转动身体3~5次。然后,两脚向前摆动10余次,可根据个人体力,酌情增减。做动作时全身放松,动作要自然、缓和、转动身体时,躯干要保持正直,不宜俯仰。此动作可活动腰膝,益肾强腰,常练此动作,腰、膝得以锻炼,对肾有益。④端坐,松开腰带,宽衣,将双手搓热,置于腰间,上下搓摩,直至腰部感觉发热为止。此法可温肾健腰,腰部有督脉之命门穴,以及足太阳膀胱经的肾俞、气海俞、大肠俞等穴,搓后感觉全身发热,具有温肾强腰、舒筋活血等作用。⑤双脚并拢,两手交叉上举过头,然后,弯腰,双手触地,继而下蹲,双手抱膝,默念"吹"但不发出声音。如此,可连续做10余遍。

2.气功疗法 此法为内养功,有补肾健体,消炎利水作用。姿势可分平卧、侧卧、坐位等。练功过程如下。摆姿:用逆腹式呼吸鼻吸鼻呼法,同时默念"静坐""自己要静""我要自己静坐"等(字数要小于9个),吸气时想最前面一个字,以鼻吸气,舌抵上腭,收腹提肛,缓缓呼气,想前一个字的后一个字,再吸气,如前法,依次想下一个字,如此循还;收功:自然呼吸,意守丹田。

3.太极拳、八段锦 为我国民间广泛流传的健身方式,可结合个人情况选用。

三、饮食保健

1.限制蛋白质 急性肾小球肾炎发病3~6日,肾小球滤过率下降,会产生一过性的氮质血症,因此应限制蛋白质饮食,每日蛋白

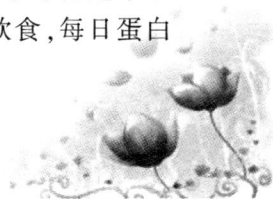

质摄入在30~40 g。选食优质蛋白质食物,如牛奶、鸡蛋、鱼等。当病情好转,每天尿量>1 000 ml时,可逐渐增加蛋白质摄入量,但每日不得超过0.8 g/kg体重;待病情稳定2~3个月后,逐步恢复正常量。

2.低盐低钠饮食 有水肿和高血压的患者应采用低盐、无盐或低钠膳食。低盐膳食一般每日用食盐小于3 g或酱油10~15 ml。无盐饮食是烹调时不加食盐和酱油。低钠膳食是除烹调时不加食盐和酱油以外,凡含钠高的食品及蔬菜也应限制。

3.限制高钾食物 当出现少尿、无尿或血钾升高时,应限制含钾丰富的蔬菜及水果。

4.限制入液量 一般的补充方法是除补充前一日尿量外,再多摄入液体500~1 000 ml。如果尿量少或伴有水肿者,每日摄入的液体量应不超过1 000 ml。

5.供给适量热能和脂肪 成人每日摄入热量104.6~125.5 kJ。

6.供给充足的维生素 由于限制含钾较多的食物,摄入的蔬菜和水果就要减少,维生素的摄入明显减少,应补充各种维生素制剂。

四、调摄护理

(一)调摄

链球菌感染为急性肾炎的主要前驱原因, 所以预防链球菌感染为最有效措施。

1.未病先防

(1)锻炼身体,增强体质,提高抗病能力。

(2)平素要注意皮肤卫生,勤换衣、勤洗澡,尤其是在夏秋季节,要防止蚊虫叮咬及皮肤感染。

(3)集体幼儿机构或家族中如发现猩红热、扁桃体炎等链球菌感染,须立即采取隔离措施,进行彻底治疗。

(4)对于反复发作扁桃炎的患儿,可考虑行扁桃体摘除术。

(5)注意气候变化,及时给小儿增减衣服,避免感受外邪。

2.既病防变 本病经过恰当、及时治疗,预后一般良好。但如失治、误治,部分可转为慢性肾炎或肾病综合征,并发心衰、高血压脑病、急性肾衰竭。导致本病传变的原因有误诊、失治、素体虚弱、内蕴水邪泛滥,或邪热太盛、火毒内犯等,导致变证、坏证。故病后应注意调摄:

(1)起病2周内均应卧床休息。3个月内应避免剧烈活动。

(2)本病早期应给予易消化食物。有水肿、少尿、高血压或心力衰竭时要严格限制盐的摄入。

(3)急性肾炎患儿一般不必限制饮水,但有循环充血、心力衰竭或少尿、无尿等现象的例外。

(二)护理

1.一般措施

(1)保持病室安静,注意通风。

(2)饮食以易消化为宜,忌生冷油腻及发物。

(3)保持二便通畅。

(4)保持皮肤清洁和干燥。

2.病情观察

(1)观察血压、水肿、尿量变化,每日记录血压、尿量,发现有血压上升、尿量减少时,应该警惕合并心力衰竭、脑水肿、尿毒症、高血压的发生。

(2)观察患者体温、脉搏、呼吸、血压、神志变化。

(3)观察用药不良反应。

3.对症护理 每周测体重2次,对水肿严重者及使用利尿剂者应逐日测量,并记录液体出入量。

4.生活指导

(1)预防感染。

(2)保持皮肤清洁,预防皮肤感染。

(3)女性患者近期不宜妊娠。

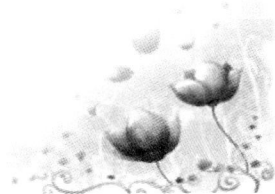

5.复查　发病最初3个月内,每周验尿常规2~3次,病情稳定后每周验尿1次。

【现代研究】

一、理论研究

曹恩泽认为发病后的前4~8周患者多起病于"风水",常为风热之邪袭表犯肺,侵及咽喉,或致肺失通调,水湿内停,引起风水相搏,泛溢肌肤,而成水肿;或致湿与热结,注于下焦,损伤脉络,血随尿出,而成尿血。恢复期多为病后4~8周及以后,经过早期的治疗,风热或湿热之邪渐除,因实致虚,此时大多表现为正气亏虚或兼夹余邪未尽之象。患者大多仅存镜下血尿,常伴神疲乏力,纳谷不香,口干口渴,低热颧红,盗汗或自汗,腰酸,舌质红或淡红,少苔,脉细弱等气阴两虚之证;或见口干口渴,腰膝酸软,舌质红,少苔,脉细数阴虚之候,或伴见午后潮热,五心烦热,颧红盗汗,头晕耳鸣等阴虚火旺之象;有时兼见邪热未清或湿热未尽之征。需要注意,恢复期以正气亏虚为主,而验之临床,则以阴虚最为多见,肾阳虚者甚为罕见。因此,本病的善后治疗,应以滋阴益肾、清热凉血为主,慎用温阳之品,以防镜下血尿久治不愈。而且认为在疾病的整个过程都存在中医血瘀的特点,因此临床治疗中,离不开活血化瘀法。

沈庆法认为本病是由于外感六淫,内舍于肺,脾肾亏虚,三焦气化不利,而发为水肿;热灼血络,或肾络受损,或瘀阻血络而发为尿血;肾虚精关不固,精微下注,而见蛋白尿。随着病情缓解,水肿消退,湿热渐消,但余邪未尽,邪恋正虚而有气阴不足的表现。

闫照辉认为本病系风寒外袭,肺失通调;湿毒浸渍,内归脾肺;水湿泛溢,脾气受困;湿热内聚,三焦壅滞;饮食劳倦,伤及脾肾;房劳过度,伤及肾元,而见水肿诸症,其发病以外感为主,病性属本虚标实,而以标实为主,多发为阳水。

张安平从三焦气化理论出发,认为上、中、下三焦的气化过程,包括了所有参与水液代谢脏腑的协调功能,据此指导临证用药。

叶任高认为:阴虚内热最为常见,阴虚内热的原因有素体阴虚,邪热伤阴包括风热、湿热、热毒,情志过极,郁而化热伤阴,误服温补之品。

综合各家所言,目前对本病病因病机的认识基本概括为:外邪侵袭,首先犯肺,肺失宣肃,通调水道失职,以致风水相搏,水湿泛溢肌肤而发病;或因疮毒内陷,损伤脾胃,脾失健运,以致水湿不能正常运化与敷布,溢于肌肤而发病;或素体正虚,肾气不充,复感外邪,病邪深入,内客于肾,肾功能失常,加之三焦气化不利,导致水液不能正常排泄,水湿内聚发病。外邪侵袭是导致本病的主要病因,而肺脾肾三脏功能失调是本病发生的内在基础,水湿、湿热、瘀血等作为病理产物又可作为致病因素而影响病程和疾病的发展。

二、辨证论治研究

曹恩泽根据急性肾炎的病机演变规律和临床表现特点将其分为急性期和恢复期,并根据不同分期分别论治,同时配合活血化瘀法。急性期治疗上多予疏风利咽、清热利水法,常用药物包括连翘、防风、蝉蜕、金银花、荆芥、牛蒡子、淡竹叶、桑叶、杏仁、车前草、连皮苓、泽泻、白茅根等。尿血明显者,加地榆、大蓟、小蓟、茜草等,以凉血止血。并随证加减,若患者出现肾功能减退,伴见氮质血症者,则在辨证施治的同时,给予解毒泄浊颗粒剂(含生大黄、土茯苓、槐花米、丹参、煅牡蛎等)每日1次保留灌肠。在配合西医对症处理的情况下,一般经4~6周的治疗,大多数患者肾功能恢复正常,水肿消退,肉眼血尿消失,病情获得缓解,从而使疾病进入恢复期。恢复期治疗上给予益气养阴、凉血止血,兼散余邪,常用四君子汤合二至丸及小蓟饮子加减;或滋阴(或兼降火)益肾、凉血止血,兼清湿热,常用知柏地黄丸合二至丸及小蓟饮子加减,均可加三七粉(吞服)、

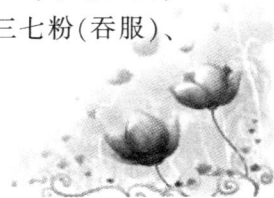

琥珀粉(吞服)等,以加强止血作用。值得注意的是,恢复期虽然以正气亏虚为主,而验之临床,则以阴虚最为多见,肾阳虚者甚为罕见,因此,本病的善后治疗应以滋阴益肾、清热凉血为主,慎用温阳之品,以防镜下血尿久治不愈。

金洪元临床结合脉证,分为7型论治:①风热袭肺:主要症状为恶寒发热,面目水肿,咽红咳嗽,尿少色黄,或伴有头痛全身骨节酸痛,舌红,苔薄黄,脉浮数;病机为外感风热,或热毒之邪,袭入侵肺,肺气失宣,膀胱气化失职;治以清热宣肺利水;药用麻黄连翘赤小豆汤;②痰热壅肺:主要症状为发热咳嗽,痰黄黏稠,胸满胁胀,尿少色赤,大便秘结,肢面水肿,舌红苔黄腻,脉浮数;病机为痰热壅肺,肺失肃降;治以清热肃肺利水;药用桑白皮汤;③水湿浸渍:主要症状为眼睑水肿,可延及全身,小便不利,身发疮痍,或有溃烂,恶风发热,舌质红,苔薄黄,脉滑数;病机为肌肤疮痍,湿毒内停,脾失运化;药用五味消毒饮合五皮饮加减;④邪伤肾络:主要症状为腰痛,小便黄赤灼热,或尿血鲜红,心烦口渴,舌红,苔薄,脉数;病机为外邪伤肾,脉络受损,血溢脉外,下渗膀胱;治以滋肾清热,凉血止血;药用小蓟饮子加减。⑤肝风内动:主要症状为腰痛,肢面水肿,伴有头痛可逐渐加重,甚而剧烈头痛,咳嗽,视物模糊,呕吐,舌红,苔薄,脉弦紧;病机为水不涵木,阳亢风动;治以滋肾平肝,息风镇痉;⑥水气凌心射肺(急性左心衰,肺水肿):主要症状为胸闷咳喘,气促心悸,甚而咳吐粉红色泡沫痰,喘息不得卧,尿少,口唇发绀,舌暗,苔薄,脉细数;病机为肾虚水泛,胸阳不振;治以泻肺利水,通阳化瘀;药用葶苈大枣泻肺汤加减;⑦浊邪关闭(急性肾衰竭):主要症状为腰痛水肿,尿少,甚而尿闭,腹胀纳呆,恶心呕吐,或有肤痒,舌红,苔白腻,脉滑数;病机为风邪浊湿闭肺,湿热壅滞三焦,水道不通,治以宣肺降逆,通腑泻浊;药用全栝楼、杏仁、清半夏、枳实、生大黄、厚朴、生姜、黄连、茯苓、车前草。

蔡丹将小儿急性肾炎分为两型论治:①下焦湿热型:主要症状

为水肿,高血压,血尿或小便黄赤,舌苔黄或黄腻,脉数;治以活血化瘀,清热利湿;药用血府逐瘀汤合三妙丸加减,当归、生地、桃仁、红花、枳壳、川牛膝、川芎、黄柏、苍术、茯苓、薏苡仁;②脾肾阳虚型:主要症状为水肿,高血压,小便不利,面色苍白,四肢倦怠,舌淡苔白,脉沉细;治以活血化瘀,温阳利水;药用桃红四物汤合真武汤加减,桃仁、红花、当归、川芎、山药、熟地、茯苓、白术、附子、生姜皮。

李良将急性肾炎分为发病期和恢复期,其中发病期分5型,恢复期分2型。发病期:①风热型:症见发热恶寒,咽喉红肿疼痛,咳嗽,咳黄痰,口干口渴多饮,尿短赤,舌红,脉浮滑数,一般先出现眼睑水肿,继而四肢及全身皆肿,来势迅速,血尿较明显,尿蛋白量一般,尿常规可见颗粒管型或细胞管型,血常规检查白细胞计数可升高,血沉加快;治以疏风清热,宣肺行水;方选越婢加术汤加味,麻黄、生姜、白术、大枣、牛蒡子、连翘、菊花、石膏、甘草、蝉蜕;②风湿型:症见全身水肿,多从头面开始蔓延全身,恶寒发热,无汗,身酸楚,咳嗽或气喘,尿少,舌质淡红,苔薄白,脉浮紧,尿蛋白较多,红细胞较少;治以疏风宣肺,利水消肿;方选麻杏五皮饮加味,杏仁、生姜皮、桑白皮、陈皮、大腹皮、荆芥、黄芪、茯苓皮、麻黄、甘草、薄荷、石膏;③湿热型:症见眼睑水肿,延及全身,一般肢体水肿较轻,小便不利,发热,口干苦不欲饮,舌红,苔薄黄或黄腻,脉滑数,多有皮肤湿疹疮疡,蛋白尿、血尿明显,可见管型,血常规检查示白细胞计数升高,主要为中性粒细胞增高,血沉加快;治以清热化湿,解毒利水;方以麻黄连翘赤小豆汤合五味消毒饮加减,金银花、野菊花、蒲公英、紫花地丁、紫背天葵子、连翘、赤小豆、太子参、芦根、麻黄;④脾虚型:症见全身水肿,按之没指,倦怠乏力,胃纳欠佳,小便短少,舌淡,苔白腻,脉沉缓,蛋白尿为主,红细胞或白细胞较少,血压正常;治以健脾化湿,解毒利水;方以五皮饮合胃苓汤加减,生姜皮、桑白皮、陈皮、大腹皮、茯苓皮、桂枝、茯苓、黄芪、苍术、厚朴、泽泻、白术、猪苓、红花、甘草;⑤阴虚型:症见水肿较轻,尿赤,面色潮

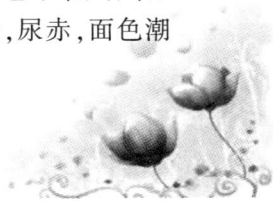

红或晦暗,体倦失眠,口干或有五心烦热,盗汗,一般有慢性扁桃体炎病史,舌红,苔少或薄黄,脉细数或弦细,尿常规以血尿为主,有少量蛋白,血压升高;治以养阴清热,凉血解毒利水;方以知柏地黄汤加减,熟地黄、茯苓、山药、泽泻、太子参、丹参、白茅根、山茱萸、丹皮、黄柏、知母。恢复期:①余邪未尽、正气未亏型:症见舌淡,苔薄黄,脉弱或沉细,无明显临床症状,水肿不显,尿常规正常或仅有微量蛋白及红细胞;治以健脾益肾,清化余邪;方用参苓白术散加味,党参、茯苓、白术、山药、薏苡仁、扁豆、甘草、砂仁、丹参、女贞子、旱莲草、白花蛇舌草;②湿热未尽、正气已虚型:症见乏力,舌光红,苔根腻,尿常规常有红细胞或蛋白;治以益气养阴,清化湿热;方用生脉饮合四妙汤加味,薏苡仁、党参、麦冬、五味子、黄柏、苍术、牛膝、白茅根、半枝莲、苦参、白花蛇舌草。

　　陆鸿滨将急性肾炎分2期5型。水肿期:①风水型:以上呼吸道感染后突然出现面部水肿、少尿、无汗为主症,治以祛风宣肺利水,药用以麻黄连翘赤小豆汤加减;兼咳嗽、气喘、恶寒等,加苏叶、杏仁、桑皮等;咽红不适、尿赤、微恶风、身热者,加薄荷、金银花、黄芩、白茅根等;②湿毒型:以皮肤感染为诱因,并以少尿、全身水肿、舌质暗红、舌苔黄腻等为主症,治以解毒凉血、化瘀利水,药用五味消毒饮加薏苡仁、木通、石韦、桃仁、红花等;③湿热瘀阻型:见于全身水肿、少尿期长,高血压并肾功能受损者,症见少尿、水肿、恶心呕吐、胸闷腹胀、口干苦、身热、微汗不彻或欲汗不得、舌暗红、苔黄腻、脉弦,治以清热化瘀利水,药用三仁汤加桃仁、红花、益母草等;④湿邪壅滞型:多见于中年以上,症见全身水肿、少尿、胸闷腹胀、咳嗽气促、恶寒无汗、舌质胖、舌苔厚腻、脉沉弦,治以通阳化湿、宣肺健脾利水,方用麻黄汤、胃苓散合方加减。恢复期主要是湿热未尽型,主要表现有残余蛋白尿、血尿、腰酸、舌苔黄腻,坚持以祛邪为主,芳香化湿、清热利尿是主要治疗原则,方用三仁汤为主随症加减治之,不宜用补法,尤其不能用温补,否则可使病情迁延或恶化。

叶传蕙将急性肾炎分为5型论治:风水泛滥型、湿毒侵淫型、水湿浸渍型、湿热壅盛型、阴虚湿热型。

三、专方治疗研究

1.肾复康胶囊

组成:土茯苓、槐花、白茅根、藿香、益母草等。口服给药,每次4~6粒,每日3次,连续服药2~4周。

疗效:清热利尿、益肾化浊。临床观察表明肾复康胶囊能显著改善临床症状,减少尿蛋白定量。

2.肾康胶囊

组成:白茅根、蝼蛄、田螺、肾炎草、熟地、山药、茯苓、泽泻、赤芍、当归、生大黄、蛇床子、鳖甲、甘草等。每粒含生药0.4g,每次5粒,每天3次,2周为一疗程。

疗效:肾康胶囊能显著减轻急性肾小球肾炎患者24小时尿蛋白定量及1小时尿红细胞排泄率,且使用过程中无不良反应。急性肾小球肾炎加用肾康胶囊协助治疗可阻止其蛋白尿及血尿的迁延。

3.肾康丸

组成:石韦、益母草、六月雪、白茅根、赤小豆、马鞭草、地龙、土茯苓。水泛丸,每袋9g。

疗效:肾康丸除对主症及尿蛋白有显著疗效外,对血尿的消除也明显优于对照组,同时对皮肤感染和咽部感染也有较好的症状改善作用。治疗前后经观察抗"O"及补体C3的变化,结果发现治疗组对异常指标的改善优于对照组。

四、单味中药研究

1.云南白药 高荫槐应用云南白药每次0.5g,每日2次,口服7~10天为一疗程,治疗小儿急性肾炎血尿患者,对改善临床症状、促进血尿消失有明显疗效。

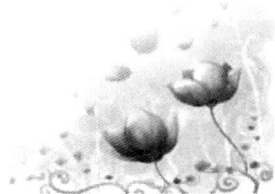

· 31 ·

2.大黄 王克珠等将70例急性肾炎患儿随机分为治疗组和对照组,治疗组用单味大黄灌肠,对照组使用青霉素、速尿、利血平等,结果治疗组血压降至正常时间、尿蛋白完全转阴时间综合疗效明显优于对照组($P<0.05$)。

3.丹参 史亚红通过对76例急性患者的临床观察,发现在病程1个月,治疗组恢复正常率为89%,明显高于对照组的52.6%。2个月内治疗组恢复正常率为94.6%,仍明显高于对照组的78.9%。这表明抗氧化剂复方丹参等能明显缩短AGN的病程,提高AGN患者近期恢复率。说明复方丹参等能促进肾组织损伤的修复,此外,复方丹参等能显著降低血尿素氮(BUN)、血清肌酐(Cr),促进肾炎恢复。

4.川芎嗪 王凤春通过比较表明川芎嗪在改善急性肾炎患儿的症状、体征以及治疗前后血尿素氮(BUN)、尿蛋白和尿红细胞方面均优于对照组,且有利于减少并发症。

5.灯盏细辛 孔令福在常规治疗基础上,给予山莨菪碱10~20 mg和灯盏细辛注射液30 mg加入10%葡萄糖溶液250 ml中静滴,每天1次,7~10天为一疗程,治疗2个疗程。观察结果表明治疗组的消肿时间、血压恢复正常时间、尿蛋白消退时间等均显著优于对照组,平均住院时间明显缩短。

五、实验研究

吴元俊等应用逆转录-多聚酶链反应(RT-PCR)及双抗体夹心ELISA法检测了33例AGN患儿外周血单个核细胞 (PBMC)IL-10 mRNA和蛋白水平,发现AGN急性期IL-10 mRNA和蛋白水平较恢复期和正常对照组显著升高,恢复期降至正常水平;IL-10 mRNA和蛋白水平与血清C3呈显著负相关,AGN患儿存在Th1/Th2细胞免疫功能的失衡。因此,PBMC IL-10可作为观察病情活动状态的免疫学指标之一。

孙君江等选取临床确诊的急性发作期AGN患儿26例,均在住院2天内静脉取血;恢复期患儿15例,于出院前取血,分离血清冻存待测并选取对照组, 观察儿童AGN中TNF及sTNFR水平的变化结果:急性发作期AGN患儿TNF,较正常对照组明显升高,而sTNFRⅠ、sTNFRⅡ与正常对照组无统计学差异;恢复期AGN患儿TNF水平较急性发作期患儿显著降低, 但较正常对照组水平高;恢复期患儿sTNFRⅠ、sTNFRⅡ水平较正常对照组和急性期发作明显为高。提示TNF产生水平过高及sTNFR水平相对低下可能是AGN急性发作期肾小球炎性破坏的重要因素。

刘应波通过对42例急性肾炎患儿进行甲襞微循环指标的动态观察并与正常儿童对照, 发现急性肾小球肾炎患儿急性发作期和恢复期均有不同程度的微循环障碍, 但急性发作期比恢复期更明显,表现在视野能见度明显下降,视野底色呈暗红色改变,管襻模糊不清,管襻数目减少,襻周渗出明显,异型管襻增多,管襻明显变细变短,输入支变细,有的呈"？"型改变,血流状态呈泥沙样、团聚状等细胞聚集现象,血流速度明显减慢,因此临床上运用微循环仪监测急性肾小球肾炎患儿各个不同时期的甲襞微循环, 指导应用潘生丁、低分子右旋糖酐、川芎嗪、复方丹参等活血化瘀、改善微循环的药物以减少并发症的发生,对缩短患儿病程有一定的意义,并从一定程度说明中医关于急性肾炎的血瘀理论有客观依据。

潘晓勤应用ELISA法检测24例AGN和20例紫癜性肾炎(HSPN)患儿外周血单个核细胞(PBMC)培养上清中白细胞介素13(IL-13)的水平,观察IL-13在AGN和HSPN患儿中的变化,发现AGN急性发作期和HSPN活动期PBMC培养上清中IL-13水平显著高于恢复期和正常对照组,恢复期降至正常水平。得出结论:IL-13在AGN和HSPN的发病机制中发挥着一定的作用。PBMC培养上清中IL-13水平的变化可作为观察病情活动状态的一个免疫学指标。

· 33 ·

（赵 莉 吕 芳）

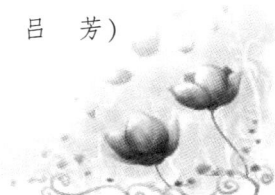

参 考 文 献

[1] 林善锬.当代肾脏病学[M].上海:上海科技教育出版社,2001:424.

[2] 吴锡信.肾康胶囊对急性肾小球肾炎治疗作用的临床研究[J].中国中西医结合急救杂志,2003,10(4):230.

[3] 李海云.肾复康胶囊治疗急性肾炎临床观察[J].临床医药实践杂志,2003,12(1):46-47.

[4] 陈宇春,赵海婴,邓科生.肾康丸治疗急性肾小球肾炎100例临床观察[J].光明中医,2001,16(6):47.

[5] 胡顺金.曹恩泽论治急性肾炎的经验[J].中医药临床杂志,2007,19(2):105.

[6] 丁爱国.韩子江治疗急性肾小球肾炎的经验[J].四川中医,1998,16(6):2.

[7] 王素梅.刘弼臣教授治疗肾炎肾病经验[J].北京中医药大学学报(中医临床版),2005,12(5):21-22.

[8] 刘玉宁,郭立中,关明智.叶传蕙教授对急性肾小球肾炎的中医治疗[J].中医函授通讯,2000,19(5):13-14.

[9] 沈庆法,何立群.中医肾病临床手册[M].上海:上海中医药大学出版社,2002:87-88.

[10] 闫照辉.原发性肾炎的中西医治疗[M].上海:上海中医药大学出版社,2001:53.

[11] 张安平.从三焦气化谈急性肾炎证治[J].河南中医,2000,20(5):6-7.

[12] 吕立言.叶任高治疗肾炎血尿的经验[J].辽宁中医杂志,1995,22(10):439.

[13] 迪丽努尔.吴江雁谈金洪元教授治疗急性肾炎的特色[J].新疆中医药,2007,25(3):93.

[14] 蔡丹.辨证分型配合疏解微循环治疗小儿急性肾小球肾炎疗效观察[J].中医药临床杂志,2005,17(2):173.

[15] 李良.辨治急性肾小球肾炎286例[J].安徽中医学院学报,2003,22(2):22-23.

[16] 孔庆歆.应用陆鸿滨教授经验治疗急性肾炎体会[J].贵阳中医学院学报,2003,22(2):10.

[17] 高荫槐,高荫楠,刁军立.云南白药治疗小儿急性肾小球肾炎血尿临床观察[J].江西中医药,1996,21(1):38.

[18] 王克珠,周大安,李云英.大黄液灌肠治疗小儿急性肾炎临床观察[J].当代医师杂志,1997,2(8):51.

[19] 史亚红.抗氧化剂复方丹参对急性肾小球肾炎的影响[J].中国当代医学杂志,2000,10(6):70.

[20] 王凤春,张秀俗.川芎嗪治疗小儿急性肾小球肾炎50例[J].中国中西医结合杂志,2000,20(9):670.

[21] 孔令福,惠书明.山莨菪碱和灯盏细辛治疗急性肾炎疗效观察[J].现代中西医结合杂志,2005,14(6):757.

[22] 吴元俊,陈荣华,张爱华.急性肾小球肾炎患儿外周血单个核细胞白细胞介素10的表达及意义[J].实用儿科临床杂志,2001,16(6):398.

[23] 孙君江,陈书芬,杜同信,等.急性肾小球肾炎不同病中TNF和sTNFR的变化[J].上海免疫学杂志,2000,20(5):314.

[24] 刘应波,徐舒.儿童急性肾小球肾炎的甲襞微循环变化[J].微循环杂志,2000,10(4):52.

[25] 潘晓勤,张爱华,蔡毅,等.急性肾小球肾炎和紫癜性肾炎患儿外周血单个核细胞IL-13变化的临床意义[J].南京医科大学学报,1999,19(5):376.

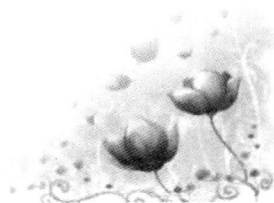

第三章　慢性肾小球肾炎

慢性肾小球肾炎简称慢性肾炎,是由不同发病机制、多种病理类型组成的一组原发于肾小球的疾病。临床特点是起病缓慢,病程迁延,临床表现可轻可重,或时轻时重,尿常规检查可有不同程度的蛋白尿、血尿及管型尿,多数患者可有程度不等的水肿、高血压及肾功能减退。本病常呈缓慢进展,病情逐渐发展而导致肾衰竭。治疗棘手,预后较差。

本病由于临床表现多样化,根据其表现特点,属于中医学的"水肿""尿血""眩晕"等范畴。

【病因病机】

慢性肾炎的发病因素不外乎感受外邪伤及脏腑或脏腑本身虚损两个方面,病机关键为肺、脾、肾三脏功能障碍。

(一)外邪侵袭是慢性肾炎主要诱发因素

外感之邪伤及脏腑,导致肺、脾、肾三脏功能失调,水液代谢失常。大多数患者在病程及治疗中常因外感而诱使疾病反复或加重。

1.风邪外袭,肺失通调　肺为水之上源,通调水道,下输膀胱,又外合皮毛,主一身之表。风邪外袭,内舍于肺,肺失宣降,不能通调水道,下输膀胱,以致风遏水阻,风水相搏,泛溢肌肤,而引发本病。

2.湿毒浸淫,内归脾肺　肺主皮毛,脾主肌肉。肌肤患有痈疡疮毒,未能清解消透,火热内攻,损伤肺脾。肺失通调,津液气化失常;脾失健运,不能运化水湿,导致水液潴留,溢于肌肤,引起本病。

3.水湿浸渍,脾气受困　脾主运化,喜燥恶湿。久居湿地,或冒雨涉水,湿衣裹身,水湿内侵,困遏脾阳,健运失司,不能升清降浊,水无所制,泛溢肌肤,引发水肿等。

4.湿热内盛,三焦壅滞　三焦乃决渎之官。湿郁化热,湿热交蒸,三焦壅滞,水道不通,而导致本病的发生。

(二)脏腑虚损是慢性肾炎的病理基础

以脾肾虚弱致病者临床较为常见,脾虚而后天之本不充,日久及肾,肾虚温煦滋养失职,必脾气匮乏,两者常相互为患,不能截然分开。

1.饮食失调,劳倦太过,脾胃受损　过食肥甘,嗜食辛辣,久则湿热中阻;或饥饱无常,过食生冷;或生活饥馑,营养不足;或劳倦太过,均可损伤脾胃,导致脾运不健,脾失转输,水湿壅滞,泛溢肌肤,而引发本病。

2.禀赋不足,房劳过度,肾元亏耗　肾者主水,水液的输布有赖于肾阳的蒸化、开阖作用。先天禀赋薄弱,或因纵欲无节,生育过多,久病不愈或产后,损伤肾气。肾气亏虚,不能化气行水,开阖不利,水液内停,而导致本病。

由上可见,肺不通调,脾不转输,肾失开阖,则可致膀胱气化无权,三焦水道不通,水液代谢失常而引起本病;脾主运化,肾主藏精,若脾失运化,肾失封藏,则精微下注,而成蛋白尿;脾失健运则水湿停聚,郁化为热,湿热伤及肾络,或肾阴不足,虚热内扰,肾络受损则出现血尿;肾阴亏耗,水不涵木,肝阳上亢而出现眩晕。水湿、湿热、瘀血是慢性肾炎的主要病理产物,其阻滞气机可加重水肿、蛋白尿、血尿,并使病情迁延不愈。

· 37 ·

【临床诊断】

一、诊断标准

(一)慢性肾炎诊断标准

参照中华内科杂志编委会肾脏病专业组于1992年6月安徽太平会议拟定的标准。

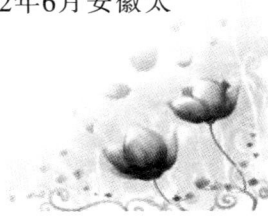

（1）起病缓慢，病情迁延，临床表现可轻可重，或时轻时重。随着病情发展，可有肾功能减退、贫血、电解质紊乱等情况出现。

（2）可有水肿、高血压、蛋白尿、血尿及管型尿等表现中的一种（如血尿或蛋白尿）或数种。临床表现多种多样，有时可伴有肾病综合征或重度高血压。

（3）病程中可有肾炎急性发作，常因感染（如呼吸道感染）诱发，发作时有时类似急性肾炎之表现。有些病例可自动缓解，有些病例出现病情加重。

（二）慢性肾炎轻重分级标准

病情的轻重主要从蛋白尿、肾功能、水肿、高血压、血瘀证等方面判断。凡具备下列任何1项即可确定。

1.重度

（1）尿蛋白检查持续（++）~（+++），甚则持续出现（+++），或24小时尿蛋白定量在2.1~3 g，血清白蛋白>30 g/L。

（2）肾功能不正常（血肌酐在133~442 μmol/L）。

（3）明显水肿及高血压。

（4）有明显血瘀证表现：①面色黧黑或晦暗；②腰痛固定或呈刺痛，肌肤甲错或肢体麻木；③舌色紫暗或有瘀点、瘀斑；④脉象细涩；⑤尿纤维蛋白降解产物（FDP）含量升高；⑥血液流变学检测全血黏度、血浆黏度升高。凡具备以上2项表现者即可确定血瘀证。

2.中度

（1）尿蛋白检查持续（++），或24小时尿蛋白定量持续在1~2 g，肾功能正常。

（2）水肿可轻可重，可有高血压。

（3）有血瘀证的临床表现。凡具备上述1项血瘀证表现者即可确定。

3.轻度

（1）尿蛋白检查持续（±）~（++），或24小时尿蛋白定量持续在1 g

以下,肾功能正常。

(2)水肿不明显或无,血压正常。

(3)有或无血瘀证临床表现。

二、鉴别诊断

1.原发性高血压继发性肾损害 原发性高血压继发性肾损害多见于中老年患者,高血压病在先,继而出现蛋白尿,且为微量至轻度蛋白尿,镜下可见少量红细胞及管型,肾小管功能损害(尿浓缩功能减退,夜尿增多)早于肾小球功能损害,常伴有高血压的心脑并发症。肾穿刺有助于鉴别。

2.继发性肾小球肾炎 常见如狼疮性肾炎、紫癜性肾炎等,均可表现为水肿、蛋白尿等症状,与慢性肾炎表现类似。但继发性肾炎通常均存在原发性疾病的临床特征及实验室检查,如狼疮性肾炎多见于女性,常有发热、关节痛、皮疹、抗核抗体阳性等;紫癜性肾炎常有皮肤紫癜、关节痛、腹痛等症状。

3.其他原发性肾小球肾炎

(1)隐匿型肾小球肾炎:临床上轻型慢性肾炎应与隐匿型肾小球肾炎相鉴别,后者主要表现为无症状性血尿和(或)蛋白尿,无水肿、高血压和肾功能减退。

· 39 ·

(2)感染后急性肾炎:有前驱感染并以急性发作起病的慢性肾炎需与此病相鉴别。慢性肾炎急性发作多在短期内(数日)病情急骤恶化,血清C3一般无动态变化,有助于与感染后急性肾炎相鉴别。此外,疾病的转归不同,慢性肾炎无自愈倾向,呈慢性进展,可资区别。

(3)Alport综合征:常起病于青少年(多在10岁之前),患者有眼(球型晶状体等)、耳(神经性耳聋)、肾(血尿,轻、中度蛋白尿及进行性肾功能损害)异常,并有阳性家族史(多为性连锁显性遗传)。

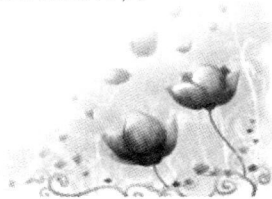

三、中医证型

参照1986年第二届全国中医肾病专题学术讨论会(南京会议)通过的《慢性原发性肾小球疾病中医辨证分型试行方案》及1996年第十二届全国中医肾病学术讨论会(无锡会议)专题讨论稿修订。

1.脾肾气虚　主症为腰脊酸痛,疲倦乏力,或水肿,纳少或脘胀,舌质淡红、有齿痕,苔薄白,脉细。

2.肺肾气虚　主症为颜面水肿或肢体肿胀,疲倦乏力,少气懒言,易感冒,腰脊酸痛,舌淡,苔白润,有齿痕,脉细弱。

3.脾肾阳虚　主症为全身水肿,面色㿠白,畏寒肢冷,腰脊冷痛(腰膝酸痛),纳少或便溏(泄泻、五更泄泻),舌嫩淡胖,苔白,有齿痕,脉沉细或沉迟无力。

4.肝肾阴虚　主症为目睛干涩或视物模糊,头晕耳鸣,五心烦热或手足心热或口干咽燥,腰脊酸痛,舌红苔少,脉弦细或细数。

5.气阴两虚　主症为面色无华,少气乏力,或易感冒,午后低热,或手足心热,腰痛或水肿,舌质红或偏红,苔少,脉细或弱。

6.水湿内停　主症为颜面或肢体水肿,舌苔白或白腻,脉细或细沉。

7.湿热壅盛　主症为皮肤疖肿、疮疡,咽喉肿痛,小便黄赤、灼热或涩痛不利,面目或肢体水肿,舌红,苔黄腻,脉濡数或滑数。

8.瘀血内阻　主症为面色黧黑或晦暗,腰痛固定或呈刺痛,舌色紫暗或有瘀点、瘀斑,脉象细涩。

9.湿浊内蕴　主症为纳呆,恶心或呕吐,口中黏腻,舌苔腻,脉濡或滑。

四、辨证要点

1.辨标本虚实　本病以邪实为标,正虚为本。由风、湿、热、毒诸邪而致者,往往病程短,起病急,以标实证为主;而由内脏亏虚,正气不足所致者,往往病程长,起病缓,以本虚证为主,日久可致瘀阻水停,而表现为本虚标实证。

2.辨病变脏腑之所在 受损脏腑有肺、脾、肝、肾之不同,根据临床的表现特点,而给予辨别。

【临床治疗】

一、常见分型治疗

1.脾肾气虚

治法:补气健脾益肾。

方剂:异功散(《小儿药证直诀》)加味。

组成:人参、茯苓、白术、甘草、陈皮、生姜、大枣、金毛狗脊、杜仲、怀牛膝。每日1剂,水煎服。

加减:脾虚湿困、纳呆腹胀者,加苍术、藿香、佩兰、陈皮以化湿健脾;脾虚便溏者,加炒扁豆、炒芡实以健脾助运;水肿明显者,加车前子、猪苓以利水消肿。

2.肺肾气虚

治法:益肺补肾。

方剂:玉屏风散(《世医得效方》)加减。

组成:黄芪、白术、蝉蜕、防风、黄精、菟丝子、山茱萸、茯苓、生地黄、泽泻、车前草。

加减:兼有外感表证者,宜先解表,兼风寒者可用麻黄汤加减,兼风热者可用银翘散加减;头面肿甚,咽干痛者,可用麻黄连翘赤小豆汤加减;水气壅滞,遍及三焦,水肿甚,尿少,大便干结者,可用己椒苈黄丸合五苓散加减;尿蛋白明显者,可加芡实、金樱子以固涩精微;尿中红细胞多者加旱莲草、白茅根、茜草以养血止血。

3.脾肾阳虚

治法:温补脾肾。

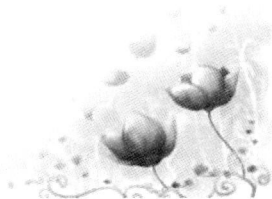

方剂:实脾饮(《济生方》)加减。

组成:白术、干姜、肉桂、附片、茯苓、草果、大腹皮、木香、木瓜、厚朴、甘草。

加减:肾阳虚甚、形寒肢冷、大便溏薄明显者,加淫羊藿、补骨脂以助温补肾阳之力;水肿明显者,可合用真武汤以温阳利水;伴有胸水而喘咳、不能平卧者,可合用葶苈大枣泻肺汤,泻肺行水,下气平喘;伴腹水者,可合用五皮饮以利其水。

4.肝肾阴虚

治法:滋补肝肾。

方剂:杞菊地黄丸(《医级》)加减。

组成:菊花、枸杞子、熟地黄、淮山药、山茱萸、泽泻、茯苓、丹皮。

加减:肝阴虚甚者,可加当归、白芍以加强养肝之力;兼心阴虚者,可加柏子仁、酸枣仁、五味子以养心安神;兼肺阴虚者,可加天冬、麦冬、五味子以滋养肺阴;伴肝阳上亢者,可加天麻、钩藤、僵蚕以平肝潜阳;兼下焦湿热者,可加知母、黄柏、石韦以清热利湿;伴血尿者,可去熟地黄,加生地黄、大蓟、小蓟、白茅根以清热凉血止血;大便干结者,可加生大黄以泄热通便。

5.气阴两虚

治法:益气养阴。

方剂:四君子汤(《太平惠民和剂局方》)和二至丸(《医方集解》)加减。

组成:党参、白术、旱莲草、女贞子、茯苓、甘草。

加减:大便干者,可加玄参、柏子仁、生大黄以清热润肠通便;咽痛日久,咽喉暗红者,可加沙参、麦冬、桃仁、赤芍以活血养阴;兼见纳呆腹胀者,可加砂仁、木香以理气和胃;肾气虚甚者,可加菟丝子、覆盆子以养肾气;口干咽燥,干咳少痰,小便短赤,大便干结者,可改用人参固本丸加减。

6.水湿内停

治法:健脾化湿,通阳利水。

方剂:五皮饮(《华氏中藏经》)合胃苓汤(《丹溪心法》)加减。

组成:桑白皮、陈皮、大腹皮、生姜皮、茯苓皮、苍术、厚朴、白术、桂枝、猪苓、泽泻、甘草。

加减:腰以上肿甚兼风邪者,当加防风、羌活以散风除湿;腰以下肿甚者,加汉防己、薏苡仁以利水消肿;兼寒者,酌加制附片、干姜以温阳行水;兼热者,酌加通草、滑石以利湿清热。

7.湿热壅盛

治法:分利湿热。

方剂:疏凿饮子(《济生方》)加减。

组成:羌活、秦艽、大腹皮、茯苓皮、泽泻、商陆、椒目、槟榔、赤小豆、生姜。

加减:湿热蕴积上焦,见咳吐黄痰者,可加用杏仁滑石汤加减;湿热中阻,以痞满腹胀为主者,可加用黄连温胆汤加减;湿热蕴结下焦者,可用八正散加减;热结咽喉,咽喉肿痛明显者,可用银翘散加减。

8.瘀血内阻

治法:活血祛瘀。

方剂:桃红四物汤(《医宗金鉴》)加减。

组成:桃仁、红花、当归、赤芍、川芎、丹参。

加减:兼气虚、阳虚者,可改用桂枝茯苓丸加味,以益气活血。

9.湿浊内蕴

治法:健脾化湿泄浊。

方剂:胃苓汤(《丹溪心法》)加减。

组成:陈皮、茯苓、苍术、厚朴、白术、桂枝、猪苓、泽泻、甘草。每日1剂,水煎服。

加减:恶心、呕吐较甚者,可加生姜、竹茹以和胃降逆;大便秘

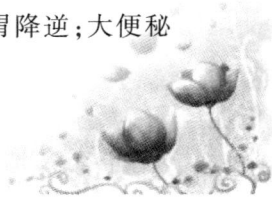

结者,可加大黄、六月雪以化湿泄浊,或配合生大黄、蒲公英、六月雪、煅牡蛎保留灌肠。

二、固定方药治疗

1.肾康冲剂

组成:由黄芪、薏苡仁、白花蛇舌草、白茅根、益母草等药物组成,每袋3 g。

功效:健脾化湿,固摄精微。

用法:每次1袋,每日3次,开水冲服。

主治:适用于慢性肾炎之脾虚湿停血瘀证。

2.贞芪益肾颗粒

组成:由黄芪、女贞子、旱莲草、石韦等药物组成,每袋9 g。

功效:健脾益肾,清热化湿。

用法:每次1袋,每日3次,1个疗程为3个月。

主治:适用于慢性肾炎之气阴两虚兼湿热证。

3.保元胶囊

组成:黄芪、白花蛇舌草、白茅根、茯苓、丹参各30 g,生地、山药各20 g,当归、山茱萸、生山楂各15 g,地龙12 g,水蛭6 g,冬虫夏草3 g。共研末,加工为胶囊,每粒含生药0.5 g。

功效:益肾补虚,化湿泄浊。

用法:每次5粒,每日3次,疗程为3个月。

主治:适用于慢性肾炎之肾虚兼血瘀湿浊证。

4.保元Ⅱ号胶囊

组成:黄芪、生地、山茱萸、冬虫夏草、丹参、益母草、白花蛇舌草、生山楂等。加工为胶囊,每粒含生药0.3 g。

功效:益气养阴,化瘀利水。

用法:每次5粒,每日3次口服,1个疗程为3个月。

主治:适用于慢性肾炎之气阴两虚证。

5.肾安平胶囊

组成:黄芪20 g,灵芝20 g,生首乌20 g,大叶海藻20 g,丹参20 g,生薏苡仁30 g,大黄4 g,为成人1日量。按比例扩大为需要量。大黄研成细粉,筛取100目细筛备用;海藻漂去盐分,与黄芪等其余5味碎断后加水煮2次,第一次煮2小时,第二次煮1.5小时,合并煎液滤过,滤液浓缩成相对浓度为1.40(80 ℃)左右的稠膏,加入大黄粉及辅料,混匀,制颗粒,干燥,加硬脂酸镁1%,混匀,计算将每日药装为15粒胶囊。

功效:清热化湿,补肾益气。

用法:每次5粒,每日3次口服,1个疗程为6个月。

主治:适用于慢性肾炎之肾虚兼血瘀湿热证。

三、名医验方

1.肾炎1号(赵绍琴方)

组成:荆芥、防风、生地榆、赤芍、丹参、茅芦根、焦三仙、水红花子、大黄。

功效:清热化湿。

主治:慢性肾炎尿蛋白持续阳性,舌红苔腻根厚,脉濡滑数者。 · 45 ·

2.益母地黄益肾汤(骆继杰方)

组成:益母草、半边莲、紫苏叶各30 g,黄芪、熟地黄、泽泻各15 g,山药、茯苓各10 g,山茱萸、牡丹皮各6 g。

功效:益气养阴。

加减:兼阳虚者加葫芦巴、淫羊藿;兼脾阳虚者加白术;兼肝阳上亢者加怀牛膝、杜仲、石决明;咽喉痛者加连翘;瘀血症状较明显者加重益母草剂量。

主治:慢性肾炎气阴两虚证。

3.补泄理肾汤(裘沛然方)

组成:黄芪30~50 g,巴戟天15 g,黄柏15 g,黑豆15~30 g,大枣

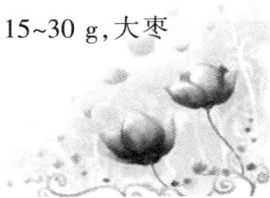

5~10枚,牡蛎30~50 g,土茯苓20~30 g,泽泻15~20 g。

功效:益气补肾,行水泄浊。

加减:慢性肾炎因外感引动伏邪者,可加用羌活、白芷、苍耳草、蝉衣等。如果血压偏高,可加用夏枯草、防己等,另如党参、黄芪、附子等对血压有双向调节作用,血压偏高而见阳虚症状者可用。如伴有湿热内蕴者,可加用漏芦、生大黄、白蔹、猪苓、茯苓等。阳虚明显者,加炮附子、干姜、肉桂、仙茅等。

主治:慢性肾炎证属肾阴阳两虚、浊邪留滞者。

4.经验方(王新陆方)

组成:黄芪、防己、巴戟天、黄柏、黑豆、土茯苓、爵床、泽兰、泽泻。

功效:补气健脾益肾、利水泄浊解毒。

加减:若肿势较甚,可加白茅根、玉米须;若兼血压偏高,可加钩藤、急性子;若兼咽喉肿痛,可加酒蛾药、牛蒡子;若兼血尿,可加生地榆、苎麻根;若兼菌尿,可重用土茯苓,并加白花蛇舌草;若兼肾功能损害,可加酒大黄、蒲公英。

主治:用于迁延难愈的慢性肾小球肾炎属本虚标实证。

5.滋肾化瘀清利汤(时振声方)

组成:女贞子10 g,旱莲草10 g,白花蛇舌草15 g,生侧柏15 g,马鞭草15 g,大、小蓟各30 g,益母草30 g,白茅根30 g,石韦30 g。

功效:养阴清热,化瘀止血。

加减:阴虚较重者,加生地黄10 g,牡丹皮10 g;阴虚日久出现气虚者,加太子参15 g;瘀血较重者,加丹参30 g、赤芍15 g;下焦湿热明显者,加知母10 g、黄柏10 g、滑石15 g,生甘草6 g;咽痛发热者,可用银翘甘桔汤。

主治:用于各种肾小球肾炎伴肉眼血尿或镜下血尿证属阴虚内热、迫血妄行者。

6.益气化瘀补肾汤(朱良春方)

组成:生黄芪30 g,淫羊藿20 g,石韦15 g,熟附子10 g,川芎10 g,红花10 g,全当归10 g,川续断10 g,牛膝10 g。

功效:益气补肾,化瘀利水。

加减:慢性肾炎急性发作,各型慢性肾炎合并上呼吸道感染,出现严重蛋白尿者,去黄芪、红花,加连翘、漏芦、菝葜、地鳖虫、鱼腥草、白花蛇舌草、蝉衣;各型慢性肾炎以肾功能低下为主者,加炮山甲片;临床辨证为阳虚者,加肉桂、鹿角霜、巴戟天;肾阴虚者,加生地黄、龟甲、枸杞子、女贞子、旱莲草;脾虚者,加党参、白术、山药、薏苡仁;尿蛋白增高者,加金樱子、芡实、益智仁;水肿明显并伴高血压者,加水蛭(研末装入胶囊早晚分吞)以化瘀利水;血压高者,去川芎,加桑寄生、广地龙;血尿者,加琥珀(研末分早晚吞服)、白茅根;尿少且短涩者,加蟋蟀、沉香(共研末装入胶囊),有较好的利尿之功;血胆固醇高者,加泽泻、生山楂;颗粒透明管型多者,加熟地黄、山茱萸、枸杞子;非蛋白氮及肌酐明显升高者,加生地黄、牡丹皮、六月雪、接骨木,并配合中药煎液灌肠;浊阴上干而出现呕吐、眩晕等危险病情,服药困难者,改用生大黄、白花蛇舌草、六月雪、丹参、生牡蛎等煎水作保留灌肠,每日2次,并配以"醒脑静"治之。

主治:慢性肾炎日久,肾气亏虚,络脉瘀滞,气化不行,水湿潴留。

7.愈肾汤(张镜人方)

组成:白术9 g,山药9 g,米仁根30 g,石韦15 g,大蓟根30 g,接骨木15 g,芡实12 g,炒陈皮6 g,莲须3 g。

功效:健脾益肾,清热化湿。

加减:水肿,加赤茯苓、猪苓各9 g,泽泻15 g;腰酸,加炒川断15 g,桑寄生15 g;咽痛,加野荞麦根30 g。

主治:用于脾肾亏虚、湿热交阻的各型慢性肾炎。

8.慢肾方(叶景华方)

组成:鹿衔草30 g,楮实子15 g,牛膝15 g,金雀根30 g,黄柏

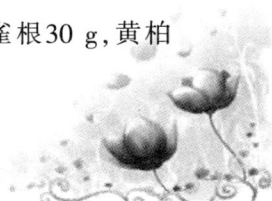

10 g,半枝莲30 g,益母草30 g,菝葜30 g,徐长卿30 g,白茅根30 g。

功效:清热化湿祛瘀。

加减:脾肾虚而水湿潴留,肿甚小便少者,加桂枝6 g,白术10 g,赤、猪苓各15 g,泽泻15 g,车前子30 g;肝阳上亢而头晕胀痛、脉弦者,加白蒺藜15 g,钩藤30 g,地龙10 g。

主治:慢性肾炎辨证属于肾虚湿热瘀阻,风邪入络者,证见水肿,小便短少,腰酸痛,乏力,舌质红,苔薄黄或腻,脉细或弦,尿常规检查有蛋白、红细胞。

9.益肾健中汤(任继学方)

组成:仙茅15 g,菟丝子15 g,白术15 g,鹿角胶15 g,砂仁15 g,茜草15 g,土茯苓20 g,爵床50 g,黄芪50 g。

功效:健脾益肾。

主治:水肿,面色苍白欠润泽,畏寒,腰酸冷痛,腹胀,神疲乏力,尿色白或短或多,舌体胖大淡红,两侧有齿痕,苔薄白,脉沉缓。

【临床保健】

一、心理保健

慢性肾炎病程较长,医疗费用较大,对患者的名誉、地位及物质利益等私利均造成一定的影响,致使患者容易产生焦虑、不安、自卑、恐惧心理,对治疗和康复十分不利,甚至加速病情的发展。因此,心理保健十分重要。心理保健重在调神养性,淡泊名利。

1.保持乐观的心理状态 其最佳方法可谓是适嗜欲,慎劳神,善于思,随其俗。具体方法有:①通过主观努力去实现;②与外界要保持协调统一。

2.调摄情志 喜怒是人之常情。节制喜怒,控制情绪,调节情志对慢性肾炎患者是十分重要的。通过对情志的调摄,使喜有节,怒有度,理智地驾驭情感,抑情顺理,自可戒除对患者的危害。

3.少思寡欲,静心养神　思虑是人的正常精神活动,然而思虑过度,自然会加重病情。对于慢性肾炎患者而言,在病情稳定的情况下,可以有适当的性生活,应以不感到疲乏为度;否则,对病情的恢复将是十分不利的。

二、运动保健

慢性肾炎急性发作,出现明显水肿、高血压,甚至并发肾功能不全时,应卧床休息,家属协助生活护理,不宜做运动保健。

病情稳定时,可做力所能及的工作和适当运动保健。

力所能及的工作,当以体力消耗少、工作强度轻为宜,根据病情情况,正常或半日工作量。运动保健要根据患者的体质选择适当的运动方式,并应在医生的指导下进行,尤其要注意运动与休息的关系,以免过分劳累而加重疾病。

以下简介一些适宜于慢性肾炎的运动保健方式。

(1)散步:气候适宜的情况下,以慢步为佳,行程或持续时间应以患者不感到疲劳为度,可循序渐进地增加活动量。

(2)放松功:宜选用自然呼吸法,在吸气时默念"静"字,在呼气时默念"松"字,同时排除杂念,从而达到舒畅气血、和调脏腑、疏通经络的目的。

(3)太极拳:习练过程中,讲究形动意静,动静结合。实践和实验研究皆表明,坚持习练太极拳,确有健身防病、延缓衰老之功能,因此适宜慢性肾炎患者习练。

三、饮食保健

饮食保健对慢性肾炎患者而言,较为重要,关系到临床疗效的取得与否及病情进展状态。

1.清淡饮食　患者宜进食富含维生素C及B族维生素的食物,如新鲜蔬菜、水果等。病情稳定,不伴浮肿、高血压者,可进含盐分

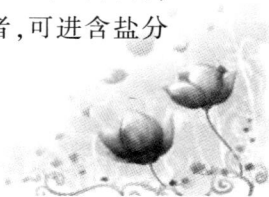

正常的食物;出现水肿、高血压者,则应予低盐(<3g/d)饮食。

2.控制动物脂肪饮食　限制进食富含动物脂肪类食物,如动物脂肪、内脏等。应进食含不饱和脂肪酸多的植物油,如菜子油、大豆油、花生油等。

3.适量蛋白质饮食　肾功能正常的情况下,进食蛋白质不受严格限制,可进食和正常人一样的饮食,但不宜高蛋白饮食。肾功能异常情况下,蛋白质的摄入量应参照慢性肾衰竭的饮食要求。

4.提供适量的热量饮食　饮食中热量的适量,以维持正常体重为原则,其中以碳水化合物为主要来源,配以适量的脂肪和蛋白质。

5.适当的饮水量　病情稳定时,饮水量一般不加限制;只是在伴有明显水肿及尿少时,要注意水的摄入量。

四、调摄护理

1.注意自我保护,预防感染　慢性肾炎患者机体抵抗力低下,极易引起感染,故应认真预防。感染部位常在呼吸道、肠道及皮肤,要避免受凉、进食不洁食物、劳累等。

2.劳逸结合　慢性肾炎患者要摸索出一套适合于自己的生活制度,每日均有适度活动而又不致疲劳,做到劳逸结合,以增进体质,有利于病情的康复。

3.不滥用药物　避免使用如庆大霉素、卡那霉素等氨基糖苷类及关木通等含马兜铃酸成分的中草药。

4.适时妊娠　慢性肾炎病情稳定时,可选择适当时机妊娠。但由于妊娠会加重肾脏负担,甚至引起肾功能急剧恶化,因此,应在肾科医师指导下适时怀孕。

5.定期就诊复查　病情稳定时,1~3个月就诊随访一次并复查尿常规;3~6个月复查24小时尿蛋白定量、肾功能,并了解内生肌酐清除率;伴有高血压者,应观察血压波动情况;如出现水肿、体重迅速增加、血压不稳定等应及时就诊。

【现代研究】

一、理论研究

中医认为慢性肾炎的发病机制是机体卫外失固,风邪、风湿等外邪乘虚而入,导致气血运行失常,三焦水道失畅,水液不循常道,湿浊水毒内蕴,形成水湿、湿热、血瘀等诸多标实之证,日久而致脏腑虚损,病情虚实夹杂,缠绵难愈,并逐渐加重,甚至出现水气凌心射肺等危重证候。中医将慢性肾炎大致分为肺肾气虚、脾肾气虚、气阴两虚、肝肾阴虚等本虚证,再加上外感水湿、湿热、血瘀等兼夹之实证。

时振声认为慢性肾炎属于中医"水肿""虚劳""腰痛""血尿"等范畴。根据本病的发生发展过程,属本虚标实之证,本虚是指肺、脾、肾三脏的亏虚,而以肾虚最为重要。标实是指外感、水湿、湿热、湿浊、瘀血等。慢性肾炎的主要临床特点是水肿、蛋白尿、血尿或有高血压,病程绵长,迁延不愈。一般认为慢性肾炎的主因与寒湿侵袭有关。

慢性肾炎的水肿多属阴水范畴,但是慢性肾炎急性发作则属阳水实证范畴,多与外感风邪有关,如《素问·平人气象论》说"面肿曰风"即是。肾炎的内因与脾肾虚损有关,如《诸病源候论》说:"水病无不由脾肾虚所为,脾肾虚则水妄行,盈溢皮肤而令周身肿满"。但是在慢性肾炎急性发作时,与肺也有关系,由于风邪外袭,肺的治节肃降失司,可加重面部及全身水肿。另外,肝气失于条达,致使三焦气机壅滞,决渎无权而致水湿内停,因而与肝亦不无关系。同时在临床上还应注意气、血、水三者的关系。

关于蛋白尿的病机,中医认为蛋白质是人体的精微物质,精微物质由脾生化,又由肾封藏,因此蛋白尿的形成实与脾肾两脏的虚损密切相关。章虚谷《医门棒喝》曰:"脾胃之能生化者,实由肾中元

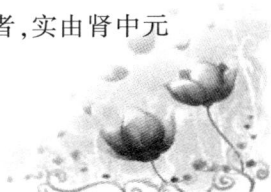

阳之鼓舞,而元阳以固密为贵,其所以能固密者,又赖脾胃生化阴精以涵育耳。"唐容川《医经精义》也云:"脾土能制肾水,所以封藏肾气也。"说明脾能协助肾之封藏,脾能升清,脾虚则不能升清,谷气下流,精微下注;肾主闭藏,肾虚则封藏失固,肾气不固,精微下泄。因此,蛋白尿发生的机制,可以从脾肾气虚,即脾气下陷、肾气不固来理解。另外,它脏功能失调或外邪扰肾,亦可影响肾之封藏而致蛋白尿。

至于肾性高血压,则以为肝肾阴虚、肝阳上亢者居多,亦有气阴两虚、肝阳上亢者,这是因为肝肾阴虚,迁延不愈,阴损及气,必然同时出现脾肾气虚现象,故见气阴两虚,同时见肝阳上亢,以致眩晕、耳鸣。也有一部分肾性高血压是在脾肾阳虚、水湿泛滥的基础上产生的,这是因为水湿上扰清窍以致引起眩晕。有的肾性高血压加入活血化瘀药治疗,可使血压稳定或下降,这是因为肝气郁滞、疏泄失畅的缘故。

慢性肾炎血尿的病因病机,可以概括为热、虚、瘀三个方面,其中以阴虚内热为最常见,如属肝肾阴虚,多因阴虚生内热,以致血热妄行而出血,随精微下泄而有血尿;如属脾肾气虚者,则是脾不统血,气不摄血,以致血不归经而出血,随精微下流而出现血尿。

营血来源于中焦,当慢性肾炎经久不愈,脾气进一步虚损时,由于运化失职,生化无权,必然逐渐发生贫血;肾藏精,精血同源,由于肾气失固,精微不断下泄,故必然逐渐产生贫血,因此慢性肾炎经久不愈出现贫血者,在一定程度上反映了脾肾亏损的情况。

二、辨证论治研究

曹恩泽认为慢性肾炎临床辨证当属本虚标实,本虚乃肺、脾、肾三脏之虚,尤其以脾肾亏虚为主。而标实中则以瘀血内阻及水湿潴留影响最大。治疗上当补虚祛实,故确立"清补相合"的治疗大法。根据具体病情辨证论治,当分清主次,有所侧重。治疗重点在于以下几个方面。

(1)补益脾肾,注重扶正固本:早期健脾益气为主,兼以益肾;后期则脾肾同补。慢性肾炎,其病程较长,应属中医"阴水"范围。其病之早期,常因脾虚不能制水,水气泛滥肌肤而成水肿。由于肾为先天之本,脾为后天之本,先天之本要不断地得到后天之本的补充。因此,脾虚日久必然导致肾虚。脾虚不摄,肾虚不固,则精微物质如蛋白质等自小便而出。故组方遣药上,以益气健脾为先,常用黄芪、太子参、白术、茯苓、山药、薏苡仁等,其中黄芪常用至30~60 g。有人喜欢用人参、党参等益气之品,然此二者药性峻烈,用后反而易致气机壅滞,不如太子参平和清淡。早期兼以益肾,常用生地黄、旱莲草、金毛狗脊等。随着病情的发展,逐渐过渡到补脾益肾并重,常加用淫羊藿、山茱萸、枸杞子等,但温阳慎用附子、肉桂一类温燥之品。滥用温燥,难于中病,而且容易耗伤阴液。因此,强调补益脾肾具有平衡阴阳、调理气血的作用,以增强机体抗病修复的能力,从而达到治疗的目的。同时,还可调整机体免疫功能,预防各种外邪的入侵,避免诱发因素,减少病情的反复。此即《内经》所说"正气存内,邪不可干"之理。

(2)祛邪治标,化瘀贯穿始终:慢性肾炎病程较长,缠绵难愈。由于"久病入络""久病必瘀",同时"血不利则为水",加之现代医学研究证实,慢性肾炎患者普遍存在血液的高黏高凝状态,故治疗上,活血化瘀之法当贯穿始终。活血化瘀药物分为两类:一为草类,如丹参、丹皮、川芎、三棱、莪术、益母草、泽兰等;另一类则为虫类药,如地龙、僵蚕、全蝎、蝉蜕等,此类药物善于活血通络,搜剔驱邪,直达病所,还有平肝息风、止痉利尿之效,少量应用可活血化瘀,改善微循环,调整功能,有益于病情的恢复。

(3)清热利湿,不可伐胃伤阴:在慢性肾炎的病程中,最易并发湿热。由于湿性黏滞,痹着不行,郁久化热,而形成湿热夹杂的病理变化。对此湿热,大多数医者施以苦寒之重剂如黄连、山栀等。由于

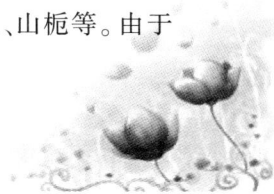

苦寒太过,易伐胃气,耗伤阴液,不但不能利湿清热,反而导致阴伤更甚,患者往往不能耐受,使治疗难以维持。因此,要注意顾护脾胃,防止药物伐伤阴阳,故用药应轻灵透达,中病即止,常用连翘、淡竹叶、黄柏、茯苓、生薏苡仁、白茅根、泽泻等。

(4)祛除外邪,防止病情反复:慢性肾炎的发生、发展和加重,均与外感之邪密切相关。临床上,上呼吸道及泌尿系统等感染为其常见的诱发因素。此乃"肺为娇脏",又处上焦,"风邪上受,首先犯肺";且病位在肾,肾居下焦,湿邪重着而趋下,郁久易化热。治疗上,上呼吸道感染者,多表现为风热犯肺之证,治拟疏风清热、利咽宣肺法,常选用金银花、连翘、荆芥、紫苏、黄芩等品;泌尿系统感染者,多表现为湿热下注之证,治拟清热解毒、利湿通淋法,常选用白花蛇舌草、金钱草、海金沙、紫花地丁、石韦、车前草等。慢性肾炎患者的免疫力一般都低下,平素易感冒、易疲劳,故在疾病的缓解期,适当加用具有增强免疫功能之剂,如百令胶囊、玉屏风颗粒剂,以减少或避免病情的反复。

(5)病证相合,辨证勿忘辨病:在分清标本主次、兼夹之证而立法处方的前提下,应当重视辨病与辨证相结合。对某些慢性肾炎患者仅以尿检异常等为主症者,临床常常无证可辨,此时可抓住本病脾肾亏虚的基本病机,以补益脾肾治之,往往事半功倍,获效明显。对有证可辨者,在辨证施治的基础上,根据病变特点而选加适当的药物:如血尿者,常加用琥珀粉、三七粉等;蛋白尿者,常选用蝉蜕、僵蚕、地龙、金樱子、菟丝子、生黄芪等。不同的病期,治疗的目标迥异:在本病的初期,以减轻或消除蛋白尿、血尿等异常为目标;对病程较长,病情复杂,治疗困难者,主张以保护残存肾单位,提高患者生活质量,延长生存寿命为目的,不必强求改善尿检异常。

时振声认为:

(1)以治肺为主间接治肾。在继承了《内经》、《金匮要略》有关"开鬼门"治疗风水的方法,创立治肺四法用以间接治肾。①益肺法:对慢性肾炎易感冒的患者,用益肺固卫的玉屏风散对蛋白尿的消失亦有较好作用。②宣肺法:对已经感受外邪出现肺失宣降者,采用宣肺祛风的方剂,如麻黄汤、荆防解表汤或越婢汤、银翘散等,除对风寒或风热外感有良好的作用外,有的患者还可见有较强的利水作用,使原有水肿的患者迅速利水消肿。③清肺法:由于外感风寒化热,或外感风热,病情进一步发展,以致痰热蕴肺,急宜清肺化痰之方以控制感染如贝母栝楼散、杏仁滑石汤等,感染控制后,亦可见蛋白尿明显减轻。④润肺法:慢性肾炎属肺肾阴虚,或反复咽干、咽痛、咽红者,则用养阴润肺之方,如麦门冬汤、竹叶石膏汤加减等,可减少反复咽痛,消除咽红、咽干,使蛋白尿减少,从而达到治肾的目的。

(2)确立从脾肾入手的治法。根据《素问·至真要大论》"诸湿肿满皆属于脾",《素问·厥论》"脾主为胃行其津液"等立论,结合临床经验,确立了健脾治肾的方法,创立以黄芪系列方(如防己黄芪汤、防己茯苓汤等)治疗水湿停留,和以党参系列方(如香砂六君子汤、参苓白术散)调理脾胃以达到消除肾病水肿及蛋白尿的目的。由于慢性肾炎以脾肾两虚为主,故也注意到慢性肾炎从肾论治的细微区别,确立了治脾肾五法。①健脾固肾法:在临床上属脾肾气虚的患者可用之。亦有蛋白尿患者,无明显症状,脉舌亦无特殊,也可用健脾固肾法治疗。常用的健脾固肾方剂有水陆二仙丹、五子衍宗丸加参芪等。②温补脾肾法:肾阳不足,命门火衰,水不能化,水湿泛滥;或命门火衰又不能生土,脾阳不足;或脾气衰败,久则及肾,而脾肾阳虚者,以参芪附桂合用为多,如附子汤加黄芪、肉桂,或真武汤加参芪桂,或用右归饮。③滋养肾阳法:用于慢性肾炎肺肾阴虚或肝肾阳虚者。慢性肾炎脾肾阳虚如温补脾肾治疗过久,亦可使肾阴耗伤,转化为肾阴不足。方如六味地黄汤、麦味地黄汤、知柏地黄汤、杞菊地黄汤等。④气阴两补法:适用于慢性肾炎既有脾气不足又有肾阴亏损者。在慢性肾炎病程中,随着病程的延长,气虚者

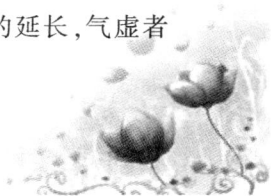

可以气损及阴,阴虚者可以阴损及气,因此,把握气阴两虚证的治疗能控制病情的发展。常用方剂如参芪地黄汤、大补元煎等。⑤阴阳两补法:用于慢性肾炎有阴阳两虚者。脾肾阳虚或命门火衰,理应温补肾阳,但因阴阳消长,孤阳不生,独阴不长,单纯温阳则阳炽而阴消,故宜阴阳两补。常用金匮肾气丸、济生肾气丸、参芪桂附地黄汤、地黄饮子等治疗。

(3)创"益气滋阴活血清利"法:慢性肾炎的中医辨证是正虚邪实,除了扶正的一面外,还要重视邪实,因此水湿、湿热、气滞、血瘀等都是临床经常可见的邪实,瘀血、湿热为最常见。故制定慢性肾炎蛋白尿以益气养阴活血清利法治疗,正是从慢性肾炎正虚邪实的病机出发,以扶正祛邪兼顾而获效的经验方。由于慢性肾炎以气阴两虚为多见,故以益气养阴作为扶正的原则,气虚多瘀,多水湿停留,阴虚又生内热,湿与热合则为湿热,因此瘀血、湿热又为气阴两虚证最常见的邪实,扶正祛邪故以益气滋阴活血清利最为合拍。"益气养阴活血清利"中药的基本方:黄芪15 g,女贞子15 g,焦山楂30 g,丹参30 g,泽泻15 g,萆薢30 g。加减:气虚重者,加太子参15 g或党参15 g;阴虚重者,加生地10 g,丹皮10 g;瘀血重者,加泽兰10 g,桃仁10 g,红花10 g;血尿明显者,加生侧柏30 g,马鞭草30 g,生地榆30 g,大小蓟各15 g,茜草15 g;水湿重者,加茯苓30 g,白术10 g,汉防己30 g,牛膝10 g,车前子(包)30 g;下焦湿热者,加知母10 g,黄柏10 g,滑石30 g,车前草30 g或白花蛇舌草30 g,石韦10 g;中焦湿热者,加黄连10 g,法半夏10 g,木瓜15 g;肾虚腰痛者,加桑寄生15 g,牛膝10 g,木瓜15 g;肝郁气滞者,加柴胡10 g,制香附10 g,郁金10 g。

三、专方治疗研究

1.肾康颗粒

组成:黄芪、薏苡仁、白花蛇舌草、白茅根、益母草等组成,每袋

3 g,每次1袋,每日3次,开水冲服,1个月为一疗程,连续治疗3个疗程。

疗效:肾康冲剂治疗慢性肾炎,在总有效率及改善中医证候、24小时尿蛋白定量、尿红细胞、血脂、氧自由基、部分细胞免疫功能等指标方面均显著优于对照组,且未见明显不良反应。

2.贞芪益肾颗粒

组成:黄芪、女贞子、旱莲草、石韦等组成。每袋9 g,每次1袋,每日3次,开水冲服,疗程为3个月。

疗效:贞芪益肾颗粒治疗慢性肾炎,在临床疗效及改善中医证候、24小时尿蛋白定量等方面均显著优于肾炎康复片。

3.复肾汤

组成:基本方为黄芪、丹参各30 g,益母草、淮山药各20 g,猪苓、茯苓各15 g,补骨脂、白术、陈皮、车前草、泽泻各10 g。加减:脾肾阳虚型加仙茅、淫羊藿各15 g,附片10 g;气阴两虚型加知母15 g,女贞子、旱莲草、黄柏各10 g。每日1剂,水煎至500 ml,每日分2次温服,疗程为3个月。

疗效:复肾汤治疗慢性肾炎,在临床疗效及改善血清肌酐、血β_2-微球蛋白、24小时尿蛋白定量等指标上均显著优于肾炎四味片。 · 57 ·

4.补脾益肾化瘀行水方

组成:生黄芪、益母草、车前草、白茅根、白花蛇舌草各30 g,枸杞子、丹参各30 g,党参15 g,白术、杜仲各10 g。加减:水肿甚加猪苓、泽泻;尿血加大蓟、小蓟、茜草;血压高加钩藤(后下)、石决明(先煎)。水煎服,每日1剂,分2次口服。

疗效:补脾益肾化瘀行水方治疗慢性肾炎,在临床疗效及改善中医证候、24小时尿蛋白定量和血液流变学方面均显著优于对照组。

5.保元胶囊

组成:黄芪、白花蛇舌草、白茅根、茯苓、丹参各30 g,生地、山药

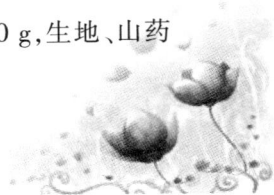

各20 g,当归、山茱萸、生山楂各15 g,地龙12 g,水蛭6 g,冬虫夏草3 g,研末,加工为胶囊,每粒含生药0.5 g,每次5粒,每日3次,疗程为3个月。

疗效:保元胶囊治疗慢性肾炎临床疗效显著优于对照组。

6.益肾康

组成:黄芪、淫羊藿、土茯苓、白茅根、白术、赤芍、郁金、生大黄等,制成颗粒剂。每次1包,每日3次,疗程为1个月。

疗效:益肾康治疗慢性肾炎临床疗效显著优于对照组。

7.连藕蒲黄汤

组成:黄连5 g,藕节20 g,白茅根15 g,生地黄20 g,玄参10 g,金银花10 g,蒲黄10 g,泽泻10 g,生甘草5 g。加减:偏于气虚加黄芪30 g,炒白术10 g;兼热邪加连翘15 g,炒栀子10 g;兼水湿加车前子10 g。每日1剂,水煎分2次服,15天为1个疗程,连续3个疗程。

疗效:连藕蒲黄汤治疗慢性肾炎总有效率为90.9%。

8.益肾活血汤

组成:生黄芪、淮山药、焦白术、丹参、杜仲、石见穿各30 g,地鳖虫、白僵蚕、蒲黄各10 g,益母草、泽兰、桃仁各15 g,蜈蚣2 g。加减:阴虚者加生地黄、旱莲草各30 g,太子参15 g;阳虚者加淫羊藿、巴戟肉各15 g,补骨脂10 g;水肿尿少者加泽泻10 g,冬瓜子、车前子各30 g;血尿明显者加茜草15 g,丹皮、白茅根各30 g。每日1剂,分2次煎服,疗程为4个月。

疗效:益肾活血汤治疗慢性肾炎总有效率92.11%,显著优于对照组。

四、虫类药物研究

经临床运用观察,部分虫类药对慢性肾炎有较好疗效。

1.水蛭 味辛、咸,性平。《本草经百种录》云:"水蛭最喜食人之血,而性又迟缓善入,迟缓则新血不伤,善入则坚积易破,借其力而攻积久之滞自有利而无害也。"张锡纯也称其"破瘀血不伤新血……于气分丝毫无损,而瘀血默消于无形,真良药也。"水蛭之功破血逐瘀,通经利水,能抗凝血,改善高血黏状态,并能扩张毛细血管,改善微循环,增加肾组织血流量,保护肾功能,用于治疗慢性肾炎,既能泻腑通便,又无伤正之弊,能使水肿迅速消退,对伴有瘀血症状的蛋白尿也有较好疗效。

2.地龙 味咸,性寒,体滑,能降泄,善走窜。有清热解毒,通络利尿,解毒消肿之功。研究表明:地龙有抗凝、抗血栓作用,能降低血液的黏度,抑制血栓形成。还具有促纤溶作用,能使已形成的血栓溶解。朱良春教授应用地龙与黄芪配伍治疗慢性肾炎,以黄芪充养正气,调整肺、脾、肾三脏之功能,促进全身血液循环,提高机体免疫能力,同时兼利尿作用;化瘀以地龙为要品,以其性善下行而利水湿,通络降压之性;两药配伍,具有益气开瘀、利尿消肿降压等作用,可收水肿消退,血压下降,尿蛋白阴转之效。

3.全蝎 甘辛有毒,性善走窜,长于祛风活络,其逐瘀作用显著。《玉揪药解》谓其:"穿筋透骨,逐湿除风。"慢性肾炎迁延日久,虽有不同程度的气血、阴阳受损,但必有瘀血内停,阻滞脏腑经络。另外,水能病血,血能病水。血行瘀缓,血液中的水液渗出血管外,泛溢于肌肤为水肿。水肿是瘀血继发性病变,因此,以全蝎活血化瘀之峻品,内而脏腑,外而经络,无瘀处不达。无论是肾组织循环障碍,还是外周循环障碍,皆可化瘀通络,经气畅达,使受损害的肾组织修复,达到消除水肿及蛋白尿之功。临床运用时,常配伍补气药以增强活血化瘀作用,配伍养阴药以防止久服辛燥伤阴。

4.蝉蜕 临床上许多患者常因感冒或感冒不愈而使慢性肾炎复发或加重,最明显的特点就是蛋白尿重新出现或增多。大量蛋白尿患者尿中多泡沫,祖国医学认为乃风邪所致。根据肾病的免疫发病机制,清除抗原及免疫复合物,中和血管活性物质是阻断病理环节的根本治疗措施。故运用祛风脱敏药治疗此类病证可达到调节

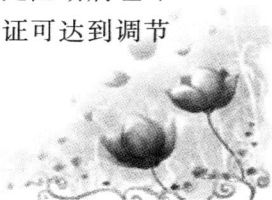

机体免疫功能作用。蝉蜕味甘咸,性寒,甘能养,咸入肾,寒能清,既能驱逐风邪,又能宣发肺气,发汗消肿以利水之上源,对机体免疫功能和变态反应有明显的抑制作用。配紫苏、益母草治疗慢性肾炎,对于消除蛋白尿效果较好。

5.僵蚕　辛能发散,咸能软坚,能入血分搜浊,消痰通络,清凉祛风。现代药理研究证实,本品有抗过敏及提高血浆蛋白的作用,常用于湿阻血瘀的慢性肾炎。颜德馨教授以僵蚕研末内服治疗肾炎蛋白尿效果满意。僵蚕与蝉衣配伍,用之于慢性肾炎兼有急性或慢性扁桃体炎、咽炎的患者,既能有效地治疗急性或慢性扁桃体炎、咽炎,又有降蛋白尿的功效。

五、单味中药研究

1.黄芪注射液及丹参注射液　治疗组在对照组对症治疗的基础上,用黄芪注射液25 ml及丹参注射液16~20 ml,分别加入5%葡萄糖溶液100~200 ml,静脉滴注,每日1次,均连用2周,停3~5天,再用。疗效显示:治疗组在临床疗效和改善临床表现积分值、24小时尿蛋白定量、血浆白蛋白含量、紊乱的T细胞亚群和红细胞免疫功能以及血液流变学等指标方面均显著优于对照组,同时治疗组复发率也显著低于对照组。

2.刺五加注射液及丹参粉　治疗组在对照组对症治疗的基础上,用刺五加注射液250 ml(含总黄酮0.5 g)及丹参粉0.4~0.8 g加入5%葡萄糖溶液250 ml,静脉滴注,每日1次,2周为1个疗程,连用3个疗程后评定疗效。疗效显示:治疗组在临床疗效和中医证候积分值的改善均显著优于对照组。

3.红花注射液　治疗组在对照组口服洛汀新片10 mg,每日1次的基础上,加用红花注射液20 ml加入10%葡萄糖溶液250 ml中静脉滴注,每日1次,2周为1个疗程,治疗2个疗程。疗效显示:治疗组临床疗效总有效率显著高于对照组($P<0.05$);治疗组与对照组均能

显著降低24小时尿蛋白定量($P<0.05$),两组比较有显著性差异($P<0.05$);治疗组与对照组均能显著提高血清白蛋白($P<0.05$),但两组比较无显著性差异($P>0.05$);治疗组中治疗前血肌酐异常者用药后血肌酐显著下降($P<0.05$);两组对血浆凝血酶原时间、白陶土活化部分凝血活酶时间、血浆纤维蛋白原指标均改善明显($P<0.01$)。

4.川芎嗪制剂联合灯盏花素注射液　在对照组的基础上再用盐酸川芎嗪氯化钠注射液100 ml(含川芎嗪80 mg)以及灯盏花素注射液60 mg入5%葡萄糖溶液500 ml分别静脉滴注,每日1次,14日为一疗程。疗效显示:治疗组总有效率为87.5%,显著高于对照组的62.5%($P<0.05$);对24小时尿蛋白定量、血胆固醇、三酰甘油等指标的改善,治疗组显著优于对照组($P<0.05$)。

5.百令胶囊　治疗组在对照组治疗基础上加服百令胶囊5粒,每日3次,疗程120天。疗效显示:2组24小时尿蛋白定量均能明显下降,肾功能无明显恶化,但百令胶囊治疗组在尿蛋白方面更有优势,无明显不良反应发生。

6.雷公藤多苷　董兴刚用雷公藤多苷组按1 mg/(kg·d)给药,分3次口服;消炎痛组予消炎痛50 mg,每日2次;2组患者治疗时间均为2周。疗效显示:2组治疗的尿蛋白排泄均比治疗前显著减少,但消炎痛组治疗后肾有效血浆流量比治疗前显著减少($P<0.005$),雷公藤多苷组治疗后肾有效血浆流量与治疗前相比无差异($P>0.05$)。徐涛明治疗组使用雷公藤多苷片20 mg,每日3次,疗程3~6个月,维持量20~30 mg,每日1次,治疗观察时间1~2.5年。所有患者根据病情辨证施治,辅以滋补肾阴、活血化瘀、清利湿热的中药煎剂;同时选用ACEI、钙离子拮抗剂、β受体阻滞剂等西药控制高血压。对照组西药与中药辨证论治原则同治疗组,基本药物有卡托普利、依那普利、络活喜、硝苯地平、倍他乐克、黄芪、地黄、泽泻、丹皮、丹参、川芎、大黄、黄芩、石韦、黄柏、知母等。2组均未使用肾上腺皮质激素类药物。疗效显示:治疗组在临床疗效及改善蛋白尿、

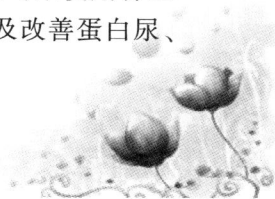

镜下血尿等指标方面均显著优于对照组;不良反应发生率上,治疗组显著低于对照组。

六、实验研究

1.对机体抗氧化、清除自由基能力、红细胞免疫功能和T淋巴细胞亚群等影响 慢性肾炎患者机体抗氧化及清除自由基能力明显下降,经肾康冲剂治疗后,机体抗氧化及清除自由基能力明显提高。主要表现在治疗组经治疗后血清过氧化脂质的含量明显降低($P<0.01$),红细胞超氧化物歧化酶、全血谷胱甘肽过氧化物酶、红细胞过氧化物酶等活力明显升高($P<0.05$)。

慢性肾炎患者存在部分细胞免疫功能的紊乱,经肾康颗粒(冲剂)治疗后,紊乱的部分细胞免疫功能得以改善,表现在红细胞免疫功能和T淋巴细胞亚群等指标的显著改善。

2.肾虚证型慢性肾炎与血清总T3、T4含量关系的研究 肾阳虚证型的慢性肾炎组39例患者中,T3低于正常范围(1.2~3.4 nmol/L)有31例,占79.48%,均值(1.07±0.56 nmol/L)亦低于正常范围;T4低于正常范围(54~174 nmol/L)的有8例,占20.52%,均值(88.94±31.43 nmol/L)属于正常范围。而肾阴虚证型的慢性肾炎组31例患者中,T3均在正常范围,T4亦在正常范围。表明慢性肾炎肾阴虚组与肾阳虚组所测的T3、T4含量有显著的不同,肾阴虚组明显高于肾阳虚组。

3.慢性肾炎中医证型与白介素-6(IL-6)、白介素-8(IL-8)、肿瘤坏死因子(TNF)关系的研究 检测结果显示:中医4种证型间血中IL-6、TNF方差分析$P<0.05$,尿IL-8方差分析$P<0.01$,4种证型间尿IL-6、TNF和血IL-8方差分析$P>0.05$。4种证型间血中IL-6 q检验:两两比较$P<0.01$;血中TNF q检验:4种证型两两比较均$P>0.05$。尿中IL-8 q检验:肺肾气虚与脾肾阳虚及气阴两虚证比较$P<0.05$,肝肾阴虚与脾肾阳虚相比$P<0.05$,与气阴两虚证相比$P<0.01$,肺肾气虚证与肝

肾阴虚证、脾肾阳虚与气阴两虚证相比$P>0.05$。

由检测结果分析,血中IL-6、TNF,尿中IL-8在慢性肾炎4种中医证型间总体上看均有差异,其中血IL-6在4种证型间两两比较时均显示有显著性差异,水平由高到低可依次排列为气阴两虚证、脾肾阳虚证、肝肾阴虚证、肺肾气虚证。血中TNF在4种证型间的分布趋势与血IL-6相似,气阴两虚证最高,可能由于各组样本量小,而未显示出显著性差异。4种证型尿中IL-8两两相比时,气阴两虚证高于肺肾气虚证和肝肾阴虚证,脾肾阳虚证亦高于肺肾气虚证和肝肾阴虚证,肺肾气虚与肝肾阴虚证、气阴两虚证与脾肾阳虚证间无显著性差异。4种证型尿中IL-6、TNF及血中IL-8作为方差分析显示无显著性差异。

(胡顺金)

参 考 文 献

[1] 郑筱萸.中药新药临床研究指导原则(试行)[M].北京:中国医药科技出版社,2002:156.

[2] 刘家生,方琦,胡顺金,等.肾康冲剂治疗慢性肾炎的临床研究[J].辽宁中医杂志,2007,34(2):171-172.

[3] 胡顺金,曹恩泽,王亿平,等.肾康颗粒剂对慢性肾炎治疗作用的临床研究[J].中医药临床杂志,2008,20(2):140-141.

[4] 王亿平,曹恩泽,方琦,等.贞芪益肾颗粒治疗慢性肾炎气阴两虚兼湿热证疗效观察[J].安徽中医学院学报,2003,22(4):13-15.

[5] 张国瑛.保元胶囊治疗慢性肾炎蛋白尿50例[J].陕西中医,2006,27(12):1487-1488.

[6] 张秀珍,张国瑛,顾庆焕,等.保元Ⅱ号胶囊治疗慢性肾炎气阴两虚证的临床观察[J].河北中医药学报,2000,15(2):14-17.

[7] 赵德光,张基栋,陈军,等.肾安平胶囊治疗慢性肾小球肾炎40例总结[J].湖南中医杂志,2000,16(5):13-15.

[8] 聂梦伦,卢延年.骆继杰教授诊治肾病经验介绍[J].新中医,2003,35(1):15-16.

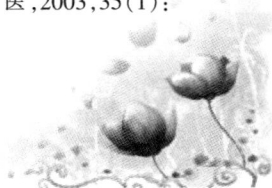

[9] 当代名医.裘沛然治疗肾病的独到经验[J].上海中医药杂志,1996,7:2-3.

[10] 周永红.王新陆治肾病经验浅识[J].山东中医杂志,2004,23(1):47.

[11] 张丰强,郑英.首批国家级名老中医效验秘方精选[M].北京:国际文化出版公司,1996:148.

[12] 叶进.叶景华医技精选[M].上海:上海中医药大学出版社,1997:242.

[13] 曹恩泽.知常达变 识练于胸[J].安徽中医临床杂志,2003,15(4):272-274.

[14] 李平.时振声教授治疗慢性肾炎临床经验[J].中国中西医结合肾病杂志,2005,6(3):129-131.

[15] 曹恩泽,戴小华,方琦,等.肾康颗粒治疗慢性肾炎的临床研究[J].安徽中医临床杂志,1999,11(2):73-75.

[16] 王亿平,曹恩泽,吕勇,等.复肾汤治疗慢性肾炎的临床观察[J].中国医刊,1999,34(3):50-51.

[17] 程皖,方琦.补脾益肾化瘀行水法为主治疗慢性肾炎45例临床观察[J].安徽中医临床杂志,1997,9(2):64-65.

[18] 杨美芝,李桂明.益肾康治疗慢性肾炎56例临床观察[J].广东医学,2003,24(6):663-664.

[19] 刘新瑞,刘宝庆.连藕蒲黄汤治疗慢性肾炎血尿44例[J].吉林中医药,2006,26(8):25.

[20] 章关根.益肾活血汤治疗慢性肾炎76例体会[J].浙江中医杂志,2006,41(3):151.

[21] 赵玉敏.虫类药对慢性肾小球肾炎的治疗作用[J].中医函授通讯,1999,18(4):59.

[22] 胡顺金,曹恩泽,方琦,等.黄芪及丹参注射液辅助治疗慢性肾炎的疗效观察及机制探讨[J].安徽中医临床杂志,1998,10(6):350-351.

[23] 郑为超,胡顺金,张莉,等.刺五加注射液及丹参粉治疗慢性肾炎疗效观察[J].中医药临床杂志,2006,18(6):567-568.

[24] 胡锦芳,鄢艳,黄春梅.红花注射液治疗慢性肾炎的疗效观察[J].实用临床医学,2006,7(10):72-73.

[25] 范富文,龙桂泉.川芎嗪制剂联合灯盏花素注射液治疗慢性肾炎的临床观察[J].中国中西医结合肾病杂志,2005,6(12):730-731.

[26] 罗琰琨,李学青.百令胶囊对慢性肾炎蛋白尿治疗作用[J].实用医技杂志,

2005,12(12):3 446-3 447.

[27] 徐涛明.雷公藤多苷片治疗慢性肾炎疗效观察[J].浙江实用医学,2003,8(6):353-354.

[28] 曹恩泽,方朝晖,方琦,等.肾康冲剂对慢性肾小球肾炎自由基代谢影响的实验研究[J].中国中医基础医学杂志,2000,6(1):14-16.

[29] 蓝健姿,严晓华,张雪梅,等.肾虚证型慢性肾小球肾炎与血清总T3T4含量关系的探讨[J].福建中医药,2001,32(3):34-35.

[30] 史兵伟,秦建萍,杨春秀,等.IL-6、IL-8、TNF与慢性肾小球肾炎中医证型关系探讨[J].湖南中医药导报,2001,7(7):358-359.

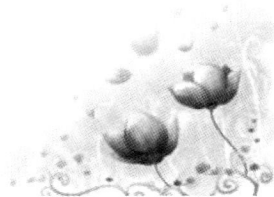

第四章　隐匿性肾小球肾炎

隐匿性肾小球肾炎（latent glomerulonephrits，LGN）是由不同病因、不同发病机制所引起的病理类型不同的一组肾小球疾病。可见于多种原发性肾小球疾病如肾小球轻微系膜增生性肾炎、局灶增生性肾炎和IgA肾病等。本组疾病以轻度持续性或间断性蛋白尿和/或血尿为主要表现，不伴有水肿、高血压和肾功能损害，故又称无症状性蛋白尿和/或血尿，一般常在体检或偶然情况下尿常规检查发现异常，通常包括：①无症状性蛋白尿和血尿；②无症状性蛋白尿；③无症状性血尿。本病病程绵长，呈反复发作，多见于青少年，发病年龄以20~30岁为多，男性多于女性。本病临床症状不明显，部分患者可出现肉眼血尿、腰酸痛，故属于中医学"尿血""尿浊""腰痛"等范畴。

【病因病机】

本病的内因多为脾肾不足或瘀血阻络，脾虚不能升清，肾虚不能藏精，而致精微下泄；脾虚不能统摄血液或肾阴不足，虚火内生，灼伤血络或瘀血阻络，血不归经而成尿血。其外因多为感受热毒、湿热之邪，湿热或热毒内侵，迫血妄行而成血尿；湿热壅滞，肾精失藏而致精微外泄。

1.思虑伤脾　脾主升清，主统血。思虑过度则伤脾，脾气不足，脾不升清，统摄失司，引起精微下泄或血溢脉外而成尿血。

2.禀赋不足，劳欲伤肾　肾主藏精固摄。素体不健，肾气不足，则肾失封藏，固摄无权，精微下泄；阴虚则火旺，或气病及阴，久病耗气伤阴，气阴两虚，阴虚内热，灼伤血络，而见尿血。

3.外感热毒(或湿热) 热毒或湿热之外邪,乘虚入侵,邪热内蕴,迫血妄行,伤精动血,或湿热夹精微下注或尿血。

4.瘀血阻络 初病多因脾气不足,运化失常,久则气滞血瘀或气虚运血无力,脉络受阻,致血不循经或精气不能畅流,壅而外溢,引起尿血或精微下泄。

本病正气不足,外邪乘袭,发病缓慢,病位主要在脾、肾,基本病机为本虚标实,脾肾不足为本,瘀血、热毒、湿热为标。脾肾亏虚,生化无权,封藏失职,精微下泄贯穿于本病的始终。

【临床诊断】

一、诊断标准

(1)无急、慢性肾炎或其他肾脏病病史,肾功能基本正常。

(2)无明显临床症状、体征,而表现为单纯性蛋白尿和/或肾小球源性血尿。

(3)可排除非肾小球性血尿或功能性血尿。

(4)以轻度蛋白尿为主者,尿蛋白定量<1.0 g/24h,但无其他异常,可称为单纯性蛋白尿。以持续或间断镜下血尿为主者,无其他异常,相差显微镜检查尿红细胞以异常为主,可称为单纯性血尿。

只有确定为肾小球性蛋白尿和/或血尿,且患者无水肿、高血压及肾功能减退时,才能考虑本病诊断。必要时需肾活检确诊。

二、鉴别诊断

1.功能性蛋白尿 仅于剧烈运动、发热或寒冷时出现。

2.体位性蛋白尿 见于青少年,直立时脊柱前凸所致,卧床后蛋白尿消失,成年后可以不再出现。

3.尿路疾病(尿路结石、肿瘤或炎症) 新鲜尿沉渣相差显微镜检查为均一形态正常红细胞, 尿红细胞容积分布曲线呈对称曲线,

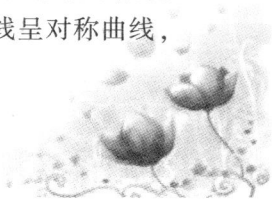

其峰值的红细胞容积大于静脉红细胞分布曲线的红细胞容积峰值。

4.IgA肾病　好发于青少年,男性多见,起病前多有感染,肉眼血尿有反复发作特点。本病确诊依靠肾活检标本的免疫病理学检查,即肾小球系膜区或伴毛细血管壁以IgA为主的免疫球蛋白沉积。

5.慢性肾小球肾炎　尿检异常(蛋白尿、血尿、管型尿)、水肿及高血压为其基本临床表现,可有不同程度肾功能减退。

6.过敏性紫癜肾炎　好发于青少年,有典型的皮肤紫癜,可伴关节痛、腹痛及黑粪,多在皮疹出现后1~4周出现血尿和/或蛋白尿,典型皮疹有助于鉴别诊断。

7.系统性红斑狼疮性肾炎　好发于青中年女性,依据多系统受损的临床表现和免疫学检查可检出多种自身抗体,一般不难明确诊断。

8.Alport综合征早期　常起病于青少年(多在10岁之前),患者有眼(球形晶状体等)、耳(神经性耳聋)、肾(血尿,轻、中度蛋白尿及进行性肾功能损害)异常,并有阳性家族史(多为性连锁显性遗传)。

9.薄基底膜肾病　常为持续性镜下血尿,多数有阳性血尿家族史,肾活检电镜检查可见弥漫性肾小球基底膜变薄。

10.轻型急性肾炎　潜伏期多为7~14天,在起病8周内血清C3呈一过性下降,肾组织检查为毛细血管内增生性肾小球肾炎。

三、中医证型

1.湿热内蕴　主症为小便短赤有热感,或小便浑浊,或有血尿,口苦口黏,胸闷口渴,舌苔黄腻、脉象濡数。

2.心火亢盛　主症为小便热灼,尿中带血色鲜红,心烦,夜寐不安,或口渴面赤,口舌生疮,舌尖红,脉数。

3.脾肾气虚　主症为小便或白或赤,日久不愈,神疲纳差,面色无华,腰酸乏力,面部轻度水肿,舌质淡胖,脉虚无力。

4.阴虚火旺　主症为小便色赤带血,头晕目眩,耳鸣腰酸,五心烦热,咽干而痛,舌红少苔,脉细数。

四、辨证要点

1.辨病变脏腑虚实　本病中医辨证要既辨虚实,又辨脏腑。一般急性发作期多实,以热、瘀、毒为主;慢性缓解期(稳定期)多虚,以气、阴虚为主。咽痛、发热、咳嗽、脉浮为实,病在肺卫;病程短、尿色深、苔腻、脉滑为实;舌质紫暗有瘀斑,且病程日久不愈者为瘀为实;体倦声低、舌淡者为气虚;潮热、颧红、舌红少苔为阴虚;腰痛腰酸明显者为肾虚;纳少腹胀、便溏为脾虚。

2.辨蛋白尿　根据尿色、临床检验及症状、体征辨证。蛋白尿伴尿色清淡,神疲乏力,纳差,以脾虚为主;蛋白尿伴腰酸乏力,尿浊或赤,面部微水肿者,以肾虚为主;小便短赤,伴潮热、颧红者为阴虚;伴苔腻,脉滑数者为湿热。

3.辨血尿　若血尿见胸脘烦闷,小便黄赤者,为湿热;伴舌红咽干,小便短赤者为阴虚内热;伴四肢酸软,心烦怕热,舌红,脉细为气阴两虚;伴疲乏,腰酸肢冷为脾肾阳虚;尿色暗红,舌有瘀斑为瘀血阻络;突发血尿,伴咽痛,发热为热毒炽盛,迫血妄行。

4.辨舌脉　本病患者症状、体征一般较少,病情变化常能在舌脉上有所反映,阴虚者舌质嫩红少苔,脉细数;湿热者脉象滑数而苔黄腻;脾肾气虚者舌淡脉弱。

【临床治疗】

一、常见分型治疗

1.湿热内蕴
治法:清热利湿,分清泄浊。
方剂:程氏萆薢分清饮(《医学心悟》)加减。

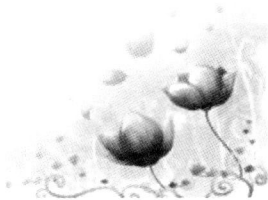

组成:萆薢、石菖蒲、黄柏、车前子、白术、茯苓、丹参、莲子心。

加减:湿热伤阴口渴重者加天花粉、知母;兼便秘者加大黄;兼瘀血征象者加丹参、红花、水蛭胶囊(含水蛭3 g);尿中有血者加大蓟、小蓟、藕节;小便黄赤者加通草、龙胆草。

2.心火亢盛

治法:清心泻火,凉血止血。

方剂:导赤散(《小儿药证直诀》)合小蓟饮子(《济生方》)加减。

组成:生地、竹叶、通草、甘草梢、栀子、大蓟、小蓟、滑石、蒲黄、藕节。

加减:心烦失眠者加合欢花、茯神、酸枣仁;大便秘结者加生大黄;口苦、口渴者加黄芩、麦冬。

3.脾肾气虚

治法:益肾健脾,渗湿利水。

方剂:补中益气汤(《脾胃论》)加减。

组成:人参、黄芪、白术、当归、陈皮、升麻、柴胡、甘草。

加减:腰痛者加杜仲、怀牛膝;大便干者加生大黄;有瘀血征象者(如唇舌紫暗、舌有瘀斑或瘀点等)加丹参、红花、水蛭胶囊(含水蛭3 g);腰膝酸软、小便频数者加杜仲、山茱萸;纳呆便溏者加薏苡仁、白扁豆、蔻仁;尿蛋白多且长期不消者,加金樱子、桑螵蛸;平素易感冒者,可常服玉屏风散;气虚及阳者,证见畏寒肢冷、腰膝冷痛,宜加仙茅、肉苁蓉、桂枝之属。

4.阴虚火旺

治法:滋阴降火。

方剂:知柏地黄丸(《医宗金鉴》)加减。

组成:知母、黄柏、生地、山药、茯苓、泽泻、丹皮。

加减:血尿、小便短赤者加白茅根、小蓟、藕节;尿蛋白长期不消者加生牡蛎、金樱子、莲须;五心烦热者加青蒿、鳖甲、地骨皮;咽干口渴者加石斛、麦冬、玉竹。

二、固定方药治疗

1.肾特灵胶囊

组成:生地黄、女贞子、旱莲草、丹参、益母草、地骨皮、全蝎。

功效:滋补肝肾。

用法:口服,每次4粒,每日3次。

主治:适用于肝肾阴虚证隐匿性肾炎。

2.肾复康胶囊

组成:黄芪、太子参、菟丝子、枸杞、山药、生地、旱莲草、白花蛇舌草、半枝莲、连翘、牛蒡子、冬葵子、石韦、土茯苓、萆薢、丹参、益母草、白茅根、田三七、金樱子、五倍子。

功效:清热化湿,健脾益肾。

用法:饭前口服,每次3~6粒,每日3次,连用4~12周。

主治:适用于脾肾亏虚夹湿热证隐匿性肾炎。

3.肾康胶囊

组成:熟地、山药、茯苓、泽泻、赤芍、当归、黄芪、黄狗肾、鳖甲、蛇床子、肾炎草、甘草等,每粒胶囊含0.4 g生药。

功效:益气养阴。

用法:口服,每次4~6粒,每日3次。

主治:适用于脾肾阳虚或气阴两虚证隐匿性肾炎。

4.肾炎复方片

组成:山药、丹参、白花蛇舌草、生地黄、杜仲等。

功效:益气养阴。

用法:口服,每次8粒,每日3次。

主治:适用于气阴两虚兼气血瘀阻证隐匿性肾炎。

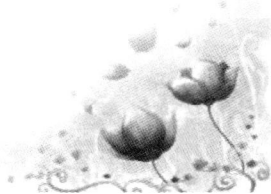

三、名医验方

1.健脾益肾固摄汤(曹恩泽方)

组成:炙黄芪20 g,太子参15 g,白术10 g,益智仁10 g,菟丝子10 g,杜仲10 g,茯苓10 g,怀牛膝10 g,蝉蜕10 g,丹参20 g,五味子10 g,芡实10 g,升麻10 g。

功效:健脾益肾,固摄精微。

主治:适用于脾肾亏虚证隐匿性肾炎。

2.疏风散热养阴凉血汤(时振声方)

组成:金银花30 g,蒲公英30 g,玄参15 g,麦冬10 g,甘草6 g,桔梗10 g,大蓟15 g,小蓟10 g,白茅根15 g。

功效:疏风散热,养阴凉血。

主治:适用于湿热证隐匿性肾炎。

3.益气健脾补肾固涩汤(陈以平方)

组成:党参30 g,丹参30 g,薏苡仁30 g,山药15 g,菟丝子15 g,太子参30 g,桑寄生15 g,猪苓12 g,茯苓12 g,莲子肉30 g,石韦30 g,杜仲15 g,苍术12 g,白术12 g,鱼腥草30 g。

功效:益气健脾,补肾固涩。

主治:适用于脾肾亏虚证隐匿性肾炎。

4.疏风凉血清热解毒汤(吕仁和方)

组成:荆芥10 g,防风10 g,蝉蜕10 g,炒栀子10 g,金银花30 g,连翘30 g,黄芩15 g,猪苓30 g,白花蛇舌草30 g,紫草10 g,苍耳子10 g,板蓝根30 g。

功效:疏风凉血,清热解毒。

主治:适用于阴虚证隐匿性肾炎。

5.补肾健脾化瘀渗利汤(邹云翔方)

组成:杜仲18 g,功劳叶24 g,苍术9 g,薏苡仁15 g,党参12 g,荷叶9 g,防风9 g,红花9 g,血余炭9 g,白茅根60 g。

功效:补肾健脾,化瘀渗利。

主治:适用于肾虚证隐匿性肾炎。

【临床保健】

一、心理保健

对于隐匿性肾炎患者来说,由于病程长,病情常易反复,患者难免产生一些不良情绪,对病情康复十分不利。因此,应该进行科学的心理调适,努力克服各种有害健康的不良情绪,从而使患者树立信心,坚持治疗。

二、运动保健

隐匿性肾炎患者一般来说水肿、高血压、肾功能损害不明显,所以稳定期不宜过多卧床,我们主张适当活动,可从事散步等轻体力运动和轻体力劳动。

适用于隐匿性肾炎患者的运动项目,应以耐力运动和适量的肌力锻炼为主。如走路、慢跑、太极拳、气功、各种健身操以及中等强度的羽毛球、网球或乒乓球运动等可增强耐力。

隐匿性肾炎患者所适合的运动强度应该是中等偏小,即运动时的心率达到每分钟110次为度,运动时间应控制在20~30分钟。每次运动后不应有疲劳感,也不应影响食欲和睡眠。定期到医院检查血压、肾功能及血脂,如未升高,则表明运动量合适,否则应减量。

三、饮食保健

隐匿性肾炎患者症状不突出,一般不需要严格限盐和减少蛋白质摄入。可给予高热量、高维生素饮食,鼓励多吃碳水化合物、粗粮、蔬菜等。高纤维素饮食有利于保持大便通畅和代谢废物的排泄,多吃对患者有益、最方便的食品,如玉米面熬粥,可每日吃一

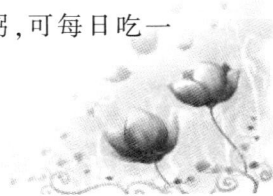

次。其他如苹果、梨、桃等水果及海带丝等,也可适当多吃。但应避免辛辣刺激性食品,防止其助火伤阴,诱发病情加重。

对隐匿性肾炎发作期,出现水肿或高血压者,应限制食盐入量,每日2~4 g,高度水肿者控制在每日2 g以下,忌食咸鱼、各种咸菜,待水肿消退后,钠盐量再逐步增加。

四、调摄护理

1.调理生活、重视卫生 上呼吸道感染、消化道感染的发生,都是其常见的诱因,我们在日常生活中,应重视养生,避免相关诱因。如顺应四时冷暖气候的改变,加减衣物,避免感受风寒;如感冒流行季节,少到公共场所,少接触流感患者;如夏秋季节不吃不洁饮食,不过食鸡鸭鱼肉等高蛋白食物,把好"病从口入"关。

2.及早处理感染病灶 患者一旦发生上呼吸道、消化道感染,就应想到治疗不及时可能诱发肾炎等多种疾病,所以应积极治疗。对于反复因感染诱发肉眼血尿发作者,扁桃体切除和牙齿病灶及其他化脓病灶的清除术可能有一定疗效。至于部分IgA肾病与口服谷蛋白、牛奶等有关,则去除饮食中的谷蛋白成分可能对本病的预防有利。

【现代研究】

一、理论研究

时振声根据临床实践,结合先贤经验认为蛋白尿型隐匿性肾炎可归于中医"精气下泄"范畴。主要病位在脾、肾两脏。以脾肾虚损贯穿始终,脾肾气阴两虚是蛋白尿发生、缠绵难愈的直接病机。根据本病脾肾虚损的病机本质,补虚是其重要的治疗法则。时振声认为血尿型隐匿性肾小球肾炎属中医尿血、溺血、溲血等范畴。病机主要有外感风热和内伤气阴两端。治疗上立疏风散热、清上治下和益气滋阴清利、化瘀止血两大法则。

叶任高认为：①单纯蛋白尿：蛋白质是人体的精微物质，由脾化生，由肾封藏，若肾气久虚，封固无权，精气下注，肾病及脾，损耗中气，脾失统摄，精气流失，均可出现蛋白尿。蛋白尿日久不愈，可导致气阴两虚，肝肾不足，脾肾两亏，瘀血内停，湿浊阻滞，而成虚实夹杂之证，故本病以脾肾肝亏虚为本，风热、湿浊、瘀血阻滞为标。治疗的基本原则是扶正为主，兼顾祛邪，以达标本同治。②单纯血尿：中医血尿的病理机制与热伤血络、迫血妄行，虚不摄血、血溢脉外，瘀血阻滞、血不归经有关。其性质总属本虚标实，临床多具正虚邪恋表现，一般以正虚为主，所以辨证分型以正虚方面作主证分型，邪恋作为兼证处理。③血尿和蛋白尿：隐匿性肾炎之蛋白尿形成主要与脾肾亏损，摄精和藏精功能失司，精微下泄有关，湿热、风邪、血瘀也是致病的重要因素。而血尿形成则多由热扰血分伤及脉络所致，病位在肾与膀胱。初病多属热证、实证，若迁延日久，气阴亏虚，又兼邪热耗气伤阴，则可见虚实夹杂。由于隐匿性肾炎无明显水肿、高血压等症状，故临床上进行中医辨证，应以虚为主，分辨是气虚为主还是阴虚为主，另外尚须在辨证上注意有无兼夹湿浊、湿热或血瘀的症状。辨证分型可依据血尿和蛋白尿的偏重程度，参考上述有关证型作相应处理。对于症状不明显，除了易疲乏，有少量蛋白尿以外，仅见少量镜下血尿的患者，治宜调理脾胃加益气养阴之品，可用补中益气汤合二至丸加减。

张孝礼认为隐匿性肾炎的病因有主因与诱因之分。主因多为禀赋不足，饮食起居失调，以及七情过用、身劳过度和病后体衰等损伤人体正气，尤易损及脾肾二脏，以致脾肾两虚，致机体免疫功能失调。诱因则责之于外邪乃风、湿、热毒，每易乘虚袭体，湿热毒邪胶着于肾以致血尿或蛋白尿反复发作，病情缠绵，迁延难愈。隐匿性肾炎病机特点因临床表现不同而有别。临床突出表现血尿者，其病程有反复发作和迁延的特点，分为急性发作期及慢性迁延期，

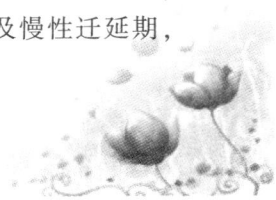

两期的中医病机特点各不相同。急性发作期的病机以邪实为主,主要是肺胃风热毒邪循经损伤肾络以致尿血。慢性迁延期的病机以正虚为主,尤以肝肾阴虚为多见,因肝肾阴虚、虚热损伤肾络而导致尿血;其次因脾肾气阴两虚,脾不统血,血随气陷,加之肾虚封藏失职,血从小便而出。正如《景岳全书·血证》中所说"血本阴精,不宜动也,而动则为病;血主营气,不宜损也,而损则为病。盖动者多由于火,火盛则逼血妄行;损者多由于气,气伤则血无以存。"临床表现蛋白尿者,其病机特点有二,一则为脾、肾虚损,脾不升清,肾不固摄,精微泻而不藏所致;一则为湿热内阻,以致脾肾的升清、封藏功能障碍而使蛋白尿持续或反复。

二、辨证论治研究

曹恩泽认为从有病无证和有病有证2个方面来论治。①有病无证,治重补益:本病多因先天不足、饮食失常、七情内伤等多种因素,耗伤正气,损伤脾肾,机体免疫功能失调所致。大多病程日久,迁延不愈,病情稳定时,虽无明显的临床表现作为辨证依据,但就其病机不离脾肾亏虚,或为气虚,或为阴虚,或为气阴两虚,治疗着重补益。以镜下血尿为主而辨证为尿血者,则常从气阴两虚证或肾阴不足证论治:气阴两虚证者,患者常诉活动的耐受力较前下降,活动后镜下血尿明显加重,时感口干欲饮,舌质偏红少苔,脉细弱,治拟益气养阴,佐以化瘀止血法,常用药物有黄芪、太子参、白术、生地黄、女贞子、旱莲草、麦冬、赤芍、茜草、丹参、藕节炭、三七粉(吞服)等;肾阴不足证者,患者常诉时感腰酸,午后手足心烘热感,平素常口干喜饮,小便黄赤,大便偏干,舌质红少苔,脉细数,治拟滋阴益肾,佐以凉血化瘀止血法,常用药物有熟地黄、山茱萸、旱莲草、枸杞、淮山药、丹皮、卷柏、知母、大蓟、小蓟、泽兰、地榆炭、三七粉(吞服)等;均随证加减。以蛋白尿为主而辨证为尿浊者,则常从脾肾气虚证或气阴两虚证论治:脾肾气虚证者,患者常诉体力不及以前,活动或稍劳即感乏力,时感腰酸,纳谷减少,夜尿增多,舌质淡,边有齿印,苔薄白,脉弱,治拟健脾益肾、固摄消浊法,常用药物有炙黄芪、太子参、白术、益智仁、菟丝子、杜仲、茯苓、怀牛膝、蝉衣、丹参、五味子、芡实、升麻等,若伴镜下血尿者加藕节炭、三七粉(吞服)等;气阴两虚证者,患者常诉活动或劳累后体倦乏力,难以恢复,时感腰酸,口干咽燥,午后手足心热,舌质偏红,边有齿印,苔薄,脉细弱,治拟益脾肾之气、补肾中之阴法,常用药物有生黄芪、白术、益智仁、淫羊藿、桑寄生、女贞子、旱莲草、知母、山茱萸、茯苓、丹皮、蝉衣、泽兰、白薇等,若伴镜下血尿者加地榆炭、三七粉(吞服)等;均随证加减。②有病有证,随证论治:本病虽起病隐匿,但每因上呼吸道感染或肠道感染等因素诱使病情于72小时内复发或加重,此时大多表现既有病又有证。治疗虽按辨证论治,但总以祛邪治标为主,常用"清"法,即祛邪之法,或疏风清热,或清热凉血,或清热利湿,或活血化瘀,此乃"急则治其标"也。风热外感者,多表现为咽痛咽干,咽痒咳嗽,乳蛾红肿疼痛,鼻塞流涕,恶风身热,镜下血尿加重或出现肉眼血尿,舌边尖红,苔薄白或微黄,脉浮数,治拟疏风解表、清咽凉血法,常用药物有桑叶、金银花、连翘、蝉衣、牛蒡子、荆芥、野菊花、桔梗、淡竹叶、玄参、白茅根、赤芍、茜草等,并随证加减,多用善入上焦肺经的轻宣之品以辛凉宣散,兼以能走下焦之清凉之药以凉血止血。湿热蕴结肠道者,多表现为泄泻腹痛,泻下急迫,或泻而不爽,肛门灼热,烦热口渴,小便短赤,镜下血尿加重或出现肉眼血尿,舌质红,苔黄腻,脉滑数或濡数,治拟清热利湿、凉血止血法,常用药物有葛根、黄芩、黄连、木香、藿香、茯苓、猪苓、泽泻、六一散(包)、丹皮、白茅根、大蓟、小蓟、地榆等,并随证加减。

曾洪将隐匿性肾炎分为:①阴虚内热型:治疗以滋阴清热、凉血止血为主,方用二至丸合小蓟饮子,生地、女贞子、小蓟、蒲黄炭(包煎)、藕皮、丹皮、栀子、竹叶、白茅根、旱莲草、地骨皮;②气阴两

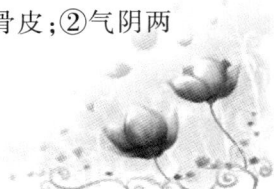

· 77 ·

虚:宜益气养阴,佐以止血,方用大补元煎,太子参、生地、地骨皮、山药、枸杞子、当归、丹皮、地榆;③脾肾气虚:则应健脾补肾、益气摄血,故可用天比山药饮及补中益气汤,党参、山药、菟丝子、枸杞子、当归、桑寄生、茜草、白术、三七粉、芡实、金樱子。血瘀明显者,加用丹参、川芎、红花、赤芍以活血化瘀;有热毒表现者,加金银花、紫花地丁、蒲公英、大青叶以清热解毒;蛋白尿顽固者加用芡实、莲须等固涩药;易感冒者加玉屏风散。

谢华将46例隐匿性肾炎无症状蛋白尿患者辨证分为脾肾阳虚、脾气亏虚、气阴两虚3型,采用扶正祛邪法治疗。①脾肾阳虚型:治以温肾健脾、活血祛瘀,方用肾炎Ⅰ号,菟丝子、淫羊藿、杜仲、山药、枣皮、薏苡仁、茯苓、泽泻、熟地、桃仁、红花。②脾气亏虚型:治以健脾益气、利水渗湿,方用肾炎Ⅱ号,党参、黄芪、白术、茯苓、芡实、白茅根、山药、车前子、陈皮、泽泻。③气阴两虚型:治以益气养阴、清热祛湿,方用肾炎Ⅲ号,知母、生地、山药、车前子、白芍、茯苓、泽泻、薏苡仁、白茅根。

徐洪波将隐匿性肾炎辨证分型为:①肝肾阴虚型,予杞菊地黄汤合二至丸加减;②气阴两虚型,予四君子汤合六味地黄汤加减;③脾肾气虚型,予大补元煎加减。兼血瘀者,加丹参、益母草、川芎、当归、红花、赤芍等活血化瘀药;兼热毒者,加金银花、黄芩、紫花地丁、蒲公英、大青叶等清热解毒药。此外,肉眼血尿明显者,加小蓟、白茅根等以凉血止血;易感冒者,加黄芪、白术、防风以益气固表。

胡庆寅将隐匿性肾炎按中医辨证论治分为:①血热失血者,用凉血止血法:大小蓟炭、山栀炭、大黄炭、侧柏炭、茜根炭、棕榈炭、血余炭、蒲黄炭(包煎)、白茅根、仙鹤草,水煎服,每日1剂;②阴虚火旺者,用滋阴止血法:生地、枸杞子、生山药、泽泻、茯苓、牡丹皮、川牛膝、龟板、阿胶(烊化)、女贞子、旱莲草,水煎服,每日1剂;③气虚不摄者,用益气止血法:黄芪、党参、茯苓、炒白术、砂仁、炒山药、炙甘草、藕节、血余炭,水煎服,每日1剂;④阳虚失血者,用温经止血法:炙附子、炮姜炭、焦艾叶、生地炭、乌贼骨、白及、血余炭、棕榈炭,水煎服,每日1剂;⑤瘀血内停者,用化瘀止血法:大黄、丹参、当归、赤芍、桃仁、红花、泽兰叶、益母草、炒蒲黄(包煎)、血余炭,水煎服,每日1剂。

刘冠贤用中药治疗隐匿性肾炎,辨证分型为:①阴虚内热型:二至丸合小蓟饮子加减;②气阴两虚型:大补元煎加减;③脾肾气虚型:补中益气汤加减。在上述基础上,兼血瘀者加丹参、益母草、川芎、当归、红花、赤芍等活血化瘀药;兼热毒者加金银花、黄芩、紫花地丁、蒲公英、大青叶等清热解毒药;此外,肉眼血尿明显者加小蓟、白茅根等以凉血止血;易感冒者加黄芪、白术、防风以益气固表。

胡玉英将隐匿性肾炎分为:①肝肾阴虚型,予二至丸合六味地黄丸加减,旱莲草、女贞子、生地、山茱萸、淮山药、丹皮、茯苓、泽泻、牛膝、菟丝子、枸杞子;②气阴两虚型,予参芪地黄汤加减,生地、山茱萸、淮山药、茯苓、泽泻、旱莲草、女贞子、牛膝、菟丝子、北芪、西洋参;③脾肾气虚型,予大补元煎加减,党参、茯苓、白术、熟地、牛膝、杜仲、当归、山茱萸、枸杞子、甘草、北芪。常规加用活血化瘀药,田七、益母草、茜根、赤芍。有热毒表现者,加白花蛇舌草、蒲公英、金银花;血尿明显者,加仙鹤草、白茅根、小蓟;久病或易感冒者,加冬虫夏草。

彭沛将隐匿性肾炎以蛋白尿形式为主者,主要分以下3型:①肝脾气虚型:宜健脾固肾,方选大补元煎加减;②气阴两虚型:宜益气养阴,方选四君子汤合六味地黄汤加减;③肝肾阴虚型:宜滋养肝肾,方选杞菊地黄丸合二至丸加减。以血尿或镜下血尿为主者,主要分以下2型:①阴虚内热型:宜滋阴清热,凉血止血,方选二至丸合小蓟饮子加减;②气阴两虚型:宜益气养阴,佐以止血,方选无比山药丸加减。以上均按正虚辨证,治标可随证加减,若有感冒,可加疏风解表,用荆防败毒散或银翘散;若夹湿热,苔黄腻,脉滑数

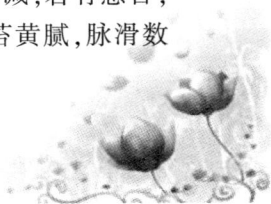

者,选用佩兰、厚朴、蒲公英;若咽喉疼痛,加用解毒利咽药物如射干、马勃、前胡等。

孙幼立均按以下方法分型辨证施治:①阴虚火旺、毒热入血型,予知柏地黄汤加水牛角、玳瑁、丹参、川芎、三七粉;②气阴两虚、毒热入血型,予生脉饮合六味地黄汤加水牛角、玳瑁、丹参、川芎、三七粉。

郭恩绵将隐匿性肾炎血尿分为4型:①脾肾气虚:治以健脾固肾,参苓白术散加味,药用党参、黄芪、白术、薏苡仁、莲子、山药、山茱萸、菟丝子、淫羊藿、桑螵蛸等;②气阴两虚:治以益气养阴,大补元煎加味,药用党参、黄芪、白术、沙参、玄参、狗脊、杜仲、白茅根、茜草、仙鹤草等;③肾阴亏损:治以滋阴泻火、凉血止血,二至丸合小蓟饮子,药用墨旱莲,女贞子、小蓟、仙鹤草、石韦、山茱萸、老头草、狗脊、杜仲、胡黄连等;④湿热内蕴:治以健脾利湿、清热凉血,程氏萆薢分清饮加减,药用萆薢、栀子、金钱草、苍术、黄柏、苦参、土茯苓、白茅根、薏苡仁等。兼有风热咽喉肿痛者,加用牛蒡子、蝉蜕、沙参、桔梗以疏风清热,养阴利咽,使上焦肺热得清,下焦水道通调,热邪去血尿止;肝阳亢盛者,加龟板、鳖甲以平肝潜阳,使肝血得藏而血尿自停;兼有虚热内生者,可用胡黄连、青蒿、地骨皮以清其热,使血自散。

郭恩绵根据隐匿性肾炎蛋白尿病因病机和临床表现的不同,将其分为脾肾气虚、气阴两虚、肾阴亏损3种证型。①脾肾气虚:治以健脾固肾之法,常用黄芪、白术、党参、桑螵蛸、益智仁、覆盆子、菟丝子、芡实、狗脊、杜仲、山茱萸;肢倦乏力、腹胀纳呆重者,可加茯苓、山药、陈皮等补益脾气;腰膝酸软甚者,可用鹿角胶、肉苁蓉、巴戟天、淫羊藿等温补肾阳;②气阴两虚:治以益气养阴之法,常用黄芪、白术、党参、沙参、麦门冬、山药、山茱萸、白薇、地骨皮、龟板、知母、僵蚕、牛蒡子;纳呆、少气乏力重者,可加用茯苓、陈皮等补脾益气;腰膝酸软甚者,加用狗脊、桑寄生等补肾壮腰;口干咽燥重者,可用蝉蜕、薄荷等清热利咽;③肾阴不足:治以补肾养阴之法,常用旱莲草、沙参、麦门冬、地骨皮、青蒿、鳖甲、龟板、女贞子、牡丹皮、枸杞子、菟丝子、山茱萸;腰脊酸显著者,加狗脊、杜仲;口干咽燥者,加牛蒡子、蝉蜕;五心烦热者,可用淡竹叶、胡连等清心除烦。隐匿性肾炎蛋白尿型以虚为本,并夹有诸邪者,风寒可加荆防败毒散;夹湿可加藿香、佩兰;风热可用银翘散;易感冒可用玉屏风散益气固表。

张文军按中医辨证分型治疗隐匿性肾炎,将其分为:①肝肾阴虚:予滋养肝肾,方拟杞菊地黄丸加减,生地、山药、山茱萸、枸杞子、女贞子、旱莲草、白芍、沙参、制首乌、牡丹皮、丹参、白茅根;②脾肾气虚:予益气健脾、补肾固精,方拟参苓白术散加味,黄芪、党参、白术、茯苓、山药、芡实、枸杞子、菟丝子、山茱萸、五味子;③气阴两虚:予益气养阴,方用大补元煎加减,太子参、生地、地骨皮、山药、枸杞子、牡丹皮、桑寄生、地榆。血瘀明显者,加用丹参、川芎、红花、赤芍以活血化瘀;湿热内蕴者,加藕节、茜草、生蒲黄凉血止血;热毒炽盛者,加金银花、蒲公英、大青叶等;易感冒者,加玉屏风散。

马红珍将蛋白尿型隐匿性肾炎分为4型:①风热型:治拟疏风清热,方选银翘散加蝉衣、玉米须;鼻塞加白芷、苍耳子;咽痛加板蓝根、马勃等;②湿热型:治拟清热利湿,方选二妙散加车前子、苦参;腹泻加川连、葛根;带下加白槿花、马齿苋;尿频灼热加淡竹叶、通草、六一散等;③肺脾气虚:治拟益气健脾,方选六君子汤或参苓白术散;自汗加浮小麦、糯稻根;易感冒者合用玉屏风散;④脾肾两虚:治拟健脾固肾,方选大补元煎;纳呆便溏加炒鸡内金、炒扁豆;遗精加桑螵蛸、金樱子等。将血尿型隐匿性肾炎分为3型:①肺经郁热:治拟清热宣肺,方选竹叶石膏汤合银翘散出入,加荠菜花、白茅根、小蓟等;②阴虚内热:治拟清热滋阴,方选黄连阿胶汤加地黄、当归、茅根、赤小豆等;少寐加知母、酸枣仁;尿血多加旱莲草、琥珀粉;③脾虚失统:治拟益气健脾,方选归脾汤加仙鹤草、藕节炭。

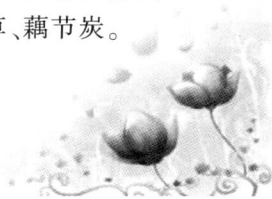

沈实现将隐匿性肾炎分为肾阳虚型和肾阴虚型，所有患者中均予雷公藤多苷片及双嘧达莫片,有蛋白尿者加服洛汀新片。①肾阳虚者,给自拟方益肾归元液(党参、黄芪、地黄、山茱萸、茯苓、丹参等);②肾阴虚者,给自拟方肾得滋液(生地、龟板、石韦、茯苓、丹参等)。上述两中药方均由安徽省中医院制剂室加工为浓缩液。3个月为一疗程,连用2~3个疗程。

王晓卫将隐匿性肾炎中医辨证分型为:①肝肾阴虚:予杞菊地黄汤合二至丸加减(旱莲草、女贞子、生地黄、山茱萸、山药、牡丹皮、茯苓、牛膝、泽泻、枸杞子、菊花);②气阴两虚:予四君子汤合六味地黄汤加减(西洋参、白术、茯苓、山药、牡丹皮、泽泻、山茱萸、生地黄、牛膝);③脾肾气虚:予大补元煎加减(党参、茯苓、白术、熟地黄、牛膝、杜仲、当归、山茱萸、枸杞子、甘草、黄芪)。兼血瘀者,加丹参、益母草、川芎、当归、红花、赤芍药等;兼热毒者,加黄芩、蒲公英等;血尿明显者,加小蓟草、白茅根、仙鹤草、茜草等;易感冒者,加黄芪、白术、防风等。以上中药每日1剂,水煎2次,分2~3次服用。

三、专方治疗研究

1.肾特灵胶囊

组成:生地黄、女贞子、旱莲草、丹参、益母草、地骨皮、全蝎。每次4粒,每日3次,口服。

疗效:结果显示肾特灵胶囊治疗隐匿性肾炎总有效率为86.27%,显著优于单纯西药对照组。其中以表现为单纯血尿者疗效最好,病理类型中IgA肾病疗效最好。提示肾特灵胶囊对隐匿性肾炎具有治疗作用。

2.肾复康胶囊

组成:黄芪、太子参、菟丝子、枸杞、山药、生地、旱莲草、白花蛇舌草、半枝莲、连翘、牛蒡子、冬葵子、石韦、土茯苓、萆薢、丹参、益母草、白茅根、田三七、金樱子、五倍子。制成胶囊,每次3~6粒,每天

3次,饭前口服,连用4~12周。

疗效:该方具有增强网状内皮系统的吞噬功能,提高机体的免疫功能,清除抗原或抑制抗体的作用,延长抗体寿命,利于控制感染、抗菌消炎。

3.肾康胶囊

组成:熟地、山药、茯苓、泽泻、赤芍、当归、黄芪、黄狗肾、鳖甲、蛇床子、肾炎草、甘草等,每粒胶囊含0.4 g生药,口服,每次4~6粒,每日3次。

疗效:肾康胶囊能显著减轻隐匿性肾小球肾炎蛋白尿,从而提高血浆总蛋白、白蛋白水平,在减轻隐匿性肾炎的血尿方面有独立的作用。

4.肾炎复方片

组成:山药、丹参、白花蛇舌草、生地黄、杜仲等。每次8粒,每日3次,口服。疗程为3个月。

疗效:治疗组完全缓解率和总有效率分别为27.5%和65%,显著高于对照组的2.9%和20.6%($P<0.01$)。肾炎复方片为主的中西医结合治疗隐匿性肾炎疗效显著。

四、单味中药研究

1.川芎 郑琼莉采用盐酸川芎嗪注射液320 mg加入10%葡萄糖溶液250 ml,每天静滴1次,20天为一疗程,共治疗2个疗程,疗程间停药10天。临床总缓解率为71.64%。川芎嗪为川芎有效成分四甲基吡嗪,临床疗效是通过活血化瘀及改善肾亚微结构的损伤而实现的。同时,脂质过氧化反应对这一疗效的实现起到了协同作用。

2.车前草 章平富每日取新鲜车前草100 g,以水1 500 ml煎煮半小时,取汁,掺入适量红糖,代茶饮。儿童剂量减半。10~15天为一疗程。隐匿性肾炎类似于中医淋证、尿血等,多因湿热下注,相火妄动所致。车前草有清热解毒利湿之功,如《本经》谓其"利水道小

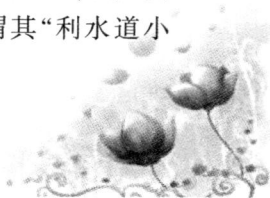

便"，《本草思辨录》则谓："车前利水窍而固精窍，即补肾之谓"。

3.菟丝子　谢麦棉每天以菟丝子30 g，水煎300 ml，分2次服。连服3个月后评定疗效。选用具有补肾固精、养肝明目作用的菟丝子治疗隐匿性肾炎则效佳。《本草纲目》称，菟丝子"久服明目轻身延年。治男女虚冷，添精益髓，去腰疼膝冷……补五劳七伤，治鬼交泄精、尿血……"，是一味补肾药。现代药理研究表明菟丝子具有类似性激素样作用，能提高免疫力、抗衰老，还有抑制醛糖还原酶活性及脂类过氧化作用；具有消除白内障而明目的功效；可逆转并保持眼球晶体的透明。这些作用可能使沉积的IgA得以逆转消除，从而保持了肾小球毛细血管的完整性而起到了治疗作用。

4.蛇床子　谢麦棉用蛇床子10 g，加水500 ml煎服，水煎2次，每天1剂。一般3个月为一疗程。服药过程未发现任何不良反应。《本草用法研究》中曰，蛇床子"感天地之燥气而生，可升可降，补肾散寒，强阳益阴"，是一味入肾经的助阳药，具有温肾壮阳、燥湿杀虫，既补益又祛邪的双重作用。现代药理实验证实，蛇床子具激素样、免疫抑制和抗病毒真菌等作用。用其治疗肾小球毛细血管系膜上弥漫的IgA沉积而引起的隐匿性肾炎，可取良效。

· 84 ·

5.黄芪　何小平用黄芪注射液100 ml，溶入5%葡萄糖溶液200 ml静脉滴注，每日1次，20~30天为一疗程，治疗1~2个疗程。黄芪可以减少尿蛋白排出，提高血浆蛋白水平，改善血尿及高凝状态。另外黄芪具有抗病毒作用，可以防止感冒，从而避免因病毒感染所致的隐匿性肾炎的复发及加重。

五、实验研究

俞东容等探讨了81例隐匿性肾炎的中医辨证及微观病理的表现，结果显示：中医诊断尿血21例，尿浊40例，腰痛20例，肾脏病理提示IgA肾病最多见（74.1%），三组分别为95.2%、72.5%、55%，可见中医诊断尿血者IgA肾病的发生率最高，与诊断腰痛者比较，有统计学意义；中医辨证肾气不足型29例、气阴两虚型35例、肾阴不足型17例，三型IgA肾病发生率（分别为55.2%、85.7%、82.4%）及病理各项参数分析无统计学意义，表明各中医证型IgA肾病发生与肾脏病理病变相似；临床无兼夹证40例，兼风湿热证22例，血瘀证8例，湿瘀证11例，肾脏病理提示无兼夹证患者病变轻，兼风湿热证除细胞性新月体发生率较高，余病变也较轻，而血瘀证、湿瘀证患者的病变则重，与无兼夹证比较，有统计学意义。表明中医辨证与肾脏病理之间有着一定的关系，兼有血瘀及湿瘀证的隐匿性肾炎患者可能存在明显的肾小球增生增殖、间质炎细胞浸润、肾小球硬化、肾小管萎缩、间质纤维化，前者硬化、萎缩、纤维化与中医学的血瘀证相似，而后者则可认为因热致瘀或湿瘀互结所致。

林宜探讨了隐匿性肾炎气阴虚证与氧化应激关系，结果发现隐匿性肾炎各组与健康对照组相比存在着过氧化脂质丙二醛（MDA）明显升高及抗氧化酶（SOD）、过氧化氢酶（CAT）及谷胱甘肽-S转移酶（GST）的下降，表明了氧化应激参与了隐匿性肾小球肾炎的损伤。而在气虚及气阴两虚型2组的SOD、GST更低，但2组间并无显著差异，表明阴虚对SOD、GST的影响相对较小，气虚与SOD、GST相关性更明显，可见SOD、GST与中医的气化水平有密切相关。而CAT在气虚组低于阴虚组，而气阴两虚组更低于气虚组，表明气虚和阴虚均和CAT有相关，且两者在与CAT的关系上有协同作用。

· 85 ·

（茅燕萍）

参 考 文 献

[1] 王海燕，郑法雷，刘玉春，等.原发性肾小球疾病分型与治疗及诊断标准专题座谈会纪要[J].中华内科杂志，1993，32(2)：131-134.

[2] 阳晓，叶任高，裴超成，等.中西医结合治疗原发性隐匿性肾炎51例疗效观察[J].新中医，2000，32(4)：13-15.

[3] 李波.肾复康治疗隐匿性肾小球肾炎13例[J].中国中医药科技，2001，8(1)：55.

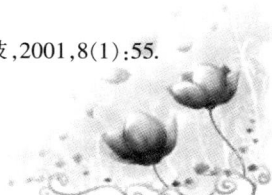

[4] 吴锡信,张曦.肾康的研制及治疗隐匿性肾小球肾炎的临床研究[J].中成药,2001,23(2):106-108.

[5] 蒋文勇,蒋文功.中西医结合治疗隐匿性肾炎的疗效观察[J].中国中西医结合肾病杂志,2002,3(5):259.

[6] 胡顺金.曹恩泽辨治隐匿性肾炎的经验[J].中医药临床杂志,2007,19(4):330-331.

[7] 张昱.肾病古今名家验案全析[M].北京:科学技术文献出版社,2005:206-207.

[8] 傅文录.当代名医肾病验案精华[M].北京:中国中医药出版社,2005:204.

[9] 倪青.时振声治疗蛋白尿型隐匿性肾炎的经验[J].辽宁中医杂志,1996,23(9):38-39.

[10] 叶任高,远方.隐匿性肾小球肾炎的中医治疗[J].中国医刊,2001,36(8):56-57.

[11] 云锐,杨广源.张孝礼主任辨证治疗隐匿性肾炎的经验[J].内蒙古中医药,2005,24(2):4-6.

[12] 曾洪,叶任高,孙林.中西医结合治疗隐匿性肾炎107例疗效观察[J].实用中西医结合杂志,1998,11(4):291.

[13] 谢华.扶正祛邪法治疗隐匿性肾炎蛋白尿46例[J].山西中医,1999,15(1):13-14.

[14] 徐洪波,叶任高.中西医结合治疗原发性隐匿性肾小球肾炎单纯性血尿40例[J].中国中西医结合杂志,1999,19(5):308-309.

[15] 胡庆寅,胡晓允,蒋宇.中西医结合治疗隐匿性肾小球肾炎150例[J].吉林中医药,1999,19(5):36.

[16] 刘冠贤,叶任高,范雁飞.原发性隐匿性肾炎血尿中西医结合辨证治疗探讨[J].中国中西医结合急救杂志,2000,7(2):116-118.

[17] 胡玉英.中西医结合治疗隐匿性肾炎单纯性血尿33例总结[J].湖南中医杂志,2000,16(3):13-14.

[18] 彭沛.辨证治疗原发性隐匿性肾炎31例[J].四川中医,2001,19(4):54-55.

[19] 孙幼立,王珩.中西医结合治疗隐匿性肾炎单纯血尿40例[J].山东中医杂志,2002,21(3):166-167.

[20] 米秀华.郭恩绵治疗隐匿性肾小球肾炎血尿型的经验[J].辽宁中医杂志,2002,29(8):463-464.

[21] 米秀华.郭恩绵治疗隐匿性肾小球肾炎蛋白尿的经验[J].辽宁中医杂志, 2003,30(3):166-167.

[22] 张文军.中西医结合治疗隐匿性肾炎68例[J].吉林中医药,2003,23(6):36.

[23] 马红珍.隐匿性肾炎的辨证与辨病结合论治[J].浙江中医杂志,1997,32 (5):224.

[24] 沈实现,王振杰.中西医结合治疗隐匿性肾炎130例[J].中国实用内科杂志,2004,24(6):369.

[25] 王晓卫,郑湘瑞.中医辨证治疗原发性隐匿性肾炎单纯性血尿47例[J].上海中医药杂志,2004,38(7):28-29.

[26] 郑琼莉,周汉玉.川芎嗪治疗肾性血尿的疗效与血尿程度的关系[J].临床荟萃,1996,11(12):553-554.

[27] 章平富,高素珍.单味车前草治疗隐匿性肾炎[J].浙江中医杂志,2000,35 (8):355.

[28] 谢麦棉.菟丝子治疗隐匿性肾炎13例报告[J].浙江中西医结合杂志,2000, 10(7):439.

[29] 谢麦棉.蛇床子治疗隐匿性肾炎[J].湖北中医杂志,2000,22(4):7.

[30] 何小平.黄芪注射液治疗隐匿性肾炎40例临床分析[J].川北医学院学报, 2004,19(1):94.

[31] 俞东容,李亚妤.隐匿性肾炎的中医辨证与肾病理的关系—附81例病例分析[J].浙江中医学院学报,2003,27(6):14-15.

[32] 林宜.隐匿性肾炎气阴虚证与氧化应激关系[J].浙江中医学院学报,2004, 28(6):13.

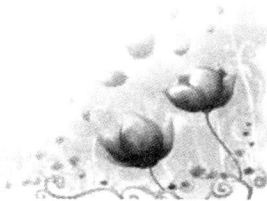

第五章 IgA 肾 病

IgA肾病(IgA nephropathy, IgAN)是免疫病理学诊断名称,指肾小球系膜区以IgA或IgA颗粒样沉积为特征的免疫复合物性肾病,临床表现以无症状性尿检异常或肉眼血尿为主的原发性肾小球肾炎。该病自1968年Berger和Inglais首次报道以来,目前已成为全球最为常见的肾小球疾病之一,不同地区发病率有着明显的差异,在西方国家占原发性肾小球病的10%~30%,而在我国,据统计占该类患者的30%~40%,是导致终末期肾衰的主要原因之一。任何年龄均可发病,但以20~40岁青壮年多见,男女比例约为3:1。其发病原因和病理机制尚不明确,现代医学尚无有效的治疗方法,为中医中药治疗本病提供了广泛的应用前景。

IgA肾病在中医学中无此病名,根据其临床表现、理化检查特点及病程的发展与转归,可归属于中医的"尿血""腰痛""虚劳"等范畴。中医药在控制血尿、保护肾功能等方面取得了很好疗效,对其病因病机也有着独特的认识。

【病因病机】

IgA肾病患者的内因是禀赋不足、素体虚弱,外因是感受外邪、饮食不节、劳倦内伤。内因是发病的基础,外因是发病的条件。内因遇到外因,外因作用于内因,均可使两者相互作用,发为本病。

1.禀赋不足 先天禀赋不足、遗传缺陷是本病的体质基础。素体肺、脾、肾薄弱,是本病发病的易感因素。肺气不足,则咽喉不利,卫外不固,易感外邪;脾气不足,则运化不利,易伤饮食,变生湿热;肾气不足,则气化不利,湿热内停,伤及于肾,均可发为本病。IgA肾病患者在遗传基因上,具有患本病的易感性,便是中医"禀赋不足"病因理论的本质内涵所在。

2.**感受外邪** 六淫皆可致病,但以风热居多。外感风热之邪、热毒之气,外束卫表,上客咽喉,入里化热,风邪易去,热邪尤在,湿热互结,湿气重浊趋下,损伤于肾,发为本病。IgA肾病经常由呼吸道感染之后而发病,或使原有的疾病复发或加重,即说明了中医的这一点病因病机。

3.**饮食不节** 误食不洁,冷热失宣,饥饱无常,五味过极,过食辛辣、醇酒厚味,损伤脾胃,运化失职,水湿内停,湿郁化热,湿热内生,湿性走下,损伤于肾,皆发为本病。IgA肾病也常在胃肠道感染之后发病,或使原有的疾病复发或加重,也即说明了中医的这一病因病机。

4.**劳倦内伤** 思虑伤心,劳倦伤脾,房劳伤肾,皆可使正气受损,卫外不固,易感外邪,或正不胜邪,内邪复发,均可发为本病,或使本病复发或加重;或脾肾受损,或伤气耗阴,皆可使本病加重复发。IgA肾病患者经常因各种劳倦使本病加重或复发,正可说明中医的这一病因病机。

中医认为,素体肺、脾、肾不足,加之外邪、饮食、劳倦所伤,风热之邪从外而侵,首袭肺脏,母病及子,邪热入肾;或湿热之邪内侵,流注下焦,内舍于肾,热灼血络,血溢脉外,产生血尿诸症;久病肾阴不足,虚火旺盛,灼伤络脉,或脾失统摄,血不归经,可见血尿。肾主封藏,脾主统摄,脾肾亏虚,功能失司,精微下泄,可见蛋白尿。脾肾阳虚,气不化水,水湿泛溢,则为水肿。久病不愈,气血阴阳不足,或阳虚寒凝,或气虚不运,或虚火炼液,均可导致瘀血内停,水湿内蓄。由此可见,血尿出现,或因下焦湿热,损伤阴络;或因瘀血阻络,血不归经;或因阴虚内热,虚火灼络;或因气不摄血,血溢脉外导致。蛋白尿,或由于湿热下注,清浊不分,精微下泻;或瘀血内阻,经脉不利,精微外溢;或因脾肾不足,固摄失职,精失封藏所致。

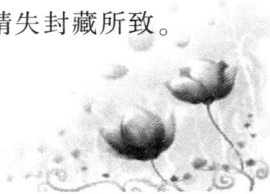

水肿发生,或湿热内停,水道不利,水湿泛滥;或水瘀互结,外溢肌肤;或脾肾阳虚,阳不化水,水饮内停,泛溢肌肤而引起。高血压发生,或因气阴不足,阴虚阳亢,虚阳上扰;或因湿浊内停,蒙蔽清窍;或因瘀血内阻,清窍不利。肾功能不全出现,由于疾病反复发作,脾肾虚弱,气阴两虚,加之与湿、热、瘀互结,正气更伤,脾肾衰败,湿浊内停,而化生溺毒。本病病位在肾,涉及肺、脾、肝、膀胱等脏器,病机错综复杂。其病性多属本虚标实、虚实夹杂之证。本虚主要是肾阴虚及气阴两虚,标实多为外感风热、热毒、湿热、瘀血等。病多从阴虚到气阴两虚,再到阴阳两虚的转化过程,也是由轻到重的演变过程。

【临床诊断】

一、诊断标准

呼吸道或肠道感染后3日内出现肉眼血尿或镜下血尿,伴或不伴蛋白尿,血清IgA升高,临床应考虑IgA肾病的可能。本病确诊依赖肾穿刺免疫病理检查,可见以IgA为主的免疫复合物在肾小球系膜区弥漫性沉积。临床上对IgA肾病的诊断还要排除其他可能引起IgA在系膜区沉积的疾病,如过敏性紫癜肾炎、肝硬化、狼疮性肾炎、肿瘤等。

二、鉴别诊断

1.过敏性紫癜肾炎　患者可出现肉眼血尿或镜下血尿,肾活检病理及免疫组织学特征与IgA肾病完全相同。但过敏性紫癜肾炎多急性起病,有明显的肾外体征:腹痛、便血或黑便、关节痛、皮肤过敏性紫癜(以四肢多见)等。而IgA肾病病情演变多缓慢,无肾外体征。

2.非IgA系膜增生性肾小球肾炎　该类疾病在我国发病率较高。约30%患者表现有血尿,临床有时很难与IgA肾病鉴别,肾活检免疫病理可资鉴别。

3.肝硬化性肾小球病　肝硬化肾小球病变患者常无肾脏病临床表现,多数患者血中多种免疫球蛋白增高,以IgA尤为突出。其肾脏病理可见系膜区有弥漫性IgA为主的免疫物沉积, 系膜基质增加,系膜区和/或毛细血管壁有电子致密物沉积,在基底膜样物质或某些沉积物内可有圆形稀疏区。可以通过病史及肝硬化的其他系统性表现如脾大、腹壁静脉曲张、腹水、肝掌、蜘蛛痣、血清乙肝病毒标志物阳性等方面鉴别。

4.链球菌感染后急性肾小球肾炎　该病也多发于青少年或青年人,多在上呼吸道或皮肤感染后出现血尿,可伴有一过性少尿、氮质血症、蛋白尿、水肿、高血压等肾炎综合征表现。两者鉴别点在于:IgA肾病往往在感染后数小时至数天(一般不超过3日)发作肉眼血尿,血清IgA升高,C3正常,且病情迁延反复。而急性链球菌感染后肾小球肾炎多在感染后1~2周出现急性肾小球肾炎的表现,血清C3下降,IgA水平正常,8周后补体水平恢复正常, 且该病多呈自限性过程。少数IgA肾病患者临床表现为急性肾炎综合征,与急性肾小球肾炎难以鉴别,应行肾活检免疫荧光病理检查。

5.狼疮性肾炎　该类疾病多见于青壮年女性,除有肾脏病表现外,还有其他系统性表现,如皮疹、光过敏、蝶状红斑、关节痛、口腔溃疡、浆膜腔积液、血液系统表现等,血清免疫学检查异常,可见抗ANA、抗ds-DNA、抗Sm等抗体阳性,低补体血症,肾脏活检呈多样性,免疫荧光常见多种免疫球蛋白沉积(满堂亮)。而IgA肾病不会出现系统性表现,不会出现抗ANA、抗ds-DNA、抗Sm等抗体的阳性,也不会出现低补体血症。

6.薄基底膜肾病　血尿反复发作性的IgA肾病应与薄基底膜肾病鉴别。薄基底膜肾病是一个良性疾病,有阳性家族史。肾活检有助于鉴别:光镜下肾小球基本正常或有轻度改变,免疫荧光无免疫球蛋白及补体沉积,电镜下可见肾小球基底膜弥漫性变薄。

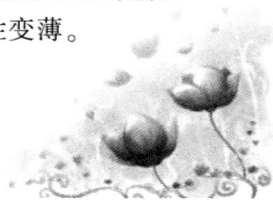

7.Alport综合征 IgA肾病有以单纯血尿表现为主的,应与此病鉴别。Alport综合征多有阳性家族史,且有眼、耳的病变,肾活检可见特征性的泡沫细胞,免疫荧光一般阴性;电镜下肾小球基底膜致密带明显增厚,纵向劈裂分层,内含致密颗粒。

三、中医证型

根据《2002年中药新药治疗慢性肾炎的临床研究指导原则》中的中医证候诊断标准,并参照近年来文献报道做出如下分型。

(一)急性发作阶段

1.风热蕴结 主症为发热,咽痛,咳嗽,或伴乳蛾红肿疼痛,腰酸腰痛,血尿(肉眼血尿或镜下血尿)和/或蛋白尿,舌质红,苔薄黄,脉浮数。

2.胃肠湿热 主症为腹痛肠鸣,泄泻清稀,甚如水样,脘闷纳呆,烦热口渴,小便短黄,血尿和/或蛋白尿,或伴畏寒发热,苔黄腻,脉濡数。

3.下焦湿热 主症为小便短涩刺痛,黄赤灼热,血尿和/或蛋白尿,心烦口渴,舌质红,脉数。

4.湿热疮毒 主症为皮肤疮痈,红肿流脓,历数日、十数日或更长,而后出现血尿和/或蛋白尿,发热口渴,小便黄赤,便秘,苔黄或黄腻,脉数。

(二)慢性进展阶段

1.肺肾气虚 主症为平素面色萎黄无华,腰酸乏力,纳差便溏,特点为肺卫不固,易感冒,使病情反复,难于治愈,舌淡,苔白,脉细弱。

2.气阴两虚 主症为倦怠乏力,腰膝酸软,手足心热,口干喜饮,或伴大便干结,舌偏红边有齿痕,苔薄白或薄黄,特点为平时少量血尿、蛋白尿,稍遇劳累则病情加重。

3.脾肾阳虚 主症为腰膝酸冷,四肢发凉,面色苍白或黧黑,小便频数或夜尿增多,大便时溏,或伴下肢水肿,舌淡,苔白,脉细弱。

常表现为中重度蛋白尿或血尿,反复发作难愈。

4.肝肾阴虚　主症为腰酸乏力,五心烦热,口干咽燥,大便干结,或月经量少,甚则闭经,舌红,苔少,脉细数。此型病程绵长,曾服用或正在服用大剂量糖皮质激素和/或免疫抑制剂,部分患者为激素依赖型,减量则病情反跳。

5.湿热内蕴　主症为面红或有面部痤疮,咽喉肿痛,口苦口黏,胸脘痞闷,烦热口渴,小便短赤,大便秘结或溏薄不爽,舌红,苔黄腻,脉濡数。多见于素体阳盛而服用激素或使用温补药物的患者。

6.脾虚湿盛　主症为下肢或全身水肿,甚则伴胸水或腹水,脘腹痞满,纳差便溏,神疲肢冷,小便短少,舌淡,苔白腻,脉沉缓。多见于呈肾病综合征的IgA肾病患者。

7.气滞血瘀　主症为神疲乏力,腰部刺痛,固定不移,面色晦暗,唇色发绀,肢体麻木,或伴有痛经、闭经,经行不畅,舌紫暗或有瘀斑瘀点,脉细涩。

四、辨证要点

1.辨标本缓急　IgA肾病的辨证,首先应辨清急性发作期与慢性缓解期。一般来说,急性发作期多与外邪侵袭有关,风热或湿热是主要原因,病机以邪实为主。慢性缓解期多见脏腑功能失调,病机以正虚为主,且往往为本虚标实,虚实夹杂。虚证多见脾气虚弱、肾气阴两虚,标实多见风热、湿热、水湿、瘀血等。

2.辨寒热虚实　IgA肾病常以血尿为主症,若急性出血,病程短,血色鲜红,并伴有热象、瘀血等证候,即为实证、热证。病情隐匿,病程较长,时作时止,或遇劳则发,并伴有虚证证候,即为虚证。一般初病多实,久病多虚,虚久多瘀。由实火、瘀血所致者属实,由阴虚火旺、气虚不摄及阳气虚衰所致者属虚。虚证者若病情突然急剧恶化,多有邪实因素参与。

3.辨病变脏腑　IgA肾病病位在肾,与肺、脾、肝密切相关。外邪

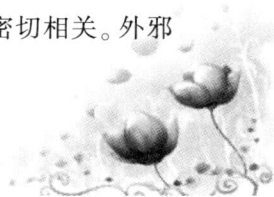

袭肺,可使肺的宣通及肃降失职,不能通调水道,精微下泄,产生水肿、血尿、蛋白尿。脾肾虚损,气化及分清泌浊功能失常而使水湿输布失调,从而产生水肿、蛋白尿、肾衰竭等,病久可累及肺、肝。水湿久而不除,蕴郁化热,气虚、气滞则血瘀,外邪乘虚入侵等均可加重病情,使病情更加复杂,迁延难愈。

4. 辨病期与病变程度 急性发作期以邪实致病为主,及时治疗,去除外邪,症状减轻,蛋白尿、血尿减轻。但该病多为慢性疾病,部分患者的病情逐渐进展,而处于慢性进展期,最终发展至肾功能损害,导致尿毒症。

【临床治疗】

一、常见分型治疗

(一)急性发作阶段

1.风热蕴结

治法:疏风解表,清热解毒。

方剂:银翘散(《温病条辨》)合芎芷石膏汤(《医宗金鉴》)加减。

组成:银花、连翘、牛蒡子、薄荷、荆芥、甘草、竹叶、芦根、川芎、白芷、石膏、菊花、藁本、羌活。

加减:湿重者,加苍术、厚朴以燥湿健脾。

2.胃肠湿热

治法:清热利湿。

方剂:葛根芩连汤(《伤寒论》)加减。

组成:葛根、黄芩、黄连、甘草、白术、茯苓、苍术、薏苡仁、赤小豆、石韦、白茅根。

加减:湿重者,加藿香、佩兰以化湿醒脾;热重者,加郁金、铁苋菜以清解热毒;腹痛者,加白芍、生甘草以缓急止痛。

3.下焦湿热

治法:清热利湿,凉血止血。

方剂:小蓟饮子(《济生方》)加减。

组成:小蓟、滑石、生地黄、通草、炒蒲黄、竹叶、藕节、当归、山栀、甘草、白茅根、地锦草、金钱草。

加减:尿血色鲜红者,加荠菜花、槐花、生地榆以凉血止血;热重者,加蒲公英、紫花地丁以清热解毒。

4.湿热疮毒

治法:清热化湿解毒。

方剂:五味消毒饮(《医宗金鉴》)加味。

组成:野菊花、金银花、蒲公英、紫花地丁、紫背天葵、黄芩、黄连、连翘、玄参、白茅根、生地黄。

加减:疮疡痈肿,流脓较多者,加黄芪、皂角刺、乳香以托脓排毒;热盛伤阴者,加芦根、知母清热养阴;脓毒盛者,重用蒲公英、紫花地丁清热解毒;湿盛糜烂者,加苦参、土槿皮以燥湿止痒;血热而红肿者,加丹皮、赤芍以凉血消肿;大便不通者,加大黄、芒硝以通腑泻热。

(二)慢性进展阶段

1.肺肾气虚

治法:益气固表,滋补肺肾。

方剂:玉屏风散(《世医得效方》)合补肺汤(《永类钤方》)加味。

组成:黄芪、白术、防风、人参、熟地黄、五味子、桑白皮、紫菀、芡实、山茱萸。

加减:气虚恶风者,加桂枝、白芍以解表和营;咽喉肿痛者,加牛蒡子、玄参、挂金灯清利咽喉。

2.气阴两虚

治法:益气养阴。

方剂:四君子汤(《太平惠民和剂局方》)合左归丸(《景岳全

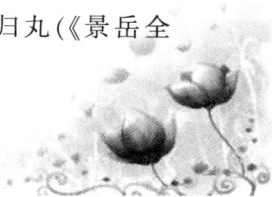

书》)加减。

组成:党参、白术、黄芪、茯苓、白扁豆、炙甘草、熟地黄、山茱萸、枸杞子、山药、杜仲、肉桂。

加减:蛋白尿多者,重用黄芪,加芡实、灵芝以益气固摄;血尿甚者,加参三七、藕节凉血化瘀止血。

3.脾肾阳虚

治法:健脾益气,温肾助阳。

方剂:右归丸(《景岳全书》)加减。

组成:熟地黄、山药、白术、山茱萸、枸杞子、杜仲、菟丝子、制附子、肉桂、当归、鹿角胶。

加减:下利清谷者,减熟地黄、当归,加党参、薏苡仁、补骨脂以健脾止泻;腹中冷痛者,加高良姜、吴茱萸、白芍以温中止痛。

4.肝肾阴虚

治法:滋阴清热。

方剂:左归丸(《景岳全书》)加减。

组成:熟地黄、山药、山茱萸、菟丝子、枸杞子、牛膝、龟甲、知母、黄柏。

加减:急躁易怒,尿赤,便秘,舌红,脉数者,加龙胆草、黄芩、栀子以清肝泻火;精血衰败而见耳聋、足痿者,加紫河车以粉填补精血;腰酸遗精,精关不固者,加金樱子、芡实、莲须以固肾涩精。

5.湿热内蕴

治法:清热化湿,凉血止血。

方剂:萆薢分清饮(《医学心悟》)加减。

组成:萆薢、石菖蒲、黄柏、茯苓、车前草、丹参、白术、旱莲草、藕节、仙鹤草、凤尾草、白茅根、制大黄。

加减:湿热伤阴者,加知母、玄参以养阴清热;血热盛者,皮肤瘀斑,舌红,脉数者,加生地黄、地肤子、水牛角粉以凉血化瘀;大便溏薄不爽者,合葛根芩连汤以清利湿热。

6.脾虚湿盛

治法:健脾补气,利水消肿。

方剂:参苓白术散(《太平惠民和剂局方》)合五皮饮(《中藏经》)。

组成:人参、白术、山药、白扁豆、砂仁、生薏苡仁、莲子、桔梗、甘草、桑白皮、橘皮、大腹皮、茯苓皮、生姜皮。

加减:小便短少者,加桂枝、泽泻以助膀胱化气行水;阳虚水泛,水肿凹陷如泥者,加黄芪、制附子、淫羊藿以益气温阳利水。

7.气滞血瘀

治法:益气活血,化瘀止血。

方剂:补阳还五汤(《医林改错》)加味。

组成:黄芪、当归、赤芍、川芎、桃仁、地龙、红花、参三七、马鞭草、生地榆。

加减:气滞重者,症见脘腹胀闷,经行不畅,加路路通、木香以行气消肿;兼血虚者,加阿胶、桑葚子以滋补阴血;血尿明显者,加大蓟、小蓟、旱莲草、凤尾草以凉血止血。

二、固定方药治疗

1.康肾止血颗粒剂

组成:黄芪、白术、全蝎、丹参、丹皮、白茅根、茜草、连翘。

功效:益气通络,清热凉血。

用法:每次1包(12 g),每日3次,冲服。

主治:适用于以血尿为主要表现的IgA肾病,辨证属气虚络阻、兼夹邪热证者。

2.固本通络冲剂

组成:生黄芪15 g,丹参15 g,桃仁15 g,泽兰10 g,土大黄30 g,鬼箭羽15 g,白茅根30 g,女贞子15 g,旱莲草15 g。

功效:活血通络,益气养阴。

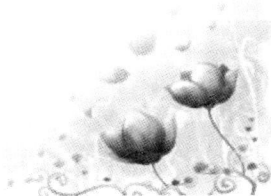

用法：每次2包，每日2次，冲服。若煎服，每日1剂，分2次煎服，每次200 ml。

主治：辨证属气阴两虚夹瘀证者，症见腰酸乏力，口干咽燥，五心烦热，舌暗或有瘀斑，脉细涩。

3.雷公藤多苷片

组成：为雷公藤的提取物，主要为雷公藤多苷T_{II}。

功效：具有抗炎、抑制细胞免疫及体液免疫的作用。

用法：常用剂量为1~1.5 mg/(kg·d)，一般不超过90 mg/d，分3次内服，疗程为2~3个月。

主治：适用于以蛋白尿为主要表现的IgA肾病，辨证属气虚夹邪热证者。

4.保肾康片

组成：又称阿魏酸哌嗪片，为川芎的提取物。

功效：具有活血化瘀作用，研究证实有抗凝、抗血小板聚集、扩张血管、增加肾血流量、解除血管痉挛等作用。

用法：口服，每次100~200 mg，每日3次口服。

主治：适用于以蛋白尿为主要表现的IgA肾病，辨证属脾肾亏虚证者。

5.肾炎舒

组成：苍术、茯苓、白茅根、防己、生晒参、黄精、菟丝子、枸杞子、金银花、蒲公英等。

功效：益肾健脾，利水消肿。

用法：口服每日3次，每次6片，温开水送服。

主治：适用于IgA肾病辨证属脾肾亏虚证者。

6.火把花根片

组成：为火把花根水提取物，主要成分为生物碱、萜类、内酯、酚酸类等。

功效：祛风除湿，舒筋活络，清热解毒。

用法:每日3次,每次3~5片,饭后服用。1~2个月为一疗程,可连续服用2~3个疗程。

主治:适用于以血尿为主要表现的IgA肾病,辨证属肾气亏虚夹邪热证者。

7.血尿安胶囊

组成:肾茶、小蓟、白茅根、黄柏等。

功效:清热利湿,凉血止血。

用法:口服,每次3~5片,每日3次。

主治:适用于以血尿为主要表现的IgA肾病,辨证属肾虚夹热证者。

【临床保健】

一、心理保健

对IgA肾病患者应加强情志护理,恰当解释病情,用成功的病例鼓励患者,为患者创造安静、整洁、舒适的治疗环境,让他们保持心情愉快。鼓励患者与疾病作斗争的信心,消除恐惧、忧虑、急躁、悲观失望情绪,使其采取积极态度配合治疗。伴肾功能不全者,容易产生急躁、悲观、焦虑等不良情绪,甚至自残、自伤,严重者自杀,应稳定患者情绪,对其要特别注意心理护理,耐心开导,细心关怀。

二、运动保健

血尿明显者,生活上不宜剧烈运动,不宜长时间运动,不宜长时间站立,保证充足的睡眠,每天应达8小时,以免血尿加重。若出现明显水肿,应绝对卧床休息,不宜运动。水肿减轻后方可适当运动。

以高血压表现为主的,进行适当的锻炼是非常有益的,如散步、慢跑、体操、太极拳、气功等,以不感疲劳为度。不宜进行剧烈的运动项目。

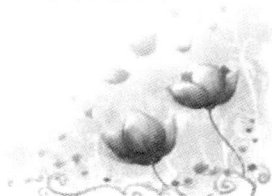

以蛋白尿为主的,也可进行适当的运动和锻炼以增强体质,但应避免剧烈运动或在寒冷环境条件下锻炼,以免加重蛋白尿。

三、饮食保健

以血尿为主的患者,避免烟酒及辛辣燥烈之物,避免食用易引起过敏的食物,可进食无谷胶蛋白的饮食,如鸡蛋、牛奶、瘦猪肉、水果、蔬菜等。

以蛋白尿为主的患者,不宜摄入大量蛋白质,每日蛋白质摄入量以0.8 g/kg为宜,且以优质蛋白为主,如牛奶、鸡蛋、鱼肉、禽肉等。呈肾病综合征的患者,若出现明显水肿,应控制食盐摄入量,每日应控制在<3 g为宜;控制进水量,一般以前一日总出量加500 ml为宜。

以高血压表现为主者,首先要控制食盐摄入量,每日应控制在3~5 g;其次应控制动物脂肪的摄入,少食含饱和脂肪酸多的食物,以免加重血管硬化;再次少食甜食,以便减少血脂含量;最后应根据血压、体重、蛋白尿的情况调整蛋白质及热量摄入,以控制体重。

并发肾功能损害者,应摄入优质低蛋白、低磷、低盐低脂、高热量、富含维生素的食物,可增加鱼类的摄入,忌食生冷、辛辣、烟酒、肥甘厚腻的食物。适当限制蛋白质摄入有助于缓解病情,减轻临床症状。蛋白质以优质蛋白为主,如鸡蛋白、瘦肉、鱼肉、牛奶等,临床多采用α-酮酸联合低蛋白疗法。

四、调摄护理

IgA肾病常因上呼吸道感染、扁桃体炎诱发或使病情加重,因此应积极预防感冒。体质较差、容易感冒者,可口服玉屏风颗粒。注意锻炼身体,增强体质。

(1)以血尿为主的患者,感染是导致血尿的重要原因,特别是上呼吸道感染,应予以积极预防;保持皮肤及会阴部清洁,勤洗澡,勤换衣,避免皮肤感染。

(2)以蛋白尿为主的患者,首先要去除诱因,合理用药,其次饮食不宜摄入大量蛋白质,避免增加肾脏的负担,促进肾脏的硬化。

(3)呈肾病综合征的患者,明显水肿时,应绝对卧床休息,做好皮肤护理,保持皮肤清洁干燥,长期卧床患者应经常翻身变换体位,以免产生褥疮;水肿部位不宜针刺,以免流水不止,发生感染;阴囊水肿者,应用提睾带托起。进水量一般以前一日总出量加500 ml为宜。

(4)以高血压表现为主的患者,首先应控制体重,可通过控制热量摄入,或通过非剧烈的有氧运动来控制体重。有效控制血压对改善病情、延缓疾病进程比较有利。可选用血管紧张素转换酶抑制剂以及血管紧张素受体拮抗剂等。

(5)对并发肾功能损害者,早期在于寻找诱发加重因素,消除可逆因素如感染、尿路梗阻、有效循环血容量不足、血压不稳定、电解质紊乱等,积极治疗原发病。尽可能避免使用对肾脏有损害的中、西药。中药如关木通、马兜铃、防己、青木香、雄黄、朱砂、斑蝥、蛇毒、牵牛子、苍耳子等;某些中成药如龙胆泻肝丸、安宫牛黄丸、苏合冠心丸等也可对肾脏造成损害。西药如氨基糖苷类抗生素、重金属制剂、抗肿瘤药等有不同程度的肾脏损害作用。

【现代研究】

一、理论研究

都占陶等认为IgA肾病的病因是虚瘀交织为患,至晚期,其病理产物水湿作为一个新的致病因子而使病情加剧,终致正虚、瘀血、水湿相互影响而致患者死亡。其瘀血主要指血液成分的改变(血清免疫球蛋白尤其是IgA的升高)和血管壁改变(即免疫球蛋白及其抗原抗体复合物在毛细血管区沉积);正虚则指机体抵抗力下

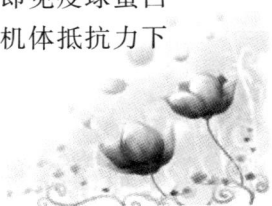

· 101 ·

降、胃肠功能紊乱或上呼吸道炎症时,使分布于该部位的浆细胞受刺激而分泌大量的IgA,超过了机体的处理分解的能力而使其在循环血液内浓度增加,沉积于肾小球而致病。

杨瑞龙认为IgA肾病的尿血当责之于风热邪毒或湿热邪毒。热耗气伤阴,又可致气虚、阴虚、阳虚、气阴两虚及瘀热内停。而肾虚失封,精微下注则形成蛋白尿,大量蛋白长期流失又加重肾精的伤耗,使肾虚加重。肝肾阴虚,肝阳上亢及湿瘀阻于上则致肾性高血压。腰为肾之府,肾元亏虚,腰失所养则致腰痛。

聂莉芳认为其病因有主因与诱因之分,主因多系脾肾虚损,因先天不足、饮食失常、七情内伤等多种因素耗伤正气,以致机体免疫功能失调;诱因则责之外邪与过劳,以致血尿反复发作,呈迁延性病变。

孙伟认为IgA肾病起病因于肾气、脾气、肝气、肺气的虚损,气虚为本是IgA肾病发生的根本原因,由此而造成的湿热、瘀血病理产物不但在疾病过程中起作用,更是引起病情变化、恶化的主要病理因素。提出本病湿热是血液成分的改变,即血液中异常增多的IgA;瘀血是由炎症反应形成的肾脏局部增殖、硬化等病理破坏。

王玉轩更是分析了血尿、蛋白尿、腰痛、高血压等临床常见症状后指出IgA肾病以阴虚、气虚为本,以血瘀、热毒为标。

时振声认为本病好发于体虚之人,并见于气虚及肾阴虚体质者。胡仲仪认为本病乃由患者肾气失充,复感湿热毒邪,毒邪滞留,内入于肾,或灼伤肾络,迫血妄行,或碍肾固摄,漏渗精微,造成肾小球免疫炎症性损伤,则尿血、尿浊、水肿诸症迭起。离经之瘀血与湿热毒邪交织使病势加重,日久内耗气血,而现脾肾亏虚、气阴不足、阴阳互损等虚候。因此胡氏认为本病乃本虚标实之证,气虚为本,湿热瘀血为标,湿热毒邪是IgA肾病始动发展的主要因素。

杜雨茂认为本病之发生,多因患者禀赋薄弱,加之饮食不节、房室所伤等致正气内虚,复感外邪,内外合邪而发病。其病机演变

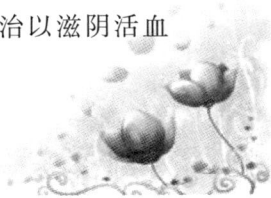

以太阴、少阴为主。太阴脾虚,脾运失职,则水湿内停,湿郁化热生毒,更伤脾气,致脾不统血,加之热邪深入血分,迫血妄溢而发生尿血。病不解则深入少阴,每致肾阴亏损,虚火内动,血液妄行脉外而尿血。部分患者则可损伤肾阳,气化不行,水湿阻脉瘀络则血不循常道外溢而致尿血。

刘宏伟认为感受外邪,尤其是风湿毒邪是本病的主要外因,肾元亏虚、肾体受伤是主要内因,而过度劳累、饮食不节、汗出当风、冒雨涉水等为诱因。病位以肾为中心,及肺、脾、肝。其病性多属本虚标实、虚实夹杂之证。本虚主要是肾阴虚和气阴两虚,标实为外感湿热、瘀血等。其病多为从阴虚→气阴两虚→阴阳两虚转化的过程。

温玉玮等通过67例辨证及病理分级研究认为,本病与阴虚关系最为密切,随着病理类型的逐渐加重,气阴两虚型增多,阴阳两虚病理类型最重。说明由阴虚到气阴两虚,再到阴阳两虚,是由轻到重的演变过程。总之,多数医家主张本病为虚实夹杂,虚为气虚、阴虚、阳虚和气阴两虚;实指热毒、湿热、瘀血,病情复杂,故本病迁延难愈。

二、辨证论治研究

石庆虹辨证治疗IgA肾炎,属风热犯肺、热结咽喉者用银翘散与玄麦甘桔汤加减;下焦热盛迫血妄行者用小蓟饮子加减;脾虚湿热证用参苓白术散加减;肾虚血瘀证用益气固肾、活血化瘀药;气阴两虚血瘀证用补气养阴、活血化瘀药。

桑健治疗25例IgA肾炎血尿患者,肝肾阴虚型用二至丸、小蓟饮子;气阴两虚型用大补元煎;脾肾气虚型用无比山药饮、补中益气汤,结果总有效率96.0%。

都占陶等将IgA肾病分为:①气虚血瘀型:以蛋白尿为主要表现,治以益气活血,药用黄芪、党参、白术、茯苓、赤芍、当归、川芎、益母草等;②阴虚血瘀型:以血尿为主要临床表现,治以滋阴活血

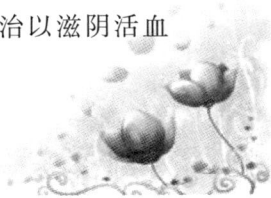

化瘀,药用沙参、玉竹、麦冬、生地、山茱萸、白茅根、益母草、丹参、赤芍等;③阴阳俱虚,水瘀互结型:以少尿伴水肿为主要特征,治以补阴助阳,利水化瘀,药用附片、肉桂、熟地、山茱萸、当归、川芎、地龙、丹参、白术、茯苓,并随症加减。

李少川将本病分为3型治疗:瘀血内阻型用加味逍遥散加减,脾虚易感型用天葆采薇汤加减,湿热偏盛型用导赤散合小蓟饮子加减,治疗患者42例,每月1剂,水煎服,2个月为一疗程。结果:完全缓解17例,显著缓解13例,好转8例,无效4例,尿常规红细胞数及血清IgA治疗前后比较有显著性差异($P<0.05$)。

刘宝厚认为本病临床分3型:①肺肾气虚型:面浮肢肿,面色萎黄,少气乏力,易感冒,腰脊酸痛,舌淡苔白,脉细弱,方用黄芪防己汤加车前草、益母草、丹参、泽兰叶;②气阴两虚型:面色无华,少气乏力,或易感冒,手足心热,口干咽燥或长期咽痛,咽部暗红,舌质偏红,少苔,脉细或弱,方用参芪地黄汤加益母草、泽兰叶、牡丹皮;③肝肾阴虚型:目睛干涩或视物模糊,头晕,耳鸣,五心烦热,口干咽燥,腰脊酸痛或梦遗,或月经失调,舌红少苔,脉弦细或细数,方用知柏地黄汤加益母草、泽兰叶。若见湿热则以清湿热为先,酌加僵蚕、白花蛇舌草、半边莲、黄芩、牛蒡子、土茯苓、石韦、车前草、白茅根等。

王铁良将该病分4型:①风热上犯,结于咽喉:肉眼血尿或镜下血尿,发热,咽红,咽痛或咽痒,咽干,咳嗽,扁桃体肿,易感冒,腰酸,舌红,苔黄,脉数,治宜清咽解毒、凉血止血,方用银翘散加减;②脾失健运,气不统血:尿色深红或时有尿血,神疲乏力,少气懒言,活动后加重,食少纳呆,眼睑水肿或下肢轻度水肿,易感冒,舌质淡,苔白滑,脉细无力,治宜健脾益气、摄血止血,方用归脾汤加减;③气阴两虚,湿瘀阻络:腰酸痛,面㿠神疲,周身乏力,手足心热,口干咽燥,或晨起眼睑水肿,下肢轻度水肿,夜尿多,舌质淡黯,苔黄腻,或舌尖红赤,脉沉细,治宜益气养阴、利湿化瘀,方用参芪地黄汤加味;④肝肾阴虚,湿热内蕴:肉眼血尿,或持续镜下血尿日久,咽干咽痛,五心烦热,或腰膝酸痛,晨起眼睑水肿或不肿,舌红少苔,或舌黯苔腻,脉细数,治宜滋阴益肾、清热利湿、凉血止血,方用二至丸合知柏地黄丸加味。肝肾阴虚型为多。

陈琴等对28例本病辨证分型为风邪外袭型、脾肾气虚型、肝肾阴虚型、湿热蕴结型。风邪外袭型予银翘散加味,脾肾气虚型予水陆二仙丹合五子衍宗丸加减,肝肾阴虚型予知柏地黄汤加味,湿热蕴结型予八正散加减。

有医家以辨证分期治疗为主:郑平东将IgA肾病分急性发作期及慢性持续期。急性发作期分3型:①风热上扰:治宜清热宣肺、凉血止血,常用银翘散加凉血止血药;②湿热下注:治宜清利湿热、凉血止血,常用小蓟饮子加味;③心火亢盛:治宜清心泻火、凉血止血,常用导赤散加味。慢性持续期分4型:①脾肾气虚:治宜益气滋阴、摄血止血,常用参芪地黄汤加味;②肝肾阴虚:治宜滋阴降火、凉血止血,常用杞菊地黄丸加味;③脾肾阳虚:治宜健脾温肾、化湿利水;④气滞血瘀:治宜活血化瘀、理气止血,常用血府逐瘀汤加减。

谢天忠将本病分为4期,初期病在肺肾,治宜祛邪解表清利为主;稳定期病在脾肾,多表现为气阴两伤,脾肾俱损,当重在补益脾肾,以求正气得复;后期病在肝肾,主要为肝郁气滞,肾气亏损,水不涵木,治宜疏肝益肾、活血化瘀;复发期,因感受外邪再次复发,可按初期治疗,并根据既往病情,标本兼顾。临床治疗IgA肾病30例,其中病在肺肾者6例,病在脾肾者13例,病在肝肾者11例。治疗后完全缓解10例,显著缓解13例,好转4例,无效3例,有效率为90%。

聂莉芳主张将本病分为急性发作期与慢性迁延期。急性发作期以邪实为主,多因肺胃风热壅盛,下迫肾与膀胱,致血络受损,分为肺胃风热、心火炽盛、膀胱湿热、胃肠湿热4型。慢性迁延期以正虚为主,以脾肾气阴两虚、肝肾阴虚2型常见,尤以脾肾气阴两虚多见,治宜益气滋肾、滋补肾阴、补益脾气法,并兼以疏肝养肝。临床

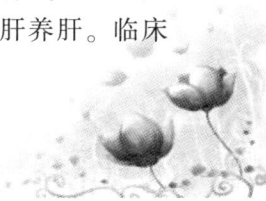

研制了益气滋肾冲剂治疗IgA肾病100例，均为慢性迁延期脾肾气阴两虚患者,完全缓解33例,显效40例,有效13例,无效14例,有效率86%。

刘宏伟将本病分为急性发作期与慢性进展期论治，急性发作期可分为热毒扰肾与下焦湿热2种证型,热毒扰肾型以咽炎血尿综合征为临床特点,治以清热利咽,药用银蒲玄麦甘桔汤加减;下焦湿热型以尿路刺激征或肠炎血尿综合征为临床特点，治以清热利湿、凉血止血,方用小蓟饮子加减。慢性进展期可分阴虚内热、气阴两虚、气虚不摄、气滞水停4种证型,阴虚内热型多见于临床症状不明显或急性发作期经治疗后病情迁延难愈者,治宜滋阴清热、活血止血,方用六味地黄丸、小蓟饮子等加减;气阴两虚型多见于血尿、蛋白尿日久不愈者,治以益气养阴、活血止血,方用参芪地黄汤或大补元煎加减;气虚不摄型多见于蛋白尿为主日久不愈者,方用补中益气汤、参苓白术散、五子衍宗丸加减;气滞水停型多见于呈肾病综合征的IgA肾病者,治宜行气利水,方用茯苓导水汤加减。

官伟星等主张将本病从初、中、后各期辨证,初期病在肺肾,治以祛邪解表清利为主,药用菊花、牛蒡子、栀子、小蓟、泽泻、射干、猪苓、金银花、茯苓、白术等;中期在脾肾,重在补益脾肾,使正气得复,药用生晒参、麦冬、山药、大小蓟、茜草、五味子、白术、黄芪、茯苓、熟地、白茅根等;后期在肝肾,治以疏肝益肾,活血化瘀,益气固表,药用柴胡、丹皮、当归、菊花、枸杞、白术、黄芪、鸡血藤、桃仁、栀子、生熟地等。

三、专方治疗研究

1. 益肾止血饮

组成:西洋参、生牡蛎、山茱萸等。

疗效:治疗IgA肾病20例。对照组15例口服潘生丁、复合维生素B$_2$片,结果2组总有效率分别为83.3%和20%,治疗组疗效明显优于对照组($P<0.01$)。

2.滋肾止血片

组成:女贞子、墨旱莲、白花蛇舌草等。

疗效:治疗IgA肾病65例,对照组33例予口服潘生丁、阿司匹林,结果2组总有效率分别为80%和48.48%,差异有显著性意义($P<0.01$)。

3.血尿平

组成:北沙参、旱莲草、益母草等。

疗效:治疗52例IgA肾病,结果总有效率为84.6%。

4.固本清瘀汤

组成:首乌、生地、丹参、地榆、猫爪草、黄芪、益母草、白茅根、黄柏、知母等。

疗效:治疗IgA肾病30例,总有效率为86.6%。

5.滋肾止血片

组成:女贞子、旱莲草、白茅根、益母草、白花蛇舌草等。

疗效:治疗IgA肾病55例,完全缓解22例,显著缓解12例,好转7例,总有效率为74.5%,并在实验研究中优于潘生丁、茜草双脂片。

6.滋肾解毒活血汤

· 107 ·

组成:生地、丹皮、山茱萸、泽泻、知母、黄柏、红藤、败酱草、白茅根、石韦、白花蛇舌草、女贞子、旱莲草、虎杖、小蓟、丹参、赤芍、刘寄奴。

疗效:治疗IgA肾病26例,总有效率为84.11%。

7.益气滋肾清利汤

组成:黄芪、生地、山茱萸、山药、茯苓、芡实、女贞子、旱莲草、白花蛇舌草、金银花、益母草、茜草、藕节、三七粉。

疗效:治疗IgA肾病25例,总有效率为84.0%,且尿红细胞及蛋白较治疗前显著改善($P<0.05$)。

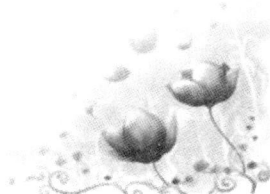

四、单味中药研究

1.雷公藤　王庆文等发现雷公藤能显著减少尿蛋白定量,升高血浆白蛋白。李晖等报告使用雷公藤煎液及雷公藤多苷片治疗26例IgA肾病患者,总有效率达76.9%。

2.冬虫夏草　崔美玉报告使用冬虫夏草治疗IgA肾病者30例,有效率达86.7%,冬虫夏草对IgA肾病有良好疗效,特别是对单纯性血尿伴有循环免疫复合物明显增高者疗效好。周红星用百令胶囊(以发酵冬虫夏草菌菌丝体干粉为主要成分)加科素亚、潘生丁、维生素E治疗IgA肾病18例;对照组14例仅用上述西药治疗,疗程均为3个月。结果两组有效率3个月时分别为61.91%和35.71%,6个月时分别为66.67%和28.75%,治疗组疗效优于对照组($P<0.05$)。

3.黄芪　王强等用黄芪注射液(30 ml/d×28 d)治疗IgA肾病46例,发现该药能有效地改善患者血液流变学紊乱,减少尿蛋白和尿红细胞含量。

中医药在防治IgA肾病方面已显示出较大的优势,特别是应用中医特色的辨证论治方法具有较好的临床疗效。但中医治疗仍多数局限于个人经验,特别是与当今循证医学手段确立的现代医学诊治模式相比,IgA肾病的中医研究仍存在较大的差距。

五、实验研究

胡顺金等选择48只健康成年雌性SD大鼠,随机分为模型组、中药组、正常对照组、阳性对照组等,观察IgA肾病模型大鼠血清白介素-6(IL-6)、纤维连接蛋白(FN)、一氧化氮(NO)的变化以及康肾止血颗粒剂对其影响作用。结果显示,IgA肾病模型大鼠上述指标均出现显著异常,康肾止血颗粒剂能显著改善该模型大鼠尿沉渣中的红细胞数和尿蛋白定量,显著降低血清IL-6及FN水平,升高血清NO含量,对肾组织病理改善明显。

马红梅等选择72只雌性小鼠,随机分为模型组、中药组和正常组,初步动态观察了红细胞免疫黏附功能(RICA)在小鼠IgA肾病发展及中药治疗过程中的变化,结果表明:①模型组红细胞C3b受体花环率明显降低,红细胞免疫复合物花环率明显升高($P<0.05$),说明IgA肾病小鼠的RICA异常,同期相关检测发现,模型组血清IgA循环免疫复合物、肾小球系膜区IgA沉积及细胞增生与红细胞C3b受体花环率呈负性相关, 与红细胞免疫复合物花环率呈显著正相关($P<0.01$),提示RICA在小鼠IgA肾病发病中起重要作用;②疏利滋肾方能显著提高红细胞C3b受体花环率,降低红细胞免疫复合物花环率($P<0.05$),从而改善RICA,同时降低血清IgA循环免疫复合物,延缓并减轻肾小球系膜区IgA沉积及细胞增生病变($P<0.05$)。在此基础上又观察到中药肾炎3号方对小鼠IgA肾病的影响为: 明显减轻镜下血尿;增强小鼠的红细胞免疫功能,改善血清免疫状态,加速血中IgA清除,延缓并减轻肾组织IgA免疫病理沉积,减轻光镜下病理改变,说明肾炎3号方是治疗IgA肾病的有效方剂。

胡海翔等对滋肾止血片治疗IgA肾病的研究又深入了一步,不仅检测了尿红细胞、尿蛋白、血肌酐、血尿素氮及病理检查,还检测了血清IgG、IgA、IgM、Ⅳ型胶原、尿IL-6以及肾组织转化生长因子β(TGF-β)mRNA表达。在得出滋肾止血片可以明显降低尿红细胞及尿蛋白、改善肾功能、减轻肾脏病理改变的结论基础上,还证实了滋肾止血片是通过降低尿中和血清Ⅳ型胶原而达到抑制基质和纤维增生的作用。同时表明了滋肾止血片具有一定的抑制肾病大鼠肾组织TGF-β mRNA表达的作用。周家俊等在实验中发现固本通络冲剂能提高肾组织SOD、GSH-Px活性,降低MDA水平,减少活性氧对肾组织的损伤,减少小鼠蛋白尿和减轻肾病病理损伤。

史俊萍等从玉肾汤对IgA肾病免疫机制作用的实验研究中得出,模型组中红细胞C3b受体减少,治疗组较模型组明显提高($P<0.01$),且治疗组IgA在肾小球沉积较模型组明显降低($P<0.01$),因

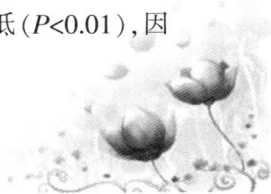

· 109 ·

此玉肾汤能提高红细胞免疫功能及减少免疫复合物在肾小球上的沉积。

（刘家生）

参 考 文 献

[1] 陈香美,谢院生.重视延缓IgA肾病进展的基础和临床研究[J].中华肾脏病杂志,2004,20(4):235.

[2] 张桃艳,胡顺金,方琦.曹氏康肾止血方治疗IgA肾病血尿疗效观察.安徽中医临床杂志,2003,15(6):486-487.

[3] 聂莉芳.肾病血尿的中医药辨治[J].中国中西医结合肾病杂志,2001,2(11):621.

[4] 孙伟.肾病中医病理机制的探讨[J].河北中西医结合杂志,1999,8(4):522.

[5] 曹恩泽,胡顺金.中医药治疗IgA肾病血尿的经验.中医药临床杂志,2006,18(3):221-222.

[6] 时振声.时氏中医肾脏病学[M].北京:中国中医药科技出版社,1997:775-781.

[7] 张立艳,曲汝,刘超.胡仲仪辨治IgA肾病经验[J].陕西中医,2003,23(4):331.

[8] 张喜奎,杜治琴,杜治宏,等.肾病临床经验及实验研究[M].北京:世界图书出版公司,1997:187-191.

[9] 刘宏伟,庞俊娟.中医药治疗IgA肾病探析[J].辽宁中医杂志,1998,25(4):158.

[10] 温玉玮,毛明.IgA肾病的中医辨证探讨[J].辽宁中医杂志,2000,27(5):232.

[11] 石庆虹.IgA肾病的中医治疗[J].四川中医,1999,17(11):11.

[12] 桑健.辨证治疗IgA肾病血尿25例[J].江苏中医,2001,2(4):18-19.

[13] 都占陶,孔海云,时振声.IgA肾病的研究概况与中医治疗探讨[J].中西医结合杂志,1991,11(8):499-502.

[14] 胡顺金,曹恩泽,张桃艳.康肾止血颗粒对IgA肾病治疗作用及其对尿IL-6影响的临床研究[J].新中医,2005,37(7):39-41.

[15] 曹田梅.刘宝厚教授治疗IgA肾病经验[J].甘肃中医学院学报,2003,20(20):1-2.

[16] 孙瑞涛.王铁良教授治疗IgA肾病的临床经验浅析[J].中医药学刊,2005,23(2):230.

[17] 陈琴,潘海洋.辨证分型治疗IgA肾病[J].吉林中医药,2002,22(5):12-13.

[18] 郑平东.IgA肾病辨证论治经验与体会[J].上海中医药杂志,2006,40(4):9-10.

[19] 谢天忠.IgA肾病30例的中医辨证论治[J].中医杂志,1995,3(4):228.

[20] 聂莉芳.IgA肾病血尿的中医辨治体会[J].中国医药学报,1997,12(3):39.

[21] 聂莉芳.益气滋肾冲剂治疗IgA肾病100例临床观察[J].中医杂志,2002,43(1):844.

[22] 刘宏伟.IgA肾病的中医辨治[J].中医杂志,1996,23(2):61-62.

[23] 官伟星,丛英.中医药治疗IgA肾病的研究进展[J].山西中医,1997,13(1):47-48.

[24] 支楠.益肾止血饮治疗IgA肾病30例疗效观察[J].北京中医,1998,17(6):14-15.

[25] 刘宏伟,时振声,王国栋,等.滋肾止血片治疗IgA肾病的临床研究[J].辽宁中医杂志,1999,26(6):251-252.

[26] 李锋,王长海,王汉民.血尿平治疗IgA肾病血尿临床观察[J].浙江中医学院学报,2000,24(6):48-49.

[27] 金亚明,朱戎,陈以平.中药治疗血尿为主IgA肾病22例[J].江苏中医,2001,22(3):14-15.

[28] 唐德元.固本清瘀汤治疗IgA肾病[J].陕西中医,1995,16(10):450.

[29] 胡海翔.滋肾止血片治疗IgA肾病的临床研究[J].中国中医基础医学杂志,1990,5(2):35.

[30] 薛立森.滋肾解毒活血汤治疗肾病26例[J].辽宁中医杂志,1996,23(2):523.

[31] 杨进,丁谊,朱小华.益气滋肾清利汤治疗IgA肾病临床观察[J].中国中医急症,2005,14(8):731-732.

[32] 胡顺金,方琦.IgA肾病中医药治疗进展[J].中医药临床杂志,2004,16(2):183-185.

[33] 李晖,陈庆荣,董德长.雷公藤治疗IgA肾病的疗效观察[J].上海医学,1993,16(4):223-224.

[34] 崔美玉.冬虫夏草治疗IgA肾病30例[J].山东中医杂志,1996,15(5):217.

[35] 王强,徐珩,张乐新.黄芪注射液治疗IgA肾病患者血液流变学的影响[J].安徽中医临床杂志,2002,14(3):183-184.

[36] 周红星.百令胶囊治疗IgA肾病血尿的疗效观察[J].中医研究,2002,15

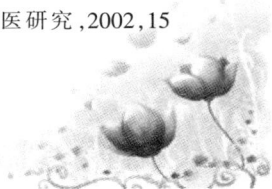

(4):26-27.

[37] 胡顺金,曹恩泽,张敏,等.康肾止血颗粒剂对IgA肾病模型大鼠作用的实验研究[J].中医药临床杂志,2005,17(6):574-575.

[38] 刘小平,胡顺金,方琦.大鼠IgA肾病模型的建立及血清中IL-6、FN、NO的检测[J].中国比较医学杂志,2008,18(1):5-7.

[39] 马红梅,黄文政.小鼠IgA肾病中红细胞免疫的变化及疏利滋肾方对其影响的动态观察[J].中国中西医结合杂志,1997,17(51):21.

[40] 胡海翔,贾海骅.滋肾止血片对实验性IgA肾病大鼠治疗作用的实验研究[J].中国中医基础医学杂志,1999,5(1):39.

[41] 周家俊,高建东,何立群.固本通络冲剂对IgA肾病的实验研究[J].中国中西医结合肾病杂志,2003,4(8):442.

[42] 史俊萍.玉肾汤对IgA肾病免疫机制的实验研究[J].辽宁中医杂志,2002,29(5):307.

第六章　肾病综合征

肾病综合征(nephrotic syndrome,NS)是以大量蛋白尿[目前我国的定义为3.5 g/24 h,国外大部分定义为3.5 g/(1.73 m²·24h)]、低蛋白血症(血浆白蛋白<30 g/L)、水肿、高脂血症以及其他代谢紊乱为特征的一组临床症候群，其中以大量蛋白尿和低蛋白血症为主要特征。本病最初由国外学者Christian于1932年提出,概括肾小球疾病中的一组症候群,其病因及发病机制迄今尚未完全明了,主要的病理生理改变是肾小球滤过膜对血浆白蛋白的通透性增高,其中大量蛋白尿是其最基本的特征。大量蛋白尿是肾小球疾病的常见表现,但在肾血管或肾小管间质疾病中很少出现。肾病综合征是由多种病因、病理和临床疾病所引起的一组综合征,不应被用作疾病的最后诊断。其在儿童肾小球疾病中占70%~90%,在成人中也占20%~30%。

本病相当于中医学的"水肿""尿浊"。

【病因病机】

中医学认为本病的发生,多因素体禀赋不足、烦劳过度,或久病失治误治,或体虚感邪、风寒湿热外袭,或饮食情志劳欲等诱因作用,使肺、脾、肾三脏功能失调,脏腑气血阴阳不足,致使水液代谢紊乱,水湿停聚,精微外泄而引发本病。

1.风邪外袭　风寒外束或风热上扰,可致肺气失于宣畅。肺合皮毛,为水之上源,肺失宣畅,则水液不能敷布,于是流溢肌肤,发为水肿。

2.水湿内侵　凡时令阴雨、居处潮湿、涉水冒雨,均能损伤脾胃

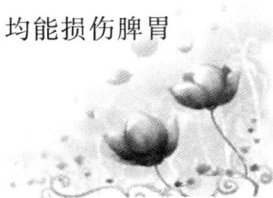

运化水湿的功能，使脾气不能升清降浊，水液泛溢肌肤，而成水肿。

3.湿热疮毒　湿热疮疖、猩红斑疹、乳蛾红肿等，均可致湿热毒邪弥漫三焦，伤及气化，致水液停聚发为水肿。

4.气滞血瘀　水湿内留，阻滞气机，或久病不愈，由气及血，均可伤及肾络。肾络不通，水道瘀塞，开阖不利，可致水气停聚，发为水肿。

5.劳倦内伤　劳伤或纵欲，均能耗气伤精，累及脾肾，致精血亏乏，水湿内生，发为水肿。

本病总属虚实夹杂，本虚标实，脾肾阳虚为本，湿热瘀滞为标。

本病的基本病机是素体本虚、劳倦内伤或它脏病变失治误治累及脾肾，导致脾肾阳虚。脾阳虚，运化水湿无力，致使水湿潴留，水湿内盛，泛溢肌肤，故见全身水肿，按之凹陷不起。湿性重浊，故以腰以下为甚。脾属土，主生化，脾虚则生化不足，固摄无权，精微物质下泄。脾虚日久，损及肾阳，或肾阳本虚，不能化气行水，水停气阻，气滞血瘀，水湿内泛益重，故一身俱肿，复之不易；阳虚一则不能温煦全身，二则不能助膀胱气化，故腰部冷痛酸重、四肢不温、小便短少。由于"金水相生"，若风邪犯肺，肺失肃降，影响及肾，亦是水肿加重的重要因素。因此，本病病机关键为脾肾阳虚，又兼有气滞、血瘀、湿阻等证，虚实夹杂。病位为脾、肾，与肺密切相关。

·114·

本病初起，外邪侵袭，多以标实为主。病久邪留伤正，可出现气血阴阳不足、脾肾亏虚之候，并可因之造成水液代谢失司，水湿停聚，精微外泄。

【临床诊断】

一、诊断标准

(1)大量蛋白尿(>3.5 g/24h)。

(2)低蛋白血症(血浆白蛋白<30 g/L)。

（3）明显水肿。

（4）高脂血症。

上述4条中,前2条为必备条件。

二、鉴别诊断

肾病综合征不是一个独立的疾病,而是许多疾病过程中,损害了肾小球毛细血管滤过膜的通透性而发生的一个症候群。临床上在作肾病综合征的病因诊断时, 需认真排除继发性肾病综合征的可能性,方可诊断为原发性肾病综合征。继发性肾病综合征的病因有感染、药物、中毒、过敏、新生物、系统性疾病、代谢性疾病及遗传性疾病等,常见者为糖尿病肾病、肾淀粉样变、系统性红斑狼疮、新生物、药物及感染引起的肾病综合征。一般儿童应着重排除遗传性疾病及过敏性紫癜等引起的继发性肾病综合征, 中青年则应着重排除结缔组织病、感染、药物引起的继发性肾病综合征,老年则应考虑代谢性疾病及肿瘤相关的继发性肾病综合征。肾活检是明确病因的主要手段。

三、中医证型

1.风热犯肺　主症为一身悉肿,面目尤甚,伴有咽部红肿疼痛,舌红,苔黄,脉浮数。

2.湿热壅盛　主症为全身水肿,面红气粗,口苦口黏,口干不欲饮,胸腹痞闷,大便干结,小便短赤,舌红,苔黄腻,脉濡数。

3.热毒侵淫　主症为痤疮,身发疖肿,面色红赤,舌红,苔黄,脉数。

4.脾肾阳虚　主症为形寒肢冷,遍身悉肿,按之没指,甚者可伴胸腹水,乃至胸闷气急,小便短少,大便溏薄,舌淡体胖,苔薄或腻,脉沉细。

5.肝肾阴虚　主症为水肿不甚,但口干,咽喉干痛,头目昏眩,

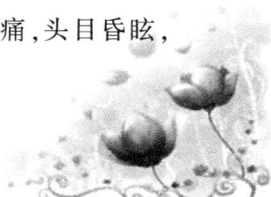

性情急躁,腰酸尿赤,盗汗,舌红,少苔,脉弦细或细数。

6.气阴两虚　主症为水肿以活动后明显,神疲气短,易感冒,手足心热,腰膝酸软,口渴喜饮,舌红,少苔,脉细数。

7.瘀血内阻　主症为面浮肢肿,迁延日久,皮肤甲错,或见瘀点瘀斑,或腰痛尿赤,舌淡或红,舌边有瘀点,苔薄黄或腻,脉细涩。

四、辨证要点

1.辨标本虚实　本病以正气虚弱、气血不足、脾肾亏损为本,风寒湿热、气滞、瘀血为标。病变初期,水肿较甚,以标实为主;病至后期,肺、脾、肾俱虚,精微外泄,以正虚为主。

2.辨阴水阳水　阳水者发病急,每成于几日之间,肿多由上而下,身热烦渴,小便短涩黄赤,形壮面红,气息粗长,多见于青壮年,脉多滑而有力;阴水者病多渐起,日积月累,或由阳水转来,肿由下而上,身冷不热,小便或短或清长,大便溏薄,神疲气短,劳则益甚,病程较长,多见于正虚久病之人。

3.辨湿热、热毒　肾病综合征患者在使用糖皮质激素治疗过程中极易出现湿热或热毒之证。湿热者口苦口干不欲饮,舌苔黄腻,脉滑数;热毒者身为疖肿或痤疮,舌红,脉数。

4.辨瘀证　本病多有高脂血症,而因水肿应用利尿剂,使血液处于高黏状态,即使外在瘀血之证不显,而内在瘀血之机犹存。瘀证贯穿肾病综合征的始终。

【临床治疗】

一、常见分型治疗

1.风热犯肺
治法:疏风清热,宣肺利水。
方剂:越婢加术汤(《金匮要略》)加减。

组成:麻黄、石膏、白术、甘草、生姜、大枣、泽泻、茯苓。

加减:咽喉肿痛者,加桔梗、板蓝根、射干、牛蒡子以清热利咽;风热表证明显者,加金银花、羌活、荆芥以疏风解表;咳喘较甚者,加前胡、杏仁以降气平喘;小便热涩短少者,加猪苓、玉米须、白花蛇舌草以清热通淋。

2.湿热壅盛

治法:分利湿热。

方剂:疏凿饮子(《世医得效方》)加减。

组成:连翘、大腹皮、羌活、赤小豆、泽兰、槟榔、商陆、益母草、茯苓皮、椒目。

加减:大便秘结者,加生大黄以润肠通便;喘促者,加葶苈子、桑白皮以泻肺平喘;小便短赤者,加白茅根、滑石以清热利尿。

3.热毒侵淫

治法:清热解毒,利湿消肿。

方剂:麻黄连翘赤小豆汤(《伤寒论》)或五味消毒饮(《医宗金鉴》)加减。

组成:麻黄、连翘、赤小豆、桑白皮、石膏、白茅根、荆芥穗、生姜、淡竹叶、茯苓皮、甘草,或金银花、野菊花、紫背天葵子、紫花地丁、蒲公英。 ·117·

加减:脓毒甚者,重用蒲公英、紫花地丁以清热解毒;湿甚而糜烂者,加苦参、土茯苓以清热除湿;风盛而瘙痒者,加白鲜皮、地肤子以疏风止痒;血热而红肿者,加丹皮、赤芍以凉血止血;大便不通者,加大黄、芒硝以润肠通便。

4.脾肾阳虚

治法:温补脾肾,化气行水。

方剂:实脾饮(《济生方》)合济生肾气丸(《济生方》)加减。

组成:白术、厚朴、大腹子、木瓜、附子、茯苓、干姜、炙甘草、草果仁、泽泻、山药、车前子、熟地、丹皮、肉桂、山茱萸。

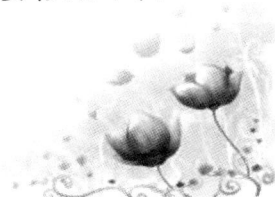

加减:气短声弱、气虚甚者,加人参、黄芪以健脾益气;小便短少者,加桂枝、泽泻助膀胱化气行水。

5.肝肾阴虚

治法:滋补肝肾。

方剂:一贯煎(《柳州医话》)合六味地黄丸(《小儿药证直诀》)加减。

组成:麦冬、枸杞子、旱莲草、生地、当归、菊花、川楝子、沙参、山药、泽泻、山茱萸、丹皮、茯苓、熟地。

加减:水肿较甚者,加车前草、白茅根以清热利尿;尿赤不已者,加茜草、地榆以滋阴凉血。

6.气阴两虚

治法:益气养阴。

方剂:四君子汤(《太平惠民和剂局方》)合左归丸(《景岳全书》)加减。

组成:人参、茯苓、白术、甘草、菟丝子、山药、熟地、枸杞子、龟甲、鹿角胶。

加减:阴虚甚者,加女贞子、旱莲草以滋阴清热;水肿者,加泽泻、车前子以利水消肿。

7.瘀血内阻

治法:活血利水。

方剂:桂枝茯苓丸(《金匮要略》)加减。

组成:桂枝、茯苓、丹皮、桃仁、赤芍、益母草、泽兰、水蛭。

加减:气虚甚者,加黄芪、人参以扶正益气;阳虚者,加仙茅、巴戟天以温补肾阳;阴虚者,加生地、地骨皮、鳖甲以滋阴清热;血虚者,加当归、何首乌以补血养血;血尿者,加白茅根、蒲黄、大蓟、小蓟以清热凉血;水肿明显者,加茯苓皮、泽泻、猪苓以利水消肿。

二、固定方药治疗

1.肾康冲剂

组成:黄芪、薏苡仁、白花蛇舌草、白茅根、益母草等。制成颗粒,每袋含生药3 g。

功效:健脾益肾,清热化湿。

用法:口服,每次1袋,每日3次,1个月为一疗程。

主治:适用于肾病综合征脾虚兼湿热瘀血证。

2.金匮肾气丸

组成:茯苓、泽泻、丹皮、山药、熟地、山茱萸、附子、肉桂。每8粒含生药3 g。

功效:健脾益肾。

用法:口服,每次8粒,每日3次,2个月为一疗程。

主治:适用于肾病综合征激素撤减后期脾肾亏虚证。

3.六味地黄丸

组成:茯苓、泽泻、熟地、丹皮、山药、山茱萸。每8粒含生药3 g。

功效:益气养阴。

用法:口服,每次8粒,每日3次,2个月为一疗程。

主治:适用于肾病综合征激素治疗阶段肾阴亏虚证。

4.化浊保肾方

组成:大黄、水蛭、明矾、决明子、山楂等。制成胶囊,每粒胶囊含生药0.5 g。

功效:补肾益气,化瘀泄浊。

用法:口服,每次6粒,每天3次,1个月为一疗程。

主治:适用于肾病综合征瘀血证。

5.芪蛭活血胶囊

组成:黄芪、水蛭、当归、川芎、赤芍、桃仁、红花、地龙、泽兰、怀牛膝等。制成胶囊,每粒胶囊含生药0.5 g。

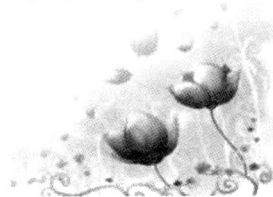

功效:健脾益气,化瘀泄浊。

用法:口服,每次4~6粒,每天3次,1个月为一疗程。

主治:适用于肾病综合征气虚血瘀证。

三、名医验方

1.清热解毒利湿汤(曹恩泽方)

组成:黄柏、知母、金银花、紫花地丁、野菊花、连翘、丹皮、生地、山药、山茱萸、六月雪、泽泻、茯苓、白茅根、赤芍、丹参、益母草。

功效:清热解毒利湿。

主治:适用于糖皮质激素治疗肾病综合征首始剂量阶段,以湿热证表现为主者。

2.参芪地黄汤(董建华方)

组成:黄芪10 g,党参10 g,白术6 g,薏苡仁10 g,熟地10 g,山茱萸5 g,泽泻10 g,丹皮6 g,桑寄生10 g,牛膝10 g,益母草10 g。

功效:清热化湿,益气养阴。

主治:适用于肾病综合征脾肾两虚,兼见阴虚内热,下焦湿热等证者。

3.健脾固肾宣肺汤(邹云翔方)

组成:枸杞子12 g,菟丝子15 g,党参15 g,黄芪12 g,芡实9 g,淮山药12 g,茯苓9 g,当归9 g,防风3 g,桔梗3 g,炙甘草3 g。

功效:健脾固肾,宣肺利水。

主治:适用于肾病综合征脾肾亏虚证者。

4.健脾益肾活血化瘀汤(陈以平方)

组成:黄芪60 g,当归20 g,苍术15 g,白术15 g,猪苓15 g,茯苓15 g,山药20 g,薏苡仁30 g,首乌20 g,白花蛇舌草30 g,淫羊藿15 g,党参30 g,丹参30 g,金樱子30 g,巴戟天15 g。

功效:健脾益肾,活血化瘀。

主治:适用于肾病综合征脾虚湿困,水湿潴留证者。

5.加味当归芍药散(时振声方)

组成:当归10 g,川芎10 g,赤芍15 g,白术10 g,茯苓15 g,泽泻15 g,牛膝10 g,桑寄生15 g,车前子15 g(包煎),萆薢30 g。

功效:健脾利湿,活血化瘀。

主治:适用于肾病综合征脾虚湿困夹瘀证者。

【临床保健】

一、心理保健

本病病程长,病情易反复,所以患者必须有豁达、平和的心态,不可以有剧烈的情绪波动,如过度烦恼、忧伤等,既要有长期与疾病作斗争并战胜疾病的信心,又要有乐观、平和的心态。

二、运动保健

一般来说,患者一旦出现严重的高血压、水肿、血尿时,要以卧床休息为主。卧床可增加肾血流量,有利于排尿,并减少与外界的接触,以避免交叉感染。同时还要保持适当的活动,以防止肢体血栓的形成。

· 121 ·

三、饮食保健

1.钠盐的摄入 水肿较轻的患者每天摄入的钠盐应控制在2 g左右;无明显水肿的患者,每日摄入的钠盐可在3~5 g,而且要以清淡饮食为宜。随着水肿消退,血压正常,每日尿量超过1 000 ml时就可以逐渐增加盐量直到恢复正常饮食。

2.蛋白质的摄入 肾病综合征患者在无肾功能衰竭时,其早期、极期(血浆白蛋白<20 g/L)应给予高蛋白饮食[1~1.5 g/(kg·d)],如鸡蛋、牛奶、瘦肉、新鲜鱼肉等,有助于缓解低蛋白血症及随之引起的一些合并症。而对慢性、非极期的肾病综合征患者应给予较少

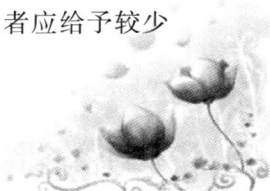

量高质量的蛋白质[0.7~1 g/(kg·d)],其中动物蛋白占2/3,植物蛋白占1/3;若出现慢性肾功能损害时,则应予以低蛋白饮食[0.65 g/(kg·d)]。

3.脂肪摄入　限制动物内脏、肥肉、某些海产品等富含胆固醇的食品摄入。

4.微量元素的补充　一般可进食维生素及微量元素丰富的蔬菜、水果、杂粮、海产品等予以补充。

四、调摄护理

1.预防和控制感冒　患者尽量避免出入人多拥挤、空气不新鲜的公共场所,以免发生感染。注意气候季节变化,及时更换衣服,保持冷暖适宜,避免感冒。

2.保持皮肤清洁卫生　不要用手去抓、挠痤疮,以防止皮肤破损、感染。

【现代研究】

一、理论研究

叶任高认为:①肾虚是肾病综合征的主要病机所在,肾虚则封藏失职,精气外泄,下注于膀胱则出现大量蛋白尿,而肾虚之中又以肾的阴精不足为主,因此治疗应以滋肾养阴、填精固本为主;②瘀血为标,肾病综合征患者往往病程较长,"久病入络",可使患者气血运行不畅,且患者多有水肿,水肿日久,水气停积于经脉,可使肾络痹阻,瘀血内生,也可因离经之血不散而成瘀,因此在补肾填精以固本的同时,还需要兼顾瘀血。

刘玉梅等认为肾病综合征病机多为虚实夹杂,本虚标实,本虚以肾虚为主,兼有脾虚或肺虚,标实主要有风、寒、湿、热、瘀等邪气,其中瘀贯穿整个病程始终。

聂莉芳认为难治性肾病综合征的水肿多病程迁延,不易速愈。中医病机多以正虚为主,邪实为辅,或虚实并重。在正虚之中,有气虚、阴虚、阳虚之分。病位以脾、肾两脏为重心。再者,气、血、水三者生理上相辅相成,病理状态下亦相互影响,水病可致气滞血瘀,即"水病及血";反过来,气滞血瘀又有碍于水的运行,即"血病及水"。如此恶性循环,导致了难治性肾病综合征水肿病机的复杂性。

刘新认为,肾病综合征为本虚标实之证,湿热瘀血为病之标,而脾肾亏虚是导致本病产生的根本原因。在临床辨证过程中,既要紧紧抓住脾肾不足这一关键环节,而兼顾对标证的治疗,灵活运用健脾补肾、清热利湿、活血化瘀之法,同时注意疏风解表,劳逸结合。

王丽认为肾病综合征初起常由外邪诱发,发病急,肿势严重,表现为表、热、实证,按阳水论治,采用发汗、利尿、攻逐、行瘀等法,以急则治其标为主。正如《内经》所述:"平治于权衡,去宛陈莝……开鬼门,洁净府。"日久正虚,水邪日盛,表现为里、虚、寒证者,多按阴水论治,采用健脾、温肾、宣补肺气等法补益固本,兼以除湿祛邪。对于虚实夹杂者,宜分清主次,攻补兼施,标本兼顾。

詹继红等认为肾病综合征以本虚标实为主,而病程缠绵,经久不愈,主要责之于痰,而病至晚期往往表现为热痰、顽痰。故治疗上应抓住"痰"这一病理产物,当以祛痰为先,而此顽痰之证,却非"二陈"等轻描淡写之剂所能胜任,常取"礞石滚痰丸"之意,投之以礞石、猪牙皂角等祛痰之猛药,药在攻痰、逐痰。

· 123 ·

赵光训认为肾病综合征病因与脾肾素虚,过劳所伤,外邪久羁密切相关,病位主要应抓住脾、肾两脏。难治性肾病综合征的大量蛋白尿以虚证居多,脾肾虚损是其主要病机。

二、辨证论治研究

曹恩泽很重视中医药配合糖皮质激素在治疗肾病综合征过程中的作用,将治疗分为4个阶段。①糖皮质激素首始剂量阶段:重在

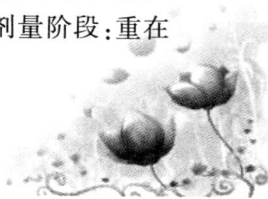

减轻激素副作用,缩短获得疗效的时间,提高缓解率。治拟清热解毒、益肾利湿法,常用黄柏、知母、金银花、紫花地丁、野菊花、连翘、丹皮、生地、山药、山茱萸、六月雪、泽泻、茯苓、白茅根、赤芍、丹参、益母草等。②糖皮质激素减量阶段:重在防止病情的反跳。治拟清热利湿、益气养阴法,早期常用连翘、黄柏、六月雪、茯苓、清半夏、黄芪、太子参、白术、麦冬、生地、女贞子、旱莲草、砂仁、泽泻、白茅根、丹参、玉米须、泽兰、三棱、莪术等;随着糖皮质激素量的逐渐减少,而随之加用金毛狗脊、黄精、蝉蜕等,以配合黄芪、太子参、白术等增强机体免疫功能,促进肾上腺皮质功能的逐渐"觉醒",减少撤减糖皮质激素时病情的反跳。③糖皮质激素维持阶段:重在恢复肾上腺皮质分泌激素的功能,减少病情的反复。治拟补益脾肾法,常用金毛狗脊、菟丝子、淫羊藿、黄芪、白术、黄精、生地、茯苓、山茱萸、牛膝、生薏苡仁、淮山药、砂仁、地龙、全蝎等。④糖皮质激素停止阶段:重在巩固疗效以善后,以使阴平阳秘,防止病情的复发。糖皮质激素停止阶段,患者基本获得痊愈,外邪尽去,只是自身阴阳才刚刚恢复到新的平衡状态。为使其阴阳平衡得以进一步巩固,则拟阴阳双调之法,常用黄芪、白术、金毛狗脊、菟丝子、山茱萸、熟地、白芍、知母、旱莲草、女贞子、茯苓、芡实等。

胡顺金等在针对环磷酰胺(CTX)治疗原发性肾病综合征中,出现近期或远期难以耐受的诸多不良反应,如胃肠道不适、骨髓抑制致白细胞减少、性腺抑制,尤其是女性的闭经等,甚至导致治疗无法顺利进行。根据具体情况而予以辨证结合辨病,施以适当的治法,如在静脉应用CTX时及其应用后3日内,常治拟健脾和胃降逆法,用参苓白术散合小半夏汤加减,以防止或减轻胃肠道不适的反应;白细胞减少者,由于患者常伴神疲乏力、头晕心悸、面色少华、舌淡苔薄、脉细弱等气血亏虚之候,故拟益气养血、补益心脾法,以归脾汤加阿胶、黄精等;性腺抑制尤其是女性闭经,临证时多表现为肝肾阴虚之证,故常拟补益肝肾调经法,用一贯煎合知柏地黄汤及桃红四物汤加减。

姚珍等将肾病综合征辨证分型以脾肾亏虚为根本,以风袭、水湿、阴虚、热毒为主要参考指标,将病变全过程分为2期共4型。水肿期分型:①脾肾阳虚、肺闭水泛型,方用肾病Ⅰ号方(生麻黄、桂枝、生石膏、茯苓皮、白术、泽泻、大腹皮、桑白皮、制附子、白芍、蝉蜕、桔梗);②脾肾气虚、水湿逗留型,方用肾病Ⅱ号方(黄芪、生熟地、汉防己、丹皮、山茱萸、泽泻、山药、车前子、怀牛膝、巴戟天、鹿角胶、淫羊藿、硫黄);③肾阴亏虚、湿热蕴蒸型,方用肾病Ⅲ号方(知母、黄柏、生地、茯苓、石韦、滑石、龟板、丹皮、泽泻、金银花、白花蛇舌草、白茅根)。无水肿期为肝肾阴虚型,方用肾病Ⅳ号方(生熟地、山茱萸、泽泻、茯苓、枸杞子、黄芪、党参、白术、女贞子、覆盆子、生山药、生甘草)。

张荣伟将肾病综合征分为5型:①脾肾气虚型:治宜健脾补气益肾,方选参苓白术散加减(党参、黄芪、炒白术、炒山药、茯苓、薏苡仁);②脾肾阳虚型:治宜温运脾肾,方选右归丸加减(附片、肉桂、熟地、山茱萸、山药、菟丝子、淫羊藿、薏苡仁、泽泻);③肝肾阴虚型:治宜滋肾柔肝养阴,方选杞菊地黄丸加减(枸杞子、菊花、熟地、山茱萸、山药、泽泻、丹皮、茯苓);④气阴两虚型:治宜益气养阴,方选四君子汤合六味地黄丸加减(党参、黄芪、熟地、山药、山茱萸、丹皮、茯苓);⑤阴阳两虚型:治宜温养元阳、补益真阴,方选全鹿丸加减(鹿角片、巴戟天、淫羊藿、党参、黄芪、熟地、山药、怀牛膝)。若兼水湿者,加制苍术、车前子、猪苓;若兼湿浊者,加藿香、佩兰、半夏、陈皮;若兼湿热者,加制苍术、车前草、六一散、白茅根、芦根等;若兼外感者加金银花、连翘、黄芩、蝉衣;若兼血瘀者加桃仁、红花、赤芍、川芎。

张保荣等将肾病综合征分为6型:①风热犯肺型:治宜宣肺利水、散风清热,方用麻黄连翘赤小豆汤加减(麻黄、杏仁、连翘、赤小豆、桑白皮、蒲公英、白茅根、薏苡仁、鲜芦根、地龙、鱼腥草、益母

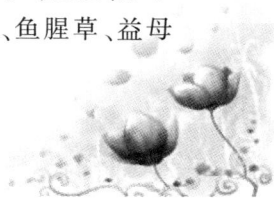

草、生姜、大枣);②气滞水停型:治宜宣气利水、消胀除湿,方用大橘皮汤加减(陈皮、滑石、赤茯苓、猪苓、制王不留行、大腹皮、泽泻、白术、厚朴、薏苡仁、益母草、泽兰、生姜);③湿热壅滞型:治宜清热解毒、宽中利水,方用苏黄六一茅根汤加减(紫苏叶、大黄、黄芩、黄连、滑石、甘草、白茅根、连翘、郁金、佩兰、蒲公英、白豆蔻、通草、杏仁、益母草、泽兰);④脾肾阳虚型:治宜温补脾肾、化气利水,方用真武汤和五皮饮加减(制附片、白术、茯苓、太子参、黄芪、淫羊藿、巴戟天、山药、益母草、泽兰、桑白皮、陈皮、大腹皮);⑤肝肾阴虚型:治宜滋补肝肾、清热利水潜阳,方用知柏地黄丸和二至丸加减(生熟地、生山药、山茱萸、茯苓、泽泻、丹皮、旱莲草、女贞子、肉苁蓉、龟板、鳖甲、益母草、泽兰、当归、砂仁);⑥气阴两虚型:治宜益气养阴、健脾利湿,方用四君子汤和增液汤加减(太子参、白术、薏苡仁、山药、生黄芪、石韦、赤小豆、益母草、麦芽、玄参、麦冬、生地、茯苓)。

付予君等将肾病综合征归纳为3型(各病程中常可互相转化或兼见):①阳虚型:治宜温补脾肾、利水消肿,方用真武汤加减(白术、泽泻、赤芍、熟附子、车前子、桂枝);②气虚型:治宜补中益气,方用补中益气汤加减(黄芪、党参、白术、柴胡、升麻、茯苓皮、泽泻、陈皮、当归、甘草);③湿热型:治宜清热利湿解毒,方用猪苓汤加减(猪苓、茯苓、泽泻、阿胶、滑石、大腹皮、黄柏)。

周硕果根据肾病综合征的病变早期水肿较甚,以标实为主需辨风邪、湿热、湿毒、气滞、水停之偏盛;后期水邪退后,尿蛋白持续不消,病变重在脾肾两虚,分为7型:①风邪袭肺型:治宜疏风清热、宣肺利水,偏风寒用麻黄汤加五皮饮(麻黄、桂枝、杏仁、陈皮、桑白皮、大腹皮、茯苓皮),偏风热用麻黄连翘赤小豆汤或越婢汤加味(麻黄、连翘、赤小豆、桑白皮、石膏、茯苓皮、白茅根、金银花、射干、山豆根、淡竹叶);②湿热壅滞型:治宜清热利湿,方用草薢分清饮加减(草薢、黄柏、石菖蒲、茯苓、白术、薏苡仁、莲子肉、丹参、车前子、金银花、蒲公英);③脾肾气虚型:治宜补益脾肾,方用益气补肾汤加减(黄芪、党参、白术、茯苓、山药、山茱萸、泽泻、炙甘草、大枣);④脾肾阳虚型:治宜温阳利水,方用真武汤合五皮饮加减(熟附子、干姜、茯苓皮、白术、白芍、桑白皮、陈皮、大腹皮、生姜皮);⑤阴虚湿热型:治宜滋阴益肾、清热利湿,方用知柏地黄汤加味(知母、黄柏、生地、山药、茯苓、泽泻、山茱萸、车前草、金银花);⑥气阴两虚型:治宜益气养阴,方用参芪地黄汤加减(黄芪、生地、丹皮、地骨皮、山药、山茱萸、茯苓、泽泻、沙参、麦冬、女贞子、旱莲草);⑦瘀水互结型:治宜活血利水,方用桂枝茯苓丸加减(桂枝、茯苓、丹参、鸡血藤)。

王建川将肾病综合征分为6型:①脾肾阳虚型:治宜温阳利水,方用补正散加减(附子、肉桂、车前子、怀牛膝、人参、黄芪、鹿茸);②肝肾阴虚型:治宜育阴清热利水,方用养阴散合清热散加减(沙参、麦冬、生地黄、玉竹、天花粉、水牛角粉、川黄连、滑石、栀子、车前子);③气阴两虚型:治宜益气养阴,方用参苓白术散加减(人参、白术、茯苓、甘草、炒扁豆、陈皮、莲肉、山药、薏苡仁、砂仁、车前子);④风水相搏型:治宜疏风利水,方用越婢汤加减(麻黄、连翘、竹叶、紫苏、浮萍、甘草、生姜、茯苓皮);⑤气虚湿阻型:治宜行气利水,方用顺气散加减(青皮、木香、香附、沉香、竹叶、甘草、生地);⑥湿热内蕴型:治宜清热利水,方用清热散合导赤散加减(滑石、栀子、车前子、川黄连、竹叶、甘草、生地)。

许健将肾病综合征主要分为3型:①湿热壅盛型:治宜清利湿热,方用疏凿饮子加减(商陆、泽泻、赤小豆、椒目、茯苓皮、大腹皮、槟榔、羌活、秦艽、防己、麻黄);②气阴两虚型:治宜益气养阴,方用参芪地黄五苓散加减(党参、黄芪、当归、白术、熟地、山茱萸、猪苓、泽泻、茯苓、白芍、大腹皮、桂枝、白茅根);③脾肾阳虚型:治宜温补脾肾,方用实脾饮合真武汤加减(厚朴、白术、木香、草果仁、附子、大腹皮、茯苓、干姜、甘草、白芍)。各型患者均适量加入益母

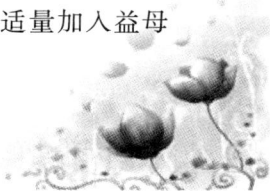

草、丹参、桃仁等活血化瘀之品;易感冒者重用黄芪、白术,并可适量加用防风;腹满便秘者加大黄、葶苈子;蛋白尿顽固者加用芡实、黄精。

三、专方治疗研究

1.肾康冲剂

组成:黄芪、薏苡仁、白花蛇舌草、白茅根、益母草等。制成颗粒,每袋含生药3 g,由安徽省中医院制剂室生产。每次1袋,每日3次,1个月为一疗程,连续3个疗程。

疗效:肾康冲剂治疗组在临床疗效及改善24小时尿蛋白定量、血浆白蛋白、血脂等方面均明显优于单纯使用激素对照组;同时,在不良反应发生率及病情复发率方面亦均以治疗组为显著降低。

2.六味地黄丸

组成:茯苓、泽泻、熟地、丹皮、山药、山茱萸。每8粒含生药3 g,每次8粒,每天3次,至泼尼松减至维持量时。

疗效:六味地黄丸治疗肾病综合征患者在中医证候积分、24小时尿蛋白定量、血清白蛋白(ALB)、三酰甘油(TG)、总胆固醇(TC)等指标显著优于单纯西药组。说明六味地黄丸能显著提高激素对肾病综合征的疗效、减少其复发,并能对抗激素的不良反应。

3.金匮肾气丸

组成:茯苓、泽泻、丹皮、山药、熟地、山茱萸、附子、肉桂。每8粒含生药3 g,每次8粒,每日3次,直至激素停服。

疗效:金匮肾气丸治疗肾病综合征患者在中医证候积分、24小时尿蛋白定量、尿17-OH及血皮质醇浓度等方面显著优于西药组。说明金匮肾气丸在肾病综合征患者激素撤减阶段有减轻激素不良反应,防止病情复发和加重的作用。

4.复方地龙胶囊

组成:鲜地龙、川芎、黄芪、川牛膝等。制成胶囊,每次2粒,每日

3次,28天为一疗程。

疗效:复方地龙胶囊治疗原发性肾病综合征患者在消减24小时尿蛋白定量、改善血流动力学方面显著优于单纯使用雷公藤多苷片组,其可能机制为:通过降低血小板聚集率(PAgT),从而降低了血中的纤维蛋白含量,降低了肾小球毛细血管的通透性,改变了肾小球内血流动力学紊乱状态,从而降低了尿蛋白;抑制血小板的活化,使炎症递质释放减少,从而减轻了肾脏的损伤;由于降低了PAgT、血浆黏度及全血黏度,从而改善了高凝状态,进一步提高了疗效。

5.通心络胶囊

组成:人参、水蛭、土鳖虫、蜈蚣、蝉蜕、赤芍、冰片等。制成胶囊,每次4粒,每日3次,28日为一疗程。

疗效:通心络胶囊治疗肾病综合征患者在总有效率、改善全血黏度、血浆黏度及血沉、血脂方面明显优于单纯使用西药对照组。说明通心络胶囊口服能改善患者脂质代谢紊乱,有效降低血小板的活化程度,降低血小板的聚集性,改善微循环和血液高凝状态从而保护肾功能。

6.红景天胶囊

组成:红景天、沙棘、枸杞子等。制成胶囊,每次2粒,每日3次,12周为一疗程。

疗效:红景天胶囊治疗难治性肾病综合征患者在降低24小时尿蛋白定量、血肌酐及升高血清白蛋白和改善血液流变学等方面显著优于西药对照组。说明红景天胶囊能提高机体免疫力功能;改善血液流变学指标,降低血液黏稠度,改善微循环;升高动脉血氧和血氧饱和度,增加机体组织器官的氧供;能明显增加抗氧化酶活性,抑制脂质过氧化反应,减轻氧自由基对肾脏的损害;并能升高睾酮,增强性腺功能,使气血生化有源,先天肾精得以充养;有促红细胞生成的作用。

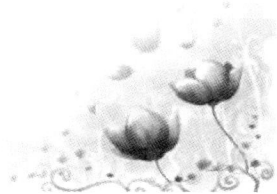

7.肾衰3号颗粒

组成:人参、黄芪、白术、葛根、淫羊藿、山茱萸、何首乌、丹参等。制成颗粒,每袋含生药10 g,每次2包,每日2次。12周为一疗程。

疗效:肾衰3号颗粒能有效降低难治性肾病综合征患者尿蛋白水平;提高患者血清白蛋白含量,纠正脂质代谢的紊乱状态;在肾功能方面,能明显降低患者血肌酐、尿素氮水平,疗效优于单纯西药组,且与单纯西药组相比更重要的是,其复发率低,可以明显减少西药的副作用。

8.百令胶囊

组成:冬虫夏草等。

疗效:百令胶囊治疗肾病综合征患者在改善免疫球蛋白、T淋巴细胞亚群、24小时尿蛋白定量、尿N-乙酰-β-D-氨基葡萄糖苷酶及肾功能等方面优于西药组。说明百令胶囊对肾病综合征患者免疫功能有调节作用,对肾小管损伤有一定保护作用。

9.肾炎胶囊

组成:黄芪、淫羊藿、水蛭、白术、茯苓、仙鹤草、蜈蚣、怀牛膝、牛蒡子、五倍子、甘草等。制成胶囊,每粒含生药0.5 g,每次6粒,每日2次。8周为一疗程。

疗效:肾炎胶囊能有效降低肾病综合征患者尿蛋白水平;提高患者血清白蛋白含量,纠正脂质代谢的紊乱状态;在肾功能方面,能明显降低患者血肌酐、尿素氮水平,疗效优于肾康宁对照组。

四、虫类药物研究

1.水蛭 杨书彦等用水蛭治疗肾病综合征患者,在治疗后24小时尿蛋白定量、血清白蛋白、血清总胆固醇、三酰甘油、高密度脂蛋白和红细胞压积、全血黏度、血小板聚集率等指标均有所改善。表明水蛭对肾病综合征患者血液流变学有广泛的作用,明显降低了全血黏度、纤维蛋白和红细胞压积,抑制了血小板的聚集,血液高黏状态得到改善。同时对高胆固醇和高三酰甘油血症也有明显的调节使用。对肾病综合征患者蛋白尿的改善可能与用药同时使用肾上腺皮质激素或并用细胞毒素类药物有关。短期内观测肾功能无变化，但就其抗凝本身的效应在一定程度上对肾功能是有保护作用的。

2.加味五虫汤　顾绍瑜等用加味五虫汤(蝉衣、制僵蚕、地龙、乌梢蛇、地鳖虫、生黄芪、茯苓、益母草、白茅根)治疗肾病综合征患者34例，缓解67.6%，显效23.6%，总有效率91.2%。本方选用五虫为主要药物是因为虫类药善行走攻窜，疏逐搜剔，通达经络，其走窜之性胜于草木，行气活血之力尤强，能疏通血络，抗变态反应，从而降低肾小球毛细血管通透性，改善肾脏灌流。佐以黄芪、茯苓之类益气利水药，效果更佳。

五、单味中药研究

1.黄芪　沈颖等用黄芪注射液治疗28例肾病综合征患者，在降低24小时尿蛋白定量、尿NAG酶及升高血清白蛋白方面均优于单纯西药组。表明黄芪有抑制血小板聚集，及血小板解集作用，能够提高自由基清除率，调节免疫功能，减轻血小板在肾小球基底膜的沉积，从而改变肾小球基底膜而达到尿蛋白的减轻。此外，肾病综合征患者用黄芪注射液治疗后其尿NAG酶均明显下降，提示黄芪在保护肾小管方面有独特的作用。

2.红花　高成用红花注射液治疗24例肾病综合征患者，在降低血浆黏度、血小板聚集率、血清总胆固醇、三酰甘油、肾功能方面优于西药组。表明红花注射液具有明显改善患者微循环、降低血脂的作用。

3.雷公藤　王耀献等用雷公藤多苷片治疗20例肾病综合征患者，缓解85.0%，改善5.0%，总有效率90.0%。表明雷公藤多苷片治疗肾病综合征患者能降低蛋白尿，且不良反应少，耐受性好。

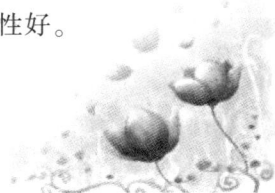

4.灯盏花素 张宏等用灯盏花素注射液治疗31例肾病综合征患者,治疗2周后血总胆固醇、三酰甘油、血液黏度、血小板聚集率明显下降,高密度脂蛋白升高;24小时尿蛋白定量明显下降;血尿素氮、肌酐明显降低。表明灯盏花素对肾病综合征具有调脂、降低血黏度作用,且无明显副作用。

5.葛根 王时敏等用葛根素注射液治疗26例肾病综合征患者,治疗30天后患者三酰甘油、总胆固醇明显降低,以总胆固醇下降尤为显著;全血高切黏度、全血低切黏度、红细胞刚性指数、红细胞聚集指数均明显下降,以全血高切黏度下降尤为显著。表明葛根素注射液对肾病综合征患者血脂、血液流变学有明显改善作用。

6.银杏叶 路杰等用银杏叶提取物治疗26例肾病综合征患者,4周后24小时尿蛋白定量明显降低血清白蛋白明显升高;全血黏度、血浆黏度、纤维蛋白原、红细胞聚集指数、红细胞压积及血小板聚集率均明显降低;血总胆固醇、低密度脂蛋白、三酰甘油水平明显降低,血高密度脂蛋白、载脂蛋白A1水平和载脂蛋白A1/载脂蛋白B比值明显升高。表明银杏叶提取物治疗肾病综合征具有减轻水肿、降低尿蛋白和提升血清白蛋白作用。该种治疗作用的发挥可能与其有效改善肾病综合征患者微循环障碍、降低血液黏稠度、改善脂质代谢紊乱有关。

六、实验研究

何小解等用儿茶素治疗肾病综合征大鼠,儿茶素治疗组可升高大鼠血清白蛋白,降低血脂及$TGF-\beta_1$、$TGF-\beta_1-mRNA$的表达,明显优于激素治疗组。说明儿茶素可通过抑制肾病综合征大鼠$TGF-\beta_1-mRNA$的表达,降低肾脏局部及血清中活性$TGF-\beta_1$蛋白表达水平,减轻肾脏损伤,改善肾功能,延缓肾脏病理慢性进展。

张淑平等探讨复肾口服液(黄芪15 g,石韦15 g,补骨脂8 g,菟丝子8 g,胡芦巴8 g,党参10 g,干地黄10 g,山茱萸10 g,山药5 g,白术5 g,蝉蜕5 g,白僵蚕1 g)对阿霉素肾病综合征大鼠的治疗作用及机制,研究表明复肾口服液能降低尿蛋白,从而提高血清白蛋白;促进蛋白质合成,减少蛋白质分解。该药对肾病综合征大鼠肾小球滤过膜的修复作用是其治疗肾病综合征、控制蛋白尿的机制之一。

郑健等用中药肾康灵(黄芪、生地、山茱萸、太子参、知母、丹参、山荔枝、绣花针等)治疗肾病综合征大鼠,结果显示中药肾康灵能减轻肾脏局部免疫介导和非免疫介导的系膜和上皮细胞损害,改善肾脏局部的血液动力学和血管通透性,减轻系膜细胞的增殖及系膜基质的增多。

董兴刚等观察汉防己甲素对肾病综合征大鼠肾皮质型胶原基因表达的影响,结果发现汉防己甲素和络活喜均能使模型鼠肾皮质型胶原mRNA表达明显下调,提示汉防己甲素可预防和延缓肾病综合征,其作用与络活喜相似。

徐巨海等用黄金固肾冲剂治疗实验性肾病综合征大鼠,结果显示黄金固肾冲剂能明显改善肾病综合征大鼠模型的高凝状态,有效提高血清白蛋白,减少尿蛋白,调整钙磷代谢,并减轻肾损害。

刘晓刚等用黄葵胶囊治疗肾病综合征大鼠,8周后血清总蛋白、白蛋白及总超氧化物歧化酶明显升高,血清总胆固醇、三酰甘油显著降低,优于激素组。说明黄葵胶囊能显著改善肾病大鼠临床指标,其减轻尿蛋白的作用与清除氧自由基、降低血脂有关。

林洁茹等观察高、低剂量六味地黄汤加味及六味地黄胶囊对肾病综合征大鼠肾功能、血脂、血浆蛋白、肾组织病理学和抗氧化作用的影响。结果显示以上3种药物均能降低大鼠高值尿素氮、血肌酐水平及总胆固醇、三酰甘油、丙二醛含量,提高大鼠低下的总蛋白和白蛋白含量,增强超氧化物歧化酶活性;改善大鼠肾组织病理学的改变,但六味地黄胶囊对大鼠肾组织病理学的改变,则未见显著性。在上述各观察指标中,各药间的作用强度,差异也未见显著性。说明六味地黄胶囊和六味地黄汤加味均具有对抗阿霉素性

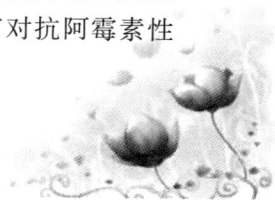

大鼠肾病综合征的氮质血症、低蛋白血症和高脂血症作用。

韩宇萍等观察五苓散提取液对大鼠肾病综合征的治疗作用。结果显示五苓散提取液具有消除水肿、降低尿蛋白、降血脂、提高血清白蛋白以及减轻肾脏损害的作用，与泼尼松联合用药有协同作用。

韩贵清等用僵蚕粉胶囊加服龙蜂保肾汤(白僵蚕、龙葵、露蜂房等)治疗肾病综合征大鼠,结果显示可显著降低肾病综合征大鼠蛋白尿,升高血清白蛋白,降低血清胆固醇及尿素氮,并具有降低肾组织匀浆和血清中丙二醛含量,减轻肾脏病理损害,控制蛋白尿的作用。

（王亿平）

参 考 文 献

[1] 王海燕,郑法雷,刘玉春,等.原发性肾小球疾病分型与治疗及诊断标准专题座谈会纪要[J].中华内科杂志,1993,32(2):131-134.

[2] 刘家生,胡顺金,王亿平,等.肾康冲剂配合激素治疗原发性肾病综合征临床观察[J].四川中医,2007,25(4):49-50.

[3] 吕勇,王亿平.金匮肾气丸对肾病综合征脾肾阳虚证患者激素撤减的疗效[J].安徽中医学院学报,2004,23(3):16-17.

[4] 胡顺金,方琦,刘家生,等.六味地黄丸对激素治疗肾病综合征干预作用的临床研究[J].中国中西医结合杂志.2005,25(2):107-109.

[5] 侯宗德.化浊保肾方配合激素治疗重症高血脂型肾病综合征31例观察[J].实用中医药杂志,2002,18(5):24-25.

[6] 谢谋华,王建军.芪蛭活血胶囊治疗难治性肾病综合征89例[J].实用中医内科杂志.2007,21(9):81-88.

[7] 余靖.中国现代百名中医临床家丛书·曹恩泽[M].北京:中国中医药出版社,2007:60-62.

[8] 王志国.肾病综合征[M].北京:中国中医药出版社,1999:86.

[9] 傅文录.当代名医肾病验案精华[M].北京:中国中医药出版社,2005:245-262.

[10] 张昱.肾病古今名家验案全析[M].北京:科学技术文献出版社,2005:262.

[11] 闵存云.叶任高教授治疗肾病综合征的临床经验[J].中国中西医结合肾病杂志,2002,3(7):378-379.

[12] 刘玉梅,刘淑清,徐艳秋.肾病综合征血瘀证浅析与治疗[J].中医药学报,2001,29(3):18-19.

[13] 孙红颖.聂莉芳教授辨治难治性肾病综合征水肿的临证经验[J].中国中西医结合肾病杂志,2004,5(9):499-500.

[14] 马鸿斌.刘新主任医师治疗肾病综合征经验[J].中医研究,2005,18(4):49-50.

[15] 王丽.辨证治疗原发性肾病综合征体会[J].辽宁中医杂志,2006,33(9):1143.

[16] 詹继红,毕莲,王松.从顽痰辨治肾病综合征体会[J].陕西中医,2006,27(1):127-128.

[17] 赵光训.中医辨治肾病综合征体会[J].云南中医中药杂志,2006,27(6):67.

[18] 胡顺金,曹恩泽治疗肾病综合征的经验[J].安徽中医临床杂志,2003,15(2):84-85.

[19] 胡顺金,曹恩泽.中医药在激素及环磷酰胺治疗原发性肾病综合征中的应用规律[J].中医药临床杂志,2005,17(1):84-85.

[20] 姚珍,姚黎.中医药治疗原发性肾病综合征150例[J].现代中西医结合杂志,2002,11(24):2475-2476.

[21] 张荣伟.辨证治疗难治性肾病综合征65例.陕西中医,2001,22(10):598-599.

[22] 张保荣,侯春明.辨证论治治疗肾病综合征水肿62例[J].中国中西医结合急救杂志,2002,9(3):150-152.

[23] 付予君,杜英汉.中医辨证分型治疗肾病综合征50例[J].辽宁中医学院学报,2003,5(4):355.

[24] 周硕果.浅谈肾病综合征的中医辨治[J].中医药临床杂志,2005,17(6):562-563.

[25] 王建川.中医辨证治疗肾病综合征水肿[J].河南中医学院学报,2005,20(2):42-43.

[26] 许健.中医分型治疗复发性肾病综合征18例[J].辽宁中医杂志,2004,31(8):659.

[27] 李霞,耿洪波,崔爱东.复方地龙胶囊治疗原发性肾病综合征疗效观察[J].

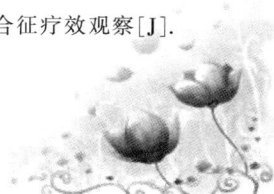

徐州医学院学报,2001,21(2):126-127.

[28] 刘新君,刘英,孙翠华.通心络胶囊对肾病综合征患者血液流变学的影响 [J].中国新医药,2003,2(3):77.

[29] 文雄.红景天胶囊治疗难治性肾病综合征30例[J].陕西中医,2005,26(8): 756-757.

[30] 孙元莹,郭茂松,张琪.肾衰3号治疗难治性肾病综合征疗效观察[J].辽宁 中医杂志,2006,33(9):1 122-1 123.

[31] 岳玉桃,孙宗立,李正斌.百令对肾病综合征患者免疫功能及肾小管功能 影响的研究[J].中国中医基础医学杂志,2006,12(12):924-925.

[32] 李永新,靳锋.肾炎胶囊治疗肾病综合征120例[J].中医研究,2007,20 (10):20-23.

[32] 杨书彦,高桂凤,金翠萍.水蛭治疗肾病综合征36例[J].中医研究,2002,15 (2):36-37.

[34] 顾绍瑜,蒋希勇.加味五虫汤为主治疗肾病综合征34例[J].四川中医, 2001,19(12):44.

[35] 沈颖,张金黎,袁红伶,等.黄芪注射液治疗肾病综合征的疗效观察[J].云 南中医中药杂志.2002,23(1):23.

[36] 高成.红花注射液对肾病综合征血脂及血液流变学的影响[J].实用全科医 学,2003,1(3):202-203.

[37] 王耀献,任可,鲁焰,等.雷公藤多苷治疗20例原发性肾病综合征的近期疗 效观察[J].中国医药学报.2003,18(6):349-350.

[38] 张宏,陶瑾.灯盏花素对肾病综合征患者31例血脂和血黏度的影响[J].新 乡医学院学报,2004,21(4):296-297.

[39] 王时敏,胡作祥.葛根素注射液对肾病综合征患者血脂与血液流变学的影 响[J].中国中西医结合肾病杂志,2004,5(7):406-407.

[40] 路杰,何海.银杏叶提取物对肾病综合征患者血液流变学及血脂的改善作 用[J].中国临床康复,2006,10(7):76-78.

[41] 何小解,卢向阳,易著文,等.儿茶素对肾病综合征TGF2B1表达的影响研 究[J].中国当代儿科杂志,2002,4(5):373-376.

[42] 张淑萍,李旺,季增荣,等.复肾口服液对肾病综合征治疗作用的实验研究 [J].陕西中医,2002,23(12):1142-1143.

[43] 郑健,吴群励,曾章超,等.肾康灵干预阿霉素肾病大鼠的实验研究[J].中医药学刊,2004,22(3):441-443.

[44] 董兴刚,安增梅,杨海春.汉防己甲素对肾病综合征大鼠皮质型胶原基因表达的影响[J].上海中医药大学学报,2001,15(3):49-50.

[45] 徐巨海,刘勇宏,赵玉萍,等.黄金固肾冲剂对实验性肾病综合征大鼠的实验研究[J].深圳中西医结合杂志,2005,15(2):65-69.

[46] 刘晓刚,刘素雁.黄葵胶囊对实验性肾病综合征的疗效观察和机制探讨[J].哈尔滨医科大学学报,2005,39(4):352-355.

[47] 林洁茹,潘竞锵,肖柳英,等.六味地黄胶囊及六味地黄汤加味对阿霉素性大鼠肾病综合征作用的实验研究[J].中医研究,2005,18(3):17-19.

[48] 韩宇萍,王宁生,宓穗卿.五苓散对阿霉素型肾病综合征大鼠治疗作用的实验研究[J].中药新药与临床药理,2003,14(4):223-227.

[49] 韩贵清,张淑平,李旺,等.僵蚕粉胶囊加服龙蜂保肾汤消除蛋白尿的实验研究[J].河北中医,2003,25(1):74-76.

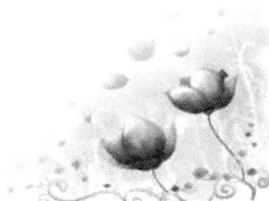

第七章　糖尿病肾病

糖尿病肾病(diabetic nephropathy,DN)通常指糖尿病引起的肾小球硬化症,其基本病理改变为肾小球毛细血管基底膜(GBM)增厚和系膜区扩张。DN起病隐匿,早期肾功能常正常,无明显的临床表现,一旦进展为临床DN,肾功能则进行性恶化。40%的糖尿病患者最终进展为糖尿病肾病。有微量白蛋白尿的糖尿病患者在5~10年进展为临床肾病。美国肾移植者中33%为糖尿病肾病患者,约60%的糖尿病患者发生终末期肾病(ESRD)。国外报道DN患病率为25%,国内报道DN总发生率为47.66%,其中早期DN发生率为13.5%~34.58%。

临床上,早期DN仅表现为易疲乏,临床DN则主要表现为疲乏无力、腰膝疲软或腰痛、视物模糊、蛋白尿、水肿、高血压、氮质血症等。肾外表现可有典型的多饮,多食,多尿,消瘦,皮肤瘙痒,或不出现典型的多饮、多食、多尿症状。因此,DN早期可归入中医学不同病症范畴讨论。如以微量蛋白尿和蛋白尿为主者可归入中医"精气下泄""虚损"等范畴;伴典型的多饮、多食、多尿、消瘦时当属"消渴""肾消"范畴;主要表现为水肿、肾功能不全者,当属中医"虚劳""水肿""关格"等范畴;若后期合并动脉硬化、冠心病等,应同时考虑中医的"眩晕""心悸""胸痹"等病症。

【病因病机】

中医对DN的病因通常概括为:禀赋不足、饮食劳倦、六淫七情所伤,导致五脏虚弱,津亏液耗,引发诸邪。

1.禀赋不足　早在春秋战国时代,即已认识到先天禀赋不足,是引起消渴病重要的内在因素。《灵枢·五变》说:"五脏皆柔弱者,善病消瘅。"其中尤以阴虚体质最易患病。而肾阴不足也正是DN的发病的重要内在因素。由于素体禀赋不足,饮食失节,情志失常,劳欲过度,消灼脏腑之阴液等多种原因导致阴津亏损,燥热偏胜之病机。肾阴亏虚则使肾失濡养,开阖固摄失权,则水谷精微直趋下泄,随小便而排出体外,故有尿甜之症。然阴虚为本,燥热为标,两者互为因果,阴愈虚则燥热愈盛,燥热愈盛则阴愈虚,病位虽多,但以肾脏之阴虚阳亢为关键。

2.饮食失节 长期过食肥甘、醇酒厚味、辛辣香燥,损伤脾胃,致脾胃运化失职,积热内蕴,化燥伤津,消谷耗液,发为消渴。

3.情志失调 长期过度的精神刺激,如郁怒伤肝,肝气郁结,或劳心竭虑,营谋强思等,以致郁久化火,火热内燔,消灼肺胃阴津而发为消渴。

4.劳欲过度 房事不节,劳欲过度,肾精亏损,虚火内生,则火因水竭愈烈,水因火烈而愈干,终致肾虚肺燥胃热俱现,发为消渴。

消渴日久,致使脏腑阴阳气血进一步虚衰而发为DN。其病机是本虚标实,本虚为脾肾亏虚,标实主要责之瘀血、水湿、浊毒三者。气虚、血瘀、湿浊是导致肾小球硬化的主要因素,而反复外感、过食肥甘等是诱发因素,两方面的因素相互影响,其长期反复的刺激使肾小球硬化病变进行性加重。早期病变多为气阴两伤,肝肾亏虚,瘀血阻络;病情发展可致阴损及阳,脾肾俱虚,致水湿潴留,泛溢肌肤,气虚阳损,又可使血行不利而加重瘀阻;晚期因肾阳衰败,湿浊内停,可出现浊毒上攻、犯胃凌心之危重证候。

【临床诊断】

一、诊断标准

DN早期通常无临床症状,晚期可出现终末期肾病的严重代谢

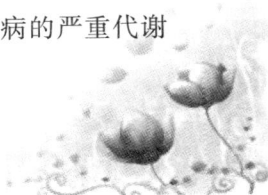

· 139 ·

紊乱和全身多系统受累。其临床表现主要取决于患者所处的DN分期及肾功能减退的程度。Mogensen将DN分为5期：Ⅰ期为肾小球高滤过期；Ⅱ期为"寂静"期；Ⅲ期为持续性微量白蛋白尿期；Ⅳ期为临床蛋白尿期；Ⅴ期为肾衰竭期。

(一)诊断依据

(1)有糖尿病病史，或出现糖尿病的其他并发症。

(2)尿中出现微量白蛋白尿或大量蛋白尿。

(3)肾穿活检病理检查早期见肾小球基底膜增厚，中晚期可出现结节性、渗出性或弥漫性肾小球硬化。硬化共同特点为嗜伊红及过碘酸雪夫(PAS)染色阳性。

符合(1)、(2)为临床糖尿病肾病，有(3)可确诊。

(二)分期诊断

1.Mogensen的DN分期

(1)Ⅰ期：以肾小球高滤过和肾脏轻度增大为特征。表现为肾小球滤过率升高，可达正常人的140%，肾小球毛细血管袢血浆流量增加和毛细血管内压增高等血流动力学变化。肾小球滤过率升高25%~40%，可达150 ml/min，肾脏体积约增加25%，但无明显的组织病理学上的改变，亦无任何临床症状。目前一般的临床诊断方法无法发现。

(2)Ⅱ期：正常白蛋白尿期。白蛋白尿排泄率(UAE)仍正常。肾小球基底膜增厚，系膜基质增加。运动激发后，可出现尿蛋白排量增高。该期肾小球开始出现结构性损害，但是可逆的。此期肾小球滤过率可能更高，可超过150 ml/min，部分患者血压开始从原有基础升高，如能进行早期干预治疗，肾小球结构和功能可恢复正常。

(3)Ⅲ期：早期糖尿病肾病。表现为持续性UAE增高20~200 μg/min (24小时为30~300 mg)，为高度选择性蛋白尿，称为微量白蛋白尿期。在该期肾小球滤过率逐渐恢复至大致正常水平，患者血压开始增高，降压治疗可减少尿白蛋白排出；肾脏组织学改变进一步加重，肾小球基底膜增厚，系膜基质增加更明显。

(4)Ⅳ期:临床糖尿病肾病期。大量白蛋白尿或持续性尿蛋白升高,表现为高血压、肾病综合征,部分患者有轻度镜下血尿;肾脏组织学检查出现K-W(Kimmelestil-Wilson)结节;肾小球滤过率明显下降,肾功能损害进行性进展。

(5)Ⅴ期:终末期肾病,ESRD。病情进行性发展,如不进行积极控制,肾小球滤过率将以平均每月减少1 ml/min的速度下降,直至进入肾衰竭期,临床上出现尿毒症及其合并症的相应症状。

2.希氏内科学的DN分期

(1)早期:肾小球滤过率增加,肾单位肥大,肾脏体积增大和出现微量白蛋白尿,缺乏肾小球病变的临床症状和体征。

(2)临床期:尿白蛋白排量(UAE)>200 μg/min(24h小时>300 mg),或常规24小时尿蛋白定量>0.5 g。肾功能开始进行性减退,并出现高血压。对于有大量蛋白尿者,必须仔细排除其他可能引起尿蛋白的原因,DN通常没有严重的血尿,有严重的血尿者必须排除其他肾脏疾病。

(3)晚期:氮质血症、水肿和高血压加重。如不能积极控制好血糖和血压, 肾小球滤过率将以平均每月减少1 ml/min的速度下降。常同时合并其他微血管合并症,如视网膜病变和周围神经病变。 · 141 ·

二、鉴别诊断

肾穿活组织检查是DN特异性的诊断依据。青少年与儿童糖尿病患者出现蛋白尿主要应与急性和慢性肾炎鉴别。糖尿病患者在病情稳定、血糖控制良好的情况下突然出现水肿,大量蛋白尿,伴或不伴肾功能恶化,要考虑伴发急性肾炎的可能。老年DN至临床蛋白尿期部分可合并糖尿病性视网膜病变。糖尿病酮症酸中毒及糖尿病伴心力衰竭时,可出现一过性蛋白尿,代谢紊乱或心力衰竭纠正后尿蛋白消失。泌尿系统感染往往以尿中出现红细胞、白细胞为主,并伴有尿路刺激症状,感染急性发作控制后少量蛋白尿可减少

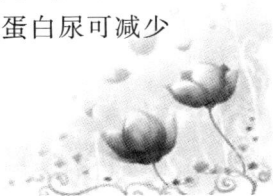

或消失。糖尿病患者伴发其他疾病时亦可出现肾脏损害,如妊娠中毒症、系统性红斑狼疮及其他自身免疫病,除蛋白尿以外多有原发疾病的临床表现。

1.高血压性肾病　高血压病史,高血压眼底改变,高血压心脏病,肾活检肾小动脉硬化、肾小球缺血。

2.慢性肾小球肾炎　好发于中青年,血糖正常,肾活检为IgA肾病、系膜增生性肾炎等。

3.肾淀粉样变　感染和炎症病史,肾活检刚果红染色阳性。

4.狼疮性肾炎　自身抗体检查特异性抗体(尤其是抗双链DNA抗体)阳性,肾活检可见免疫复合物沉积。

5.原发性肾病综合征　糖尿病的肾病综合征和糖尿病合并原发性肾病综合征很难鉴别,主要从以下几方面考虑:①糖尿病肾病综合征常有糖尿病病史10年以上,而糖尿病合并原发性肾病综合征者则不一定有这么长时间;②前者同时有眼底改变;必要时做荧光眼底造影,可见微动脉瘤等糖尿病眼底变化,后者则不一定有;③前者同时有慢性多发性神经炎、心肌病、动脉硬化和冠心病等,后者不一定有;④前者尿检查通常无细胞,后者可能有。

· 142 ·

三、中医证型

(一)本证

1.肺胃两虚　主症为气短自汗,倦怠乏力,纳少腹胀,胃脘不适,咽干舌燥,平素易感冒,舌淡胖大,边有齿痕,苔薄白,脉虚细。

2.心脾两虚　主症为倦怠乏力,失眠多梦,心悸健忘,头晕目眩,食纳不佳,舌淡,脉虚细。

3.脾肾气虚　主症为气短乏力,纳少腹胀,四肢不温,腰膝酸软,夜尿清长,舌淡胖大,边有齿痕,脉沉弱。

4.气阴两虚　主症为神疲乏力,自汗气短,手足心热,咽干口燥,渴喜饮水,大便干结或先干后稀,舌红胖大,少苔,有齿痕或舌淡齿痕,脉沉细或弦细。

5.**阴阳两虚**　主症为面色㿠白,畏寒肢冷,腰酸腰痛,口干欲饮,或有水肿,大便或干或稀,舌红胖,脉沉细。

6.**肝肾阴虚**　主症为头晕头痛,急躁易怒,腰酸耳鸣,五心烦热,面红目赤,舌红苔薄黄,脉弦细数。

7.**脾阳不振**　主症为倦怠乏力,面色萎黄,面目肢体水肿,腰以下为甚,形寒肢冷,腹胀便溏,小便短少,舌淡或暗淡,苔白腻,脉濡细。

8.**肾阳虚亏**　主症为面色㿠白,灰滞无华,腰膝酸软,形寒怕冷,四肢欠温,周身水肿,以下肢为甚,常伴胸闷憋气,心悸气短,腹胀尿少,舌淡红或暗淡,苔白腻,脉沉迟无力。

9.**阳虚水泛**　主症为全身悉肿,形寒肢冷,面色晦暗,精神萎靡,神疲嗜睡,胸闷纳呆,恶心呕吐,口有秽臭,大便溏泄,尿少或无尿,舌体胖大,苔白腻或垢腻,脉沉细无力。

10.**肝肾阴竭**　主症为头晕目眩,耳鸣心悸,五心烦热,神志不清,四肢抽搐,溲赤便秘,舌红无苔或薄苔,脉弦细或弦细数。

(二)兼杂证型

1.**夹瘀血**　主症为肢痛肢麻,女性患者月经后期色暗有瘀块或痛经,口唇暗,舌暗有瘀斑或瘀点。

2.**夹水湿**　主症为水肿,轻者仅下肢稍肿。

· 143 ·

3.**夹湿浊**　主症为湿浊上逆而恶心、呕吐,甚则口中有尿臭味,舌苔黄腻。

四、辨证要点

1.**辨标本虚实**　本病病机为本虚标实,本虚以阴虚为基础,夹杂肺虚、脾虚、肾虚和气阴两虚;标实主要责之瘀血、水湿、浊毒三者。早期病变多为气阴两伤,肝肾亏虚,瘀血阻络;病情发展可致阴损及阳,脾肾俱虚,致水湿潴留,泛溢肌肤,气虚阳损,又可使血行不利而加重瘀阻;晚期因肾阳衰败,湿浊内停,可出现浊毒上攻、犯

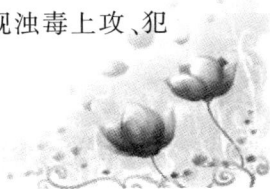

胃凌心之危重证候。

2.辨证型转化　本病发病之初,多以阴虚为主,涉及肝肾;病变后期,则阴损及阳,伤及心脾,脾肾阳虚;同时,气虚血瘀可贯穿于疾病始终。气阴两虚偏气虚可以转化为脾肾气虚,甚至脾肾阳虚;气阴两虚偏阴虚可以转化为肝肾阴虚,甚至阴虚阳亢;气阴两虚本身也可转化为阴阳两虚。相反,原来脾肾气虚者,也可转为气阴两虚;原来肝肾阴虚者,亦能转为气阴两虚。

【临床治疗】

一、常见分型治疗

(一)本证治疗

1.肺胃两虚

治法:益气养阴,补益肺气。

方剂:补肺汤(《永类钤方》)或益胃汤(《温病条辨》)加减。

组成:太子参、生黄芪、生地、五味子、桑白皮、北沙参、麦冬、玉竹。

加减:阴虚火旺,低热明显者,可配鳖甲、青蒿、地骨皮养阴清热;肺气上逆,喘咳较著者,伍以沉香、苏子降气止咳;阴伤较甚,口渴,舌红苔少,脉细数者,加天花粉、石斛、玉竹养胃生津;脘腹气多胀甚者,可加枳实、砂仁、槟榔等以行气导滞。

2.心脾两虚

治法:益气养阴,补益心脾。

方剂:人参归脾汤(《济生方》)加减。

组成:党参、生黄芪、炒白术、远志、炒枣仁、当归、茯神、木香。

加减:气虚血少,血不养心,心动悸,脉结代,可用炙甘草汤加减;血虚阴伤,心悸,虚烦不寐,舌红口干,可加生地、麦冬、五味子。

3.脾肾气虚

治法:健脾固肾。

方剂:六君子汤(《校注妇人良方》)、六味地黄丸(《小儿药证直诀》)、水陆二仙丹(《洪氏集验方》)合芡实合剂加减。

组成:党参、生黄芪、炒白术、金樱子、芡实、白术、茯苓、山药、黄精、菟丝子、百合、枇杷叶等。

加减:脾虚气陷,久泻,脱肛,加黄芪、升麻、葛根以益气升清;夜尿多加黄精、覆盆子以缩尿;蛋白多加黄芪、苍术以益气燥湿。

4.气阴两虚

治法:益气养阴。

方剂:参芪地黄汤(《沈氏遵生书》)加减。

组成:太子参、生黄芪、生地黄、山药、山茱萸、茯苓、丹皮等。

加减:偏气虚以五子衍宗丸(《证治准绳》)加黄芪;偏阴虚用大补元煎(《景岳全书》)加减。口渴者加花粉以生津润燥;多尿者加木瓜敛阴以制尿;腰酸者加杜仲、牛膝以强腰健肾;内热甚者加知母、生石膏以清胃中之火。

5.阴阳两虚

治法:阴阳双补。

方剂:桂附地黄汤(《医宗金鉴》)、济生肾气丸(《济生方》)、大补元煎(《景岳全书》)加减。

· 145 ·

组成:党参、熟地、山茱萸、山药、杜仲、当归、枸杞子、仙茅、淫羊藿、炙甘草。

加减:水肿加牛膝、车前子(包煎)、防己;腰酸明显,加川断、桑寄生以补肾强腰;气虚及阳,形寒肢冷,加附子、肉桂以温肾。

6.肝肾阴虚

治则:补益肝肾,滋阴潜阳。

方剂:杞菊地黄汤(《医级》)加减。

组成:枸杞子、菊花、生地黄、山药、山茱萸、茯苓、丹皮。

加减:心烦加竹叶以清心火;夜寐不安加灵芝以养心安神;尿频、尿急者加赤小豆、白茅根、淡竹叶以清热利尿;头晕甚者加菊

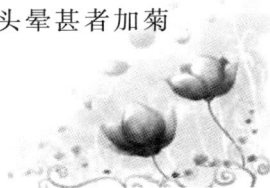

花、钩藤、决明子以滋阴潜阳。

7.脾阳不振

治法:温补脾阳,利水消肿。

方剂:实脾饮(《济生方》)加减。

组成:茯苓、炒白术、炒苍术、木瓜、大腹皮、草豆蔻、厚朴、桂枝、木香、猪苓、制附片(先煎)。

加减:若形寒肢冷,腹部冷痛者,加熟附子、肉桂以振奋脾阳;腹泻日久,出现心烦、少寐者,加川连、肉桂;腹部胀满者,加枳实、大腹皮以消导行气。

8.肾阳亏虚

治法:温补肾阳,利水消肿。

方剂:苓桂术甘汤(《金匮要略》)合真武汤(《伤寒论》)加减。

组成:附子(先煎)、肉桂、党参、葶苈子、茯苓、泽泻、大腹皮、五加皮、白术、生姜。

加减:血压高加川芎、杜仲、桑寄生以补肾活血;蛋白尿多加牛蒡子、灵芝以降尿蛋白;腹胀加荔枝、木香以行气消胀;水肿剧加活血通脉胶囊或水蛭以活血。

9.阳虚水泛

治法:温阳利水,逐毒降逆。

方剂:大黄附子汤(《金匮要略》)加减。

组成:附子(先煎)、生大黄(后下)、半夏、生姜、砂仁、藿香(后下)、木香、苍术、厚朴。

加减:胸闷气急不能平卧者加葶苈子、人参以补益心气;恶心呕吐者加紫苏、川连、半夏、煅瓦楞以和胃止呕;水肿消退后,酌减利水药,以温补肾阳治其本。

10.肝肾阴竭

治法:育阴潜阳,平肝熄风。

方剂:羚角钩藤汤(《通俗伤寒论》)加减。

组成:羚羊角(锉)、生地、钩藤(后下)、丹皮、石决明(先煎)、菊花、鳖甲(先煎)、茯神、白芍、玄参、全蝎。

加减:心烦加竹叶以清心火;夜寐不安加当归、茯神以养心安神;肝阳亢盛者,配牡蛎以平肝潜阳;阴虚者,加首乌、龟板以滋养肝肾。

(二)兼杂证治疗

糖尿病肾病虽以本虚为主,但临床所见以虚实夹杂为多,瘀血、水湿、湿浊为其最常见的兼夹之邪,治疗时必须在治本的基础上,重视治标祛邪以提高疗效。

1.夹瘀血　扶正方中酌加丹参、鸡血藤、泽兰、桃仁、红花、川芎等活血化瘀之品。

2.夹水湿　扶正方中加牛膝、车前子、防己、赤小豆、冬瓜皮;重者则宜温阳利水,可用实脾饮、济生肾气丸,或健脾利水,用防己黄芪汤合防己茯苓汤。

3.夹湿浊　扶正方中加黄连、竹茹,甚则先清化湿热,用黄连温胆汤(《备急千金要方》)或苏叶黄连汤,俟呕吐止后再予扶正;舌苔白腻,可在扶正方剂中加陈皮、生姜、竹茹,甚则先化浊降逆,用小半夏加茯苓汤(《金匮要略》)以控制呕吐,呕止再予扶正之剂;若湿浊上逆而口中有尿臭明显者,可在扶正基础上加大黄10 g(后下),或合并使用大黄灌肠,使湿浊外泄,症状得以缓解。

· 147 ·

二、固定方药治疗

1.糖肾康颗粒

组成:黄芪、生地黄、丹参、全蝎、大黄、太子参等。

功效:益气养阴,化瘀泄浊。

用法:口服,每次10 g,每日3次,1个月为一疗程。

主治:适用于糖尿病肾病气阴两虚夹瘀浊型。

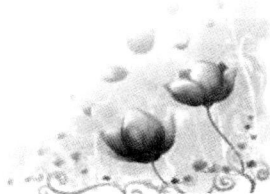

2.益肾康颗粒剂

组成:人参、黄芪、葛根、茯苓、山茱萸、何首乌、当归、丹参等。制成颗粒剂,每袋15 g,相当于生药45 g。

功效:益气养阴。

用法:口服,每次2包,每日3次。

主治:适用于糖尿病肾病气阴两虚型。

3.保元排毒丸

组成:生晒参、黄芪、丹参、生大黄、黄精、陈皮、六月雪等。

功效:清热解毒,补肾益气。

用法:口服,每次5 g,每日2次。

主治:适用于早期糖尿病肾病。

4.通脉胶囊

组成:熟地黄、山药、山茱萸、黄芪、水蛭等。水煎浓缩制成胶囊。

功效:健脾益气化瘀。

用法:口服,每次1粒,每日3次。

主治:适用于糖尿病肾病夹瘀偏重者。

三、名医验方

1.糖肾康颗粒(曹恩泽方)

组成:黄芪、生地黄、丹参、全蝎、大黄、太子参等。

功效:益气养阴,化瘀泄浊。

主治:适用于糖尿病肾病气阴两虚夹瘀浊型。

2.参芪地黄汤加减(时振声方)

组成:太子参、生黄芪、生地黄各15 g,山药、山茱萸各10 g,茯苓20 g,牡丹皮6 g等。

功效:益气养阴。

主治:适用于糖尿病肾病气阴两虚型。

3.杞菊地黄汤加减(林兰方)

组成:生地黄、枸杞子、菊花、茯苓、泽泻等。

功效:滋补肝肾。

主治:适用于糖尿病肾病肝肾阴虚型。

4.补养肺肾汤(吕仁和方)

组成:沙参、麦冬、玄参、生地、山茱萸、黄连、地骨皮、枳实等。

功效:益气养阴,兼补肺肾,少佐清热。

主治:适用于糖尿病肾病肺肾阴虚型。

【临床保健】

一、心理保健

2000年前我国古人就意识到精神、心理因素与糖尿病的发生、发展有密切的联系,如《灵枢·五变篇》中有"长冲直扬……心刚多怒"的人易于发生糖尿病。医生或患者的家属应采用心理学的理论和方法, 让患者能够在受到各方面的刺激时调整其纷乱的思想情绪,使内分泌趋于正常,从而促进疾病的康复。如《古今医统》的"凡初觉燥渴,便当清心寡欲,薄滋味,减思虑,则治可廖"。说明精神调养对糖尿病有一定的疗效。以下是精神调养的几种主要形式。

1.实事求是,以理通情 人于病中,常更多考虑的是自己的病情,因而情绪低落,心理负担较重,常常存在紧张、恐惧、焦虑等情绪,此时,应该根据患者的实际病情,适当地告诉他有关糖尿病和肾病的一些基本知识,改变其不正确的看法,引导他自己分析自己的病情及其可能的发展,消除不该有的疑虑,建立合适的防范意识。

2.以情通情,以意养性 慢性患者常易处于一种郁闭的情绪中,有什么想法或疑虑不经常向人诉说,这就要求患者家属注意引导其适时发泄,让其尽情地诉说,从郁结的情绪中解脱出来,这对疾病的痊愈大有好处。还有就是可以通过培养患者的兴趣或爱好,转

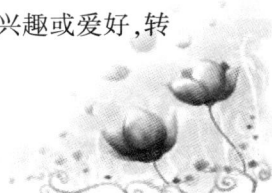

· 149 ·

移他对某些事情或疾病的注意力,这样也能达到防治疾病的目的。

3.精神满足疗法　这里一方面包括给予有益于健康的文学、艺术、音乐、体育等娱乐活动和旅游的条件,另一方面指亲人、医生尽量满足患者的各种感情需要。另外,医护人员和家属应该以"见彼苦恼,若已有之"之心来获取患者的信任,给予他们关心和安慰,使他们的心理状态趋于正常,帮助他们恢复健康。

二、运动保健

正气虚弱是糖尿病肾病发生的关键,因此要采取各种措施,增进身体健康,增强体质,以减少和防止糖尿病的发生。运动时确保安全,防止低血糖,不要在空腹时运动。

推荐运动有:

1.快慢步行　步行速度可采取快慢结合的方式,先快步行走5 min,然后慢速行走(相当于散步)5 min,然后再快行,这样轮换进行。步行速度亦可因人而异。身体状况较好的轻度肥胖患者,可快速步行,每分钟120~150步;不太肥胖者可中速步行,每分钟110~115步;老年体弱者可慢速步行,每分钟90~100步。开始每天半小时即可,以后逐渐加大到每天1 h,可分早、晚两次进行。

2.室内运动　①蹲下起立:开始每次做15~20次,以后可增加至100次;②仰卧起坐:开始每次做5次,以后逐渐增加至20~50次。

3.床上运动　分别运动上、下肢,做抬起放下、左右分开等动作。适合体质较弱的患者。

身体条件好的患者,可以慢跑、跳绳、上楼梯、爬山、骑自行车、游泳、跳韵律操等。

三、饮食保健

饮食禁忌控制到位,对DN的病情好转也是大有好处的,可以减轻胰岛β细胞的负担。在日常生活中,DN的饮食与糖尿病患者大致相同。具体如下：

(1)限制蛋白质摄入量：一般多主张限制蛋白质摄入量至每日0.6~0.8 g/kg(或热量的10%以下)，可减少有微量白蛋白尿患者的白蛋白排泄率。

(2)兼有水肿或高血压的DN的饮食原则：应采用低盐、无盐或少钠饮食，以防水肿的发展和血压的增高。限盐：每日6 g；高血压、水肿每日3~5 g；限磷：氮质血症期每日小于600 mg；对于有水肿、少尿症状时，一般将水分摄入限制在尿量加300 ml。

(3)DN患者多数伴有高血压及高脂血症，应适当减少脂肪摄入并多采用不饱和脂肪酸，胆固醇应限制在300 mg以下。

(4)DN患者的饮食可根据空腹血糖情况参考食量大小，适当增加碳水化合物，但来自碳水化合物的热量不应大于70%。

四、调摄护理

(1)劳逸要适度，早期应鼓励轻微活动，如练气功、打太极拳、散步等，避免重体力和急剧运动；后期病情日趋严重时，应增加卧床休息的时间，卧床有利于改善肾血流量。肾功能不全者还要控制水钠入量。同时要严禁烟酒。

(2)养成良好的卫生习惯，防止感冒、腮腺炎、胰腺炎、肝炎等疾患。即使患病后，亦应选用副作用小的有效的中、西药物治疗。

(3)在服用某些药物时，如利尿剂、避孕药、泼尼松、异烟肼、可乐定等，要有意识地监测血糖变化，防止发生继发性糖尿病。

【现代研究】

一、理论研究

糖尿病肾病多发生于糖尿病的中后期，糖尿病的基本病机是阴虚为本，燥热为标，因此除糖尿病肾病后期，阴虚每与燥热同时

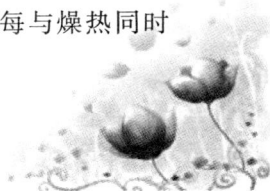

存在。陈以平教授以本虚标实论治,认为本病以气阴两虚、精气亏耗、终致阴阳两虚为本,以燥热内生、水湿潴留、湿浊内蕴为标,总属本虚标实之证。一般初期多为肺脾燥热、阴精亏耗,为正虚邪实病至后期,精气俱损,肝肾两伤,可发展为气阴两虚,肝肾阴虚,阴阳两虚,阳虚水泛,终致正衰邪实,阴竭阳亡。

时振声以气阴两虚为主论治,认为糖尿病肾病由于病程较长,多数都有虚实夹杂的临床表现,因此治疗既要治本补虚,又要治标祛邪,标本结合进行治疗,可使蛋白尿减轻或消失,肾功能向好的方面转化。糖尿病的基本病机是肺、胃、肾三脏灼热伤阴,病延日久,不仅阴伤,气亦暗耗,故临床上表现气阴两虚者甚为多见。

王钢教授重视分阶段防治结合,从脾肾、水湿、痰瘀论治。认为糖尿病肾病的病机以肾为本,肾元不足贯穿了糖尿病肾病整个病程的始终,是糖尿病肾病转化及发展的内在基础和主要矛盾。①糖尿病肾病以脾为枢,脾失健运是糖尿病肾病转化及发展的关键因素。②气阴两虚证贯穿糖尿病肾病始终,是最基本的证型,阴阳两虚证是糖尿病肾病的最终转归。③痰瘀互阻是导致糖尿病肾病发生发展的病理基础和基本矛盾之一。④治疗应分段、治专症、防治结合,治中有防。

二、辨证论治研究

时振声将DN辨证分为4型:①气阴两虚型,方选参芪地黄汤加减(太子参、生黄芪、生地黄、山药、山茱萸、茯苓、牡丹皮);②脾肾气虚型,方选水陆二仙丹合芡实合剂加减(金樱子、芡实、白术、茯苓、山药、黄精、菟丝子、百合、枇杷叶),或用补中益气汤加减;③肝肾阴虚型,方选归芍地黄汤、六味地黄汤合二至丸加减;④阴阳两虚型,方选桂附地黄汤、济生肾气汤、大补元煎加减。

祝甚予治疗本病早期病变,均以降糖药对方为主(黄芪、山药、苍术、玄参等)随症加减,晚期病变治疗较困难,一般对水肿明显者常用防己黄芪汤合六味地黄汤或桂附地黄汤加减以温补脾肾、利水消肿;贫血严重、面白乏力者,常用参芪四物汤加制首乌、女贞子、桑葚子、枸杞子、白术、仙鹤草等益气养血、补肾生精;对血肌酐、尿素氮增高,浊毒上逆而呕恶不能进食、口臭黏腻者,常用香砂六君子汤加石菖蒲、佩兰、竹茹、旋覆花等和胃降逆、芳香化浊。

吴深涛将DN分为6型诊治。①胃心湿热,脾肾不足型:治宜清胃泻心、健脾益气,方用白茯苓丸加减,药用白茯苓、天花粉、黄连、萆薢、太子参、玄参、熟地、覆盆子、石斛、蛇床子、鸡内金、磁石;②肝肾阴虚型:治宜滋补肝肾、疏肝清热,方用消渴八味丸和逍遥散加减;③气阴两虚型:治宜补肾健脾、益肾养阴,方用参芪地黄汤加减;④脾肾阳虚型:治宜温肾健脾、活血利水,治宜用黄芪、党参、白术、桂圆肉、山药、蔻仁、干姜、薏苡仁、炮附子、陈皮、牛膝、龙骨、淫羊藿、茯苓、丹参;⑤阴阳两虚型:治宜调补阴阳、益气养血,方用金匮肾气汤加减;⑥脾肾虚衰,湿瘀蕴毒型:方用四君子汤和解毒活血汤加减。

徐氏早期以健脾益气、补肾养肝、滋阴活血为治疗要点,辨证选用参芪地黄汤、杞菊地黄汤或桃红四物汤加减;中期以健脾补肾、活血利水为治疗关键,方选金匮肾气丸、济生肾气丸或实脾饮加减;后期应动态辨证,随证选用苓桂术甘汤、真武汤、桃核承气汤、大黄附子汤等,固摄尿蛋白可用黄芪、山茱萸、芡实、金樱子,利水常用桑白皮、冬葵子、车前子,泻浊用大黄、桃仁、肉苁蓉、佩兰、泽兰、茵陈。

三、专方治疗研究

1.糖肾康颗粒

组成:黄芪、生地黄、丹参、全蝎、大黄、太子参等组成。每次10 g,每日3次,1个月为一疗程。

疗效:具有益气养阴、活血通络作用的中药验方糖肾康颗粒对

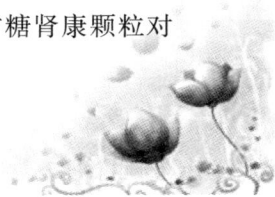

实验性糖尿病大鼠早期肾脏病变的作用及肾脏组织中转化生长因子β_1(TGF-β_1)表达的影响的观察,结果显示糖肾康颗粒可降低糖尿病大鼠肾重/体重比值($P<0.05$);糖尿病模型大鼠尿微量白蛋白排泄明显减少,血β_2-MG水平降低,尿β_2-MG含量减少,减轻/延缓电镜下肾脏超微结构损害,抑制鼠肾组织中TGF-β_1的表达。表明糖肾康对实验性糖尿病肾病有防治作用,其机制可能与抑制组织中TGF-β_1的表达有关。临床观察也表明糖肾康对糖尿病肾病患者各项肾损害实验室指标有明显的改善作用。

2.益气养阴活血方

组成:生黄芪、太子参、麦冬、五味子、当归、丹参、川芎、赤芍、水蛭、熟大黄。加水浓煎,每日1剂,分2次口服。两组均以3个月为一疗程。

疗效:益气养阴活血方治疗DN在总有效率、24小时尿蛋白定量、尿蛋白排泄率和血脂方面明显优于对照组。该方具有调整脂代谢、减少蛋白尿、改善肾功能及主要临床症状、延缓肾功能减退进程等作用。

3.补肾活血方

组成:黄芪、丹参、熟地黄、山药、山茱萸、川芎、赤芍、益母草、当归、水蛭、菟丝子。水煎服,每日1剂,30日为一疗程。

疗效:补肾活血方能改善肾脏微循环,保护肾功能,减少尿微量蛋白排出。

4.肾炎康复片

组成:人参、西洋参、杜仲、生地、山药、白花蛇舌草、益母草、丹参、土茯苓、泽泻等。每次5粒,每日3次。1个月为一疗程。

疗效:肾炎康复片治疗DN在临床疗效,消减尿蛋白和降低血清C反应蛋白水平方面效果显著,可能与肾炎康复片减少血清C反应蛋白,从而改善糖尿病肾病的微炎症状态有关。

5.百令胶囊

组成：百令胶囊为人工虫草制剂，是人工发酵培养得到的菌丝，其主要成分为虫草素、虫草酸、虫草多糖、超氧化物歧化酶（SOD）、维生素、氨基酸及微量元素等。

疗效：百令胶囊可使糖尿病肾病患者SOD升高，尿白蛋白排泄下降，并改善异常脂代谢，减少蛋白尿，改善肾功能，且无毒副作用。

四、单味中药研究

1.水蛭　实验研究表明表明：对于DN患者，在基础疗法上加用水蛭注射液虽然在降低血糖方面与单纯采用西药治疗无明显差异（$P>0.05$），但能明显改善糖尿病肾病的肾脏病理变化，同时显著地降低血肌酐、尿素氮并减少尿蛋白的排泄率，提示水蛭注射液对糖尿病肾病具有较好的治疗作用。

2.黄芪　能使糖尿病肾病患者血中TGF-β_1型胶原水平逐渐降低，尿中白蛋白含量减少，提示黄芪可通过抑制DN患者TGF-β_1等细胞因子的过度表达，改善肾脏细胞外基质蛋白代谢异常，发挥抗纤维化的作用，有效地保护肾脏。

3.冬虫夏草　具有抗衰老，增强SOD活性，修复DNA损伤，降低LPO水平，抑制血小板聚集，降低血黏度等作用。另有报道，虫草能刺激肾小管上皮细胞增殖，加速肾细胞修复，保护肾功能，降低尿蛋白，同时还有降糖功效。

4.刺五加　可扩张血管，降低全血黏度，血细胞比容和改善血小板黏附功能，可提高超氧化物歧化酶活性，清除自由基，保护机体的组织细胞；还可通过对局部抑制ET合成，对肾脏起保护作用。

5.大黄　能延缓DN病变肾单位的病程进展，减少蛋白尿，改善糖尿病患者的脂肪、糖、蛋白质代谢的异常；并能对肾脏组织的糖基化产物的形成有抑制作用，从而保护肾脏。

6.雷公藤　雷公藤多苷能维持肾小球滤过膜的阴电荷屏障，降低肾脏合成血栓素 A_2 水平，抑制血管内皮细胞生长因子的生存与

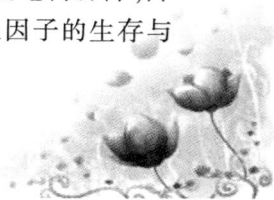

分泌;降低肾小球滤过膜的通透性,减少蛋白的排出;具有抗炎,抑制免疫反应,抑制细胞区基质细胞及基底膜的增生等作用,从而改善DN的病理改变。

7.三七　三七总皂苷具有降低血栓素A_2,改善微循环,减少早期DN患者尿蛋白排泄。

8.黄蜀葵花　实验证实黄蜀葵花醇提物对DN具有清除自由基、减轻肾小管间质病变,改善肾功能,降低蛋白尿的作用。

9.灯盏花　灯盏花素能通过抑制氧化应激和增强机体的抗氧化的防御功能及抑制蛋白激酶C来防治糖尿病肾病。

10.银杏　银杏叶提取物治疗早期糖尿病肾病疗效显著,可降低尿白蛋白排泄率和尿β_2-微球蛋白改善血脂和血液流变学。

11.葛根　葛根素能减少早期糖尿病肾病患者蛋白尿,其机制可能与葛根素减轻血液高凝状态、改善微循环、抑制ET-1及NO生成有关。

五、实验研究

糖尿病肾病的发病机制主要包括肾小球高滤过,生化代谢紊乱(多元醇途径、蛋白质非酶糖化及脂质代谢异常等),氧化应激,蛋白激酶C活化,细胞因子异常分泌(包括IL-1、IL-6、TGF-β、TNF、PDGF、IGF、ET、NO等),血液流变学变化及遗传易感性等多因素相互影响。近年来,有关DN的中医药研究取得一定进展,简述如下:

高彦彬观察止消通脉宁(黄芪、生地、莪术、鬼箭羽、大黄等)对链尿佐菌素(STZ)诱导DM模型大鼠肾脏肥大的影响,结果表明:该方可明显减轻肾小球基底膜(GBM)增厚,抑制系膜基质增加。黄翠玲组方济肾汤(黄芪、生地、益母草、葛根、丹参、玄参、女贞子、麦冬、川芎、桃仁、水蛭)可明显降低DM大鼠肾重/体重比值,减少GBM厚度及系膜PA阳性染色区体密度。

石巧荣组方天荔汤(天花粉、荔枝核、黄芪、知母、女贞子、牛膝、赤芍、白芥子等），发现该方能明显降低DM大鼠内生肌酐清除率（CCr）及尿白蛋白排泄率（AER），降低血浆肾素（PRA）、血管紧张素水平，与开搏通组比较无明显差异。桑雁运用糖肾康胶囊（黄芪、当归、丹参、桃仁、赤芍、川芎、益母草）加常规西药治疗DN患者，经治6周后，中西医结合治疗组尿白蛋白平均下降816 mg/L，血栓素B_2（TXB_2）下降，6-酮-前列腺素$F_{1\alpha}$（6-keto-$PGF_{1\alpha}$）增高，TXB_2/6-keto-$PGF_{1\alpha}$比值下降，肾小球滤过分数下降，与西药组比较差异有显著性。黄芪能明显降低糖尿病大鼠血糖及糖化血红蛋白，具有减少尿白蛋白，纠正糖尿病大鼠过高的血浆渗透性，减慢肾小球基底膜增厚的作用；在降低DN早期高肾血流量和肾小球滤过率的同时，降低肾脏皮、髓质诱生型NO合成酶的高表达。

止消通脉宁能明显降低DM大鼠肾脏皮质糖基化中间产物5-羟甲基糠醛（5-HMF）含量及糖基化终产物（AGEs）含量。济肾汤能减少DM大鼠肾皮质5-HMF释放量和肾小球系膜区硝基四氮唑蓝（NBT）染色强度。动物实验也表明，黄芩苷、黄连素能明显降低DM大鼠肾脏醛糖还原酶（AR）活性，尿蛋白呈下降趋势，其作用与AR抑制剂Sorbinil相似，槲皮素能明显降低DM大鼠肾组织山梨醇（SNS）含量。

止消通脉宁能下调DM大鼠肾脏诱导型一氧化氮合酶（iNOS）的高表达。运用糖肾康（缫丝水、水蛭、大黄、黄连、枸杞子、山茱萸、山药、麦冬、西洋参、肉桂、益母草、泽泻、玉米须、丹参等）治疗DN，患者尿白介素-6（IL-6）显著下降，西药组无明显改变。应用疏肝补肾益气中药（柴胡、白芍、当归、辽五味、山茱萸、菟丝子、枸杞子、车前子、黄芪、人参、丹皮、升麻、枳实、炒白术、生地、玄参）治疗DN患者，患者血浆ET-1显著降低，血浆降钙素基因相关肽（CGRP）显著升高，TC、TG、FBG、PBG、UAER等也有不同程度的降低。

济肾汤能明显降低DM大鼠血清TC、TG，升高HDL-C；提高DM大鼠肾脏超氧化物歧化酶（SOD）和过氧化氢酶（CAT）活性，降低肾

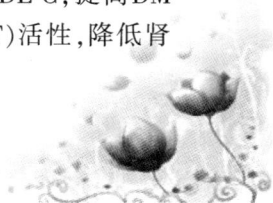

脏和尿液脂质过氧化物丙二醛(MDA)的水平。仝小林观察水蛭对DM大鼠的影响,用药6个月,模型大鼠血清TG下降;组织型纤溶酶原激活剂(t-PA)活性升高,纤溶酶原激活物抑制物(PAI)1活性降低,谷胱甘肽过氧化物酶(GSH-Px)活性增强,MDA含量下降。提示水蛭具有减轻氧自由基损伤,抗脂质过氧化,改善血脂代谢及增强纤溶活性等作用。

王海松组方益肾糖泰颗粒(黄芪、太子参、淫羊藿、枸杞子、当归、红花、猪苓、防己),发现该方能有效改善DM大鼠异常升高的血糖、HbA_{1c}水平。体外培养表明,大黄酸能明显抑制$TGF-\beta_1$所导致的小鼠肾小球系膜细胞葡萄糖转运蛋白1(GLUT1)高表达,降低葡萄糖摄入的异常增高。

(吕 勇)

参 考 文 献

[1] 王海燕.肾脏病学[M].第2版.北京:人民卫生出版社,1998:956-957.

[2] 吕勇.糖肾康颗粒对糖尿病肾病肾损害实验指标影响的研究[J].新中医,2006,38(2):44-45.

[3] 曹恩泽,余永颖,胡顺金,等.糖肾康对实验性糖尿病大鼠早期肾脏病变的作用[J].中国中西医结合肾病杂志,2002,3(8):448-456.

[4] 孙元莹.益肾康颗粒剂治疗糖尿病肾病42例[J].陕西中医,2006,27(12):1485-1487.

[5] 陈岱,王身菊.保元排毒丸为主治疗糖尿病肾病临床观察[J].山东中医杂志,2004,23(12):731-732.

[6] 李东环.通脉胶囊治疗糖尿病肾病[J].中国中医药信息杂志,2003,9(10):34.

[7] 冯建春,倪青.时振声教授治疗糖尿病肾病经验述要[J].辽宁中医杂志,1996,23(12):534-535.

[8] 董振华,季元.祝甚予治疗糖尿病慢性并发症的经验[J].中医杂志,1997,38(1):12-14.

[9] 吴深涛.糖尿病慢性并发症的中医辨治[M].天津:天津科学技术出版社,

2001:101.

[10] 徐云生,李莹,程益春.治疗糖尿病肾病体会[J].山东中医杂志,1998,17（1）:32.

[11] 谌洁.益气养阴活血方治疗糖尿病肾病30例临床研究[J].中医杂志,2006,47(11):841-843.

[12] 崔宇晨.补肾活血方治疗早期糖尿病肾病60例[J].河北中医,2005,27(2):99.

[13] 邓跃毅.肾炎康复片治疗糖尿病肾病的疗效观察[J].中国中西医结合肾病杂志,2005,(6):151-153.

[14] 杜烨辉.百令胶囊治疗糖尿病肾病的临床观察[J].时珍国医国药,2006,17(11):2276-2277.

[15] 史伟.水蛭注射液防治糖尿病肾病作用机制研究[J].山西中医,2001,17(6):53-54.

[16] 陶少平.黄芪注射液对糖尿病肾病患者血转化生长因子-β_1及Ⅳ型胶原水平的影响及其意义[J].中国中西医结合肾病杂志,2006,7(3):156-157.

[17] 彭学军.糖尿病肾病的药物治疗[J].新医学,2001,32(6):357-358.

[18] 倪海祥,罗苏生,邵国民,等.刺五加注射液对早期糖尿病肾脏病变及血浆、尿内皮素的影响[J].中国中西医结合杂志,2001,21(2):105-107.

[19] 黄翠玲,李才,邓义斌,等.大黄对糖尿病大鼠肾组织非酶促糖基化的影响[J].中国糖尿病杂志,1996,4(2):103.

[20] 孙建功.雷公藤总甙治疗糖尿病70例临床观察[J].中医研究,1996,9(5):26.

[21] 郎江明.血栓通与抵克立得治疗早期糖尿病肾病的对比研究[J].中国中西医结合杂志,1998,18(12):727-728.

[22] 余江毅.黄蜀葵花醇提取物治疗糖尿病肾病的临床观察[J].中国中西医结合杂志,1995,15(5):263.

[23] 杨金晶.灯盏花素的抗氧化作用与糖尿病肾病[J].四川医学,2006,27(8):795-797.

[24] 陈杭军.银杏叶提取物辅助治疗早期糖尿病肾病的疗效[J].广东医学,2006,27(2):235-236.

[25] 邵小玲.葛根素对早期糖尿病肾病的治疗作用[J].临床荟萃,2003,18(18):16-17.

[26] 高彦彬,刘铜华,吕仁和.止消通脉宁对糖尿病大鼠肾功能及肾脏病理的

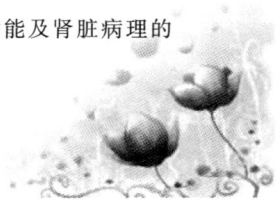

影响//丁学屏.糖尿病中医研究进展 [M].上海：上海科技教育出版社，2000：137-143.

[27] 黄翠玲，李才，邓义斌，等.济肾汤对糖尿病大鼠肾脏病变的影响[J].中国中西医结合杂志，1997,17(11)：676-678.

[28] 石巧荣，欧阳忠兴.天荔汤对实验性糖尿病大鼠早期肾脏病变的影响[J].湖北中医杂志，1999,21(3)：139-140,144.

[29] 桑雁，王宪波，韩清，等.糖肾康胶囊治疗糖尿病肾病的临床观察[J].中国中西医结合杂志，1996,16(7)：398-401.

[30] 石君华，章如虹.黄芪对实验性糖尿病大鼠肾脏保护作用的实验研究[J].中国中医药科技，1999,6(5)：314-316.

[31] 祁忠华，林善锬，黄宇峰.黄芪改善糖尿病早期肾血流动力学异常的研究[J].中华糖尿病杂志，1999,7(3)：147-149.

[32] 徐丽梅，刘连起，于秀辰，等.止消通脉宁对糖尿病大鼠肾脏胶原非酶糖化的影响[J].北京中医药大学学报，2000,23(3)：24-26.

[33] 邓义斌，李才，黄翠玲，等.济肾汤对糖尿病大鼠肾脏病变改善作用的机制[J].中华肾脏病杂志，1997,13(4)：195-198.

[34] 刘长山.中药黄芩苷与黄连素对糖尿病鼠醛糖还原酶活性作用的观察[J].中国糖尿病杂志，1996,4(3)：163-166.

[35] 毛晓明.槲皮素对糖尿病大鼠肾脏的保护作用[J].江苏医药，1999,25(9)：670-671.

[36] 赵雁.止消通脉宁对实验性糖尿病大鼠早期肾脏一氧化氮合酶基因表达的影响//丁学屏.糖尿病中医研究进展[M].上海：上海科技教育出版社，2000：125-127.

[37] 宋海翔，李琪，杨春晓.糖肾康对糖尿病肾病患者尿白细胞介素6的影响[J].山东中医药大学学报，1999,23(4)：191-193.

[38] 许珍.疏肝补肾益气中药对早期糖尿病肾病患者EI-1及CGRP的影响[J].中国中西医结合肾病杂志，2004,5(10)：609-610.

[39] 仝小林，周水平，赵静波，等.水蛭对糖尿病大鼠肾功能的防治作用及其机制//丁学屏.糖尿病中医研究进展[M].上海：上海科技教育出版社,2000：153-155.

[40] 王海松，谢春光.益肾糖泰颗粒对糖尿病大鼠肾脏病变的影响[J].成都中

医药大学学报,2000,23(1):49-57.

[41] 章精,刘志红,李颖健,等.大黄酸对体外培养小鼠肾小球系膜细胞葡萄糖转运蛋白1表达及葡萄糖摄入的影响[J].中华内分泌代谢杂志,1999,15(4):229-232.

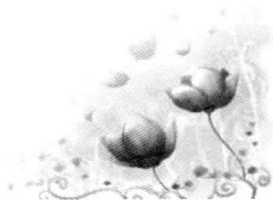

第八章　系统性红斑狼疮性肾炎

系统性红斑狼疮(systematic lupus erythematosus,SLE)是一种具有多种抗体的自身免疫性疾病,其疾病程度轻重不等,也是所有自身免疫性疾病中变化最多、涉及组织和器官最广、危害最严重的一种疾病。1904年Osler及1935年Baehr指出,SLE患者有一系列内脏器官受累现象,其中以肾脏受累最为常见。据统计,约有80%的SLE患者出现肾脏受累的临床表现。如做肾组织活检,则100%的患者有不同程度的肾脏病理改变。SLE患者发生蛋白尿和/或血尿或肾功能减退者可诊断为狼疮性肾炎(lupus nephritis,LN)。SLE多发于青中年女性,女与男发病率之比为9:1。

LN临床上以发热、关节炎、皮疹及肾损害症状为主要表现,属于中医"阴阳毒""温毒发斑""痹证""水肿""腰痛""虚劳"等范畴。

【病因病机】

中医学认为,本病的形成,内因以脏腑亏损为主,多由禀赋不足、素体虚弱,或房事不节、肝肾亏虚,或七情内伤、劳累过度、阴阳失调,或触及毒热之品(如药物、日晒等),致使气血不畅,脉络瘀阻,其中以肝肾亏虚为发病之本;外因多与邪毒(主要是阳邪、热邪、火毒之邪)侵袭有关,尤以热毒之邪为诸邪毒之首。"邪之所凑,其气必虚",外感阳热火毒之邪与体内阴虚火旺之内热相搏,毒火相煽,内外合邪,发为本病。

1.热毒炽盛　急性发病期以热毒炽盛为主,多表现为素体阴虚火旺,复感热毒之邪,两热相搏,毒火相煽,热极成毒,为本病之标。

2.阴虚火旺　多为先天禀赋不足,阴阳失调,真阴亏耗,女子体阴而用阳,阴常不足所致。年少女性正值气火旺盛之时,故多阴虚内热,"肾为先天之本","女子以肝为先天",肝肾同源,故阴虚内热中以肝肾阴虚为此病之本。

3.瘀血内阻 瘀血是伴随本病而产生的病理产物,并作为继发性致病因素而进一步影响本病的发展,故瘀血的病机贯穿于LN病变的整个过程。病之初,热毒炽盛,灼伤血脉,迫血妄行,溢于脉外,着于肌肤、经络、关节而成瘀血。继之,肝肾阴虚,水亏火旺,煎熬血液,黏稠壅聚,以致湿热痰火阻遏,脉络痹阻,血运不畅,加重瘀血,故而阴虚致瘀。如病久正虚,气不足而血行不利则致瘀,阳不足则血失温煦亦成瘀,阴不济则血失濡润而为瘀。或因病情的迁延,病久入络,久病血瘀,加之气虚无以推动,以致脉络瘀阻逐渐加重。

综上所述,先天禀赋不足,肝肾阴虚,阴阳失衡,气血失和,气滞血瘀是发病的内在基础;感受外来热毒之邪是发病的外在条件。在感受外来邪毒之后,一方面可外伤腠理肌肤,蚀于筋骨,而见红斑和肌肉关节病变;另一方面,邪实本虚,直攻五脏六腑,阴阳失调,出现诸多脏腑病变。总之,本病的病位主要在肝、肾,可涉及脾、肺、心。其基本的病理特点概括为,肝肾阴虚为本,热毒瘀血为标。在整个病情演变过程中,常虚实互见,复杂多变,出现由上到下,由表入里,由腑及脏的一系列病理变化。

病程可分为3期。①早期:素体亏虚,肝肾不足,正不胜邪,邪毒乘虚而入。此时,正虚邪胜,以热毒炽盛,关节肌肤痹阻为主。热毒炽盛,内扰神明,则高热不退,甚者神昏谵语;热伤血络,迫血妄行,血溢脉外,则见皮肤红斑,网状青斑,尿血等;热毒痹阻关节、肌肉,而见关节肿痛,肌肉疼痛。②中期:热毒内舍营血,久踞阴分,深伏肝肾,使得阴津愈耗,正气愈亏,则毒邪猖獗,灼津炼液,耗血动血,化毒成瘀,毒瘀交结,阻滞脉络,内陷脏腑,常伴五脏病变,而以肝肾阴虚病变为主。③后期:病情迁延,日久阴阳两虚,正愈虚则邪愈横,邪愈盛则正愈耗,互为因果,形成恶性循环,终致五脏六腑亏

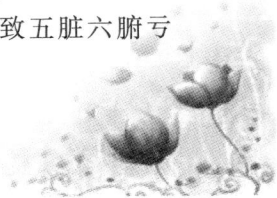

· 163 ·

损,阴阳气血俱虚,形成正虚邪恋,胶着难分,缠绵不已,经久难愈。

【临床诊断】

一、诊断标准

美国风湿病学会1982年的SLE分类标准:
(1)颊部红斑:平于或高于皮肤的固定性红斑。
(2)盘形红斑:面部的隆起红斑上覆盖有鳞屑。
(3)光过敏:日晒后皮肤过敏。
(4)口腔溃疡:经医生证实。
(5)关节炎:非侵蚀性关节炎,大于等于2个外周关节。
(6)浆膜炎:胸膜炎或心包炎。
(7)肾脏病变:蛋白尿>0.5 g/d,或细胞管型。
(8)神经系统病变:癫痫发作或精神症状。
(9)血液系统异常:溶血性贫血或血白细胞减少,或淋巴细胞绝对值减少,或血小板减少。
(10)免疫学异常:狼疮细胞阳性,或ds-DNA或抗Sm抗体阳性,或梅毒血清试验假阳性。

(11)抗核抗体阳性。

在上述11项中,如果达4项阳性(包括在病程中任何时候发生的),则可诊断为SLE,其特异性为98%,敏感性为97%。

在确诊为SLE的基础上,如有持续性蛋白尿大于0.5 g/d,或多次尿蛋白(+++)和/或细胞管型尿(可为红细胞、血红蛋白、颗粒或混合型管型),则可诊断为LN。

肾穿刺病理检查不但有助于确诊LN,尚可提供病情活动性资料,对指导治疗和判断预后有重要的意义。

国际肾脏病学会肾脏病理学会2003年将LN分为6型。①Ⅰ型,轻微系膜增生性LN:光镜下肾小球正常,免疫病理或电镜可见系膜区免疫沉积物。②Ⅱ型,系膜增生性LN:单纯或不同程度的系膜细胞增生或基质增多,伴系膜区免疫复合物沉积。③Ⅲ型,局灶性LN:50%以下肾小球呈现节段或球形毛细血管内或毛细血管外肾小球肾炎,伴有系膜增生。④Ⅳ型,弥漫性LN:50%以上肾小球呈现节段或球形毛细血管内或毛细血管外肾小球肾炎,包括毛细血管袢坏死和系膜增生,系膜区、内皮下和上皮下免疫复合物沉积。⑤Ⅴ型,膜性LN:可伴有增生性病变。⑥Ⅵ型,严重硬化性LN:90%以上肾小球呈现球性硬化,不再有活动性病变。

LN肾小球病变呈多样性,各型之间常可有自发性或在治疗后发生转型,可由轻转重,或由重转轻。

病情活动的指标:严重的系膜和内皮细胞增生,伴或不伴粒细胞浸润、核碎片及大量内皮下免疫复合物沉积(白金耳环样改变)、透明血栓形成、肾小球基膜断裂、细胞性或纤维细胞性新月体、毛细血管袢纤维素样坏死。其中后两者更为重要。

反映慢性病变的指标:肾小球硬化、纤维性新月体、肾小管萎缩、间质纤维化。

二、鉴别诊断

对表现不典型,未能确诊的SLE患者,有肾炎或肾病综合征表现时,应与其他风湿病引起的肾脏病及原发性肾小球肾炎、慢性活动性肝炎、痛风、感染性心内膜炎、特发性血小板减少性紫癜、混合性结缔组织病等相鉴别。主要依靠肾脏病理改变,特异性的免疫学指标和相关临床表现进行鉴别。

1.混合性结缔组织病 本病是一种兼有SLE、硬皮病与多发性肌炎症状的疾病。其与SLE的鉴别可根据本病有皮肤变化,很少出现肾损害,抗可溶性抗原(ENA)抗体阳性,Sm抗体缺乏,抗荧光抗体纯粹为斑点型,血清补体正常或升高,这些有别于SLE。

2.皮肌炎 常易误诊为SLE,因皮肌炎可有与SLE类似的紫红

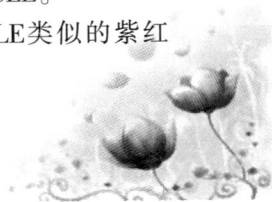

色斑疹,抗核抗体(ANA)及LE细胞可出现阳性,且可合并有各系统的损害。但皮肌炎的紫红色泽较暗,且较弥散,没有典型的蝶状分布。最具诊断的特点是两眼睑有水肿的红斑,这在SLE是极其少见的。皮肌炎的肌肉损害较明显,常有吞咽困难及声音嘶哑等症状。尿肌酸明显升高,特别是醛缩酶及肌酸激酶的升高,更支持本病。此外皮肌炎的血白细胞常升高,血清补体正常或增高,肾损害不明显,也可作为SLE鉴别之点。

3.系统性硬皮病 常有雷诺征、关节痛或关节炎,可有胃肠道、心、肺、肾等器官受累。ANA阳性(78%),LE细胞阳性(8%),故需与SLE鉴别。由于系统性硬皮病具有特征性的皮肤发硬,尤以肢端明显;另外做胃肠道钡餐检查,可见食管下端扩张、收缩功能减弱等,这些可与SLE区别开来。

三、中医证型

1.**热毒炽盛** 主症为壮热口渴,喜冷饮,烦躁不安,甚则神昏谵语,关节疼痛,肌肤发斑,色鲜红或紫红,或有鼻出血,牙龈出血,脱发,目赤唇红,口舌生疮,肢体水肿,溲黄便结,舌红或红绛,或紫暗,苔黄或黄腻,脉弦数。

2.**肝肾阴虚** 主症为腰膝酸软,眩晕耳鸣,两目干涩,毛发干枯易脱,午后发热,两颧潮红,五心烦热,溲黄便结,男子遗精盗汗,女子乳胀胸痛、月经紊乱或停经,舌红少苔或光剥,脉细数。

3.**气阴两虚** 主症为倦怠乏力,少气懒言,恶风易感冒,心悸气短,时有肢体水肿,活动加重,腰脊酸软,发疏齿落,盗汗自汗,大便燥结,舌淡或舌红,苔薄白,脉细弱或细数。

4.**脾肾气(阳)虚** 主症为全身乏力,面色不华,眼睑或全身水肿,腰以下肿甚,少气懒言,甚则畏寒肢冷,腰酸膝软,纳少腹胀,足跟疼痛,小便短少或不利,便溏,舌淡或淡胖,边有齿痕,苔白腻,脉沉迟。

四、辨证要点

1.当首辨标本虚实 活动期,表现为热毒炽盛,邪热入营,或湿浊内蕴,瘀血内阻者,以邪实为主,则属实属标。缓解期,表现为脾肾亏虚,肝肾阴虚,或气阴两虚者,以正虚为主,则为虚为本。

2.再辨热之虚实 LN常见热象,临证应区分其虚实。以热毒内燔营血为主者,为实热;以肝肾阴虚,或气阴两虚明显而见热象者,则为虚热。

【临床治疗】

一、常见分型治疗

1.热毒炽盛

治法:清热解毒,凉血消斑。

方剂:犀角地黄汤(《千金方》)合五味消毒饮(《医宗金鉴》)。

组成:水牛角、生地、赤芍、丹皮、金银花、紫花地丁、紫草、蒲公英、白花蛇舌草、连翘、旱莲草、女贞子。

加减:神昏谵语者加安宫牛黄丸或紫血丹以开窍醒神;惊厥狂乱者加羚羊角粉、钩藤、珍珠母以熄风止痉;大便闭结不通者加生大黄以通腑泄浊;关节疼痛者加秦艽、白花蛇舌草、银花藤、雷公藤;瘀血明显者加大黄、莪术、丹参、桃仁、红花。

2.肝肾阴虚

治法:滋补肝肾,活血解毒。

方剂:一贯煎(《续名医类案》)合二至丸(《证治准绳》)。

组成:沙参、当归、枸杞、川楝子、女贞子、旱莲草、紫草、白花蛇舌草、丹参、赤芍、丹皮、白茅根。

加减:胸痛者加夏枯草、薤白;盗汗者加金樱子;头发枯脆者加桑葚子、何首乌;血尿者加大蓟、小蓟、卷柏、生茜草;下肢水肿者加

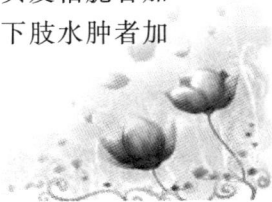

牛膝、车前子;瘀血明显者加泽兰、三七。

3.气阴两虚

治法:益气养阴,活血解毒。

方剂:四君子汤(《太平惠民和剂局方》)合二至丸(《证治准绳》)。

组成:生黄芪、云茯苓、白术、旱莲草、女贞子、淮山药、生地、丹参、丹皮、赤芍、紫草、白花蛇舌草。

加减:易感冒者,加防风;恶风怕冷、自汗盗汗者,加牡蛎、浮小麦;腰膝酸软者,加杜仲、川断;脱发甚者,加桑葚子、何首乌。

4.脾肾气(阳)虚

治法:健脾益肾,活血利水。

方剂:四君子汤(《太平惠民和剂局方》)合二仙汤(《温病条辨》)。

组成:生黄芪、云茯苓、白术、薏苡仁、仙茅、淫羊藿、巴戟天、丹参、川牛膝、车前子、益母草、甘草。

加减:全身肿胀明显者,加玉米须、猪苓、白茅根;腹胀大如鼓者,加大腹皮、川厚朴、陈皮;恶心呕吐者,加砂仁、旋覆梗;蛋白尿者,加蝉蜕、泽兰、玉米须;血压升高者,加生牡蛎、决明子。

二、固定方药治疗

1.六味地黄丸

组成:茯苓、泽泻、熟地、丹皮、山药、山茱萸。制成胶囊,每8粒含生药3 g。

功效:滋阴清热。

用法:口服,每次8粒,每日3次,3个月为一疗程。

主治:适用于狼疮性肾炎属阴虚内热证。

2.益肾颗粒

组成:黄芪、熟地、益母草、半边莲、淮山药、茯苓、泽泻、山茱萸、丹皮、蝉衣、连翘等。制成颗粒剂,每包9 g。

功效:滋补肝肾。

用法:口服,每次1包,每日3次,8周为一疗程。

主治:适用于狼疮性肾炎属肝肾阴虚证。

三、名医验方

1.清热解毒养阴化瘀汤及益气养阴滋补肝肾汤(曹恩泽方)

组成:清热解毒养阴化瘀汤由水牛角、紫草、白花蛇舌草、金银花、连翘、益母草、六月雪、半枝莲、瞿麦、金荞麦、生地黄组成,用于活动期;益气养阴滋补肝肾汤由旱莲草、女贞子、生地黄、枸杞子、黄芪、仙茅、淫羊藿、紫草、六月雪、益母草组成,用于缓解期。

功效:清热解毒,养阴化瘀或益气养阴,滋补肝肾。

主治:活动期治疗以清热解毒为主,养阴化瘀为辅;缓解期治疗以益气养阴、滋补肝肾为主,佐以解毒化瘀。

2.益气滋肾化瘀清利汤(时振声方)

组成:太子参15 g,生黄芪15 g,生地15 g,丹皮10 g,茯苓15 g,泽泻15 g,山药10 g,焦山楂30 g,侧柏叶30 g,石韦15 g,白花蛇舌草30 g,益母草15 g,白茅根12 g。

功效:益气滋肾,化瘀清利。

主治:辨证应为气阴两虚,同时兼夹湿热、瘀血证者。

3.清热解毒凉血止血汤(陈以平方)

组成:生地黄15 g,牡丹皮15 g,黄芩15 g,紫草15 g,山药15 g,半枝莲30 g,龙葵30 g,薏苡仁30 g,青蒿30 g,白花蛇舌草30 g,白术12 g,当归12 g,赤芍12 g,苍术12 g。

功效:清热解毒,凉血止血。

主治:辨证属热毒炽盛证者。

4.祛风解毒清热化瘀汤(周仲英方)

组成:生地黄12 g,鬼箭羽15 g,雷公藤10 g,青风藤15 g,黄芪15 g,苍术10 g,苦参10 g,土茯苓20 g,制黄精12 g。

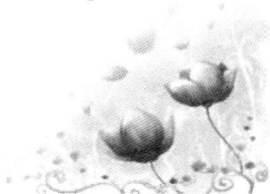

功效:祛风解毒,清热化瘀。

主治:无论何种证型均可用之。

【临床保健】

一、心理保健

毋庸讳言,LN是一种慢性、顽固性疑难疾病。少数患者意志消沉,丧失治疗信心,甚至走向绝路。LN虽是顽疾,但不是绝症。在治疗LN的过程中,需要患者保持乐观情绪,只有这样才能有助于病情的改善。

二、运动保健

适当的运动锻炼有利于提高机体免疫力,增进食欲,改善体质,减少或避免感冒。同时运动有利于气血流通,可减轻络脉瘀阻,改善全身血液循环状况,间接地起到保护肾功能的作用。但是,体力运动过度,可使人疲劳,反可降低人体抵抗力,诱发感冒发生,或使肾炎病情加重。因此,对于LN患者来说,掌握好运动的度非常重要。

肾脏病的运动方式多种多样,介绍如下:

1.散步 散步非常适合于LN患者体力较弱或年龄较大者。散步宜缓不宜急,缓步而行,全身放松,手臂自然摆动,手脚合拍,呼吸和谐,心怡神悦。散步不拘形式,宜以个人体力而定速度之快慢,时间之长短,随其自然,不宜强为。应以劳而不倦,见微汗为度。一般宜选择空气清新、环境安静的场所进行步行锻炼,每日早晚各1次,每次1 h左右。冬春季节则不要在风口和高层楼房下步行,以免感受风寒,发生上呼吸道感染,诱发病情加重。边散步边做弯腰舒展操,每次30 min,7次为一疗程。长期坚持下去,有益于病情的恢复。

2.简化太极拳 太极拳作为我国传统的健身运动项目,具有轻松、自然、舒展、柔和的特点,内功与外功相结合,练拳时要求意念锻炼、呼吸锻炼和肢体活动三者紧密结合,对LN患者较为适宜。常练太极拳可改善患者症状,增强机体抵抗力,减少感冒次数,保护肾功能,并可减少患者发生骨质疏松的机会。

3.**脚心按摩法** 中医认为,涌泉穴直通肾经,脚心的涌泉穴是浊气下降的地方。经常按摩涌泉穴,可益精补肾,强身健体,防止早衰,并能舒肝明目,促进睡眠,对肾气亏虚引起的眩晕、失眠、耳鸣、头痛等有一定的疗效。脚心按摩的方法是:每日临睡前用温水泡脚,再用手互相擦热后,用左手心按摩右脚心,右手心按摩左脚心,每次100下以上,以搓热双脚为宜。此法有强肾滋阴降火之功效,对中老年人常见的虚热证效果甚佳。

三、饮食保健

1.**不食用或少食用具有增强光敏感作用的食物** 如无花果、紫云英、油菜、黄泥螺以及芹菜等,如食用,则应避免阳光照射。磨菇、香菇等蕈类和某些食物染料及烟草也会有诱发、加重病情的潜在作用,也尽量不要食用或少食用。

2.**适量蛋白饮食** LN患者常有大量蛋白质从尿中丢失,会引起低蛋白血症,因此必须补充足够的优质蛋白,可多饮牛奶,多吃豆制品、鸡蛋、瘦肉、鱼类等富含蛋白质的食物。

3.**低脂饮食** LN患者活动少,消化功能差,宜吃清淡易消化的食物,不宜食用含脂肪较多的油腻食物。

4.**低糖饮食** 因患者长期服用糖皮质激素,易引起类固醇性糖尿病及库欣综合征,故要适当控制饭量,少吃含糖量高的食物。

5.**低盐饮食** LN患者易导致水、钠潴留,引起水肿,故要低盐饮食。

6.**低氮及低嘌呤饮食** 一些刺激肾脏细胞的食品应尽量少食用,像菠菜、芹菜、萝卜、豆类、豆制品、沙丁鱼及鸡汤、鱼汤、肉汤等含有高量的嘌呤和氮,肾脏功能不全时,无法正常排出这些食品的

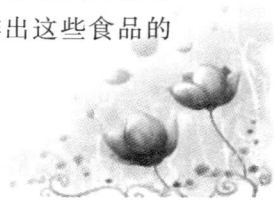

代谢物,加重了肾脏负担。

7.补充钙质　为防止糖皮质激素造成的骨质疏松,LN患者应多食富含钙的食物。

四、调摄护理

1.预防感染　LN患者在生活中尤其要注意感染。感冒及各种感染如急性扁桃体炎、肺部感染、肠道感染,均有可能导致病情的复发和加重,避免到人群聚集的地方,防止交叉感染,根据气候变化增减衣服。

2.劳逸结合　LN患者病情处于活动期时一定要注意不能劳累,最好卧床休息,否则会加重病情。当病情稳定后可以适当参加一些社会劳动,从事力所能及的工作,但也要注意不要过于劳累,应适当的节制工作量。

3.避免日晒　LN患者对紫外线特别敏感,在外出时一定要注意采取防晒措施,避免皮肤直接暴露在阳光下,可以穿着长衣、戴大沿帽,来防止阳光的暴晒。而一些食品如香菇、芹菜、草头(南苜蓿、紫云英)等都能引起光敏感,最好避免食用。

4.戒除烟酒　香烟和酒中的一些成分能够刺激血管、加重血管炎症,而酒性温烈,会加重LN患者的内热症状,病情会随之加重,所以烟酒最好戒除。

【现代研究】

一、理论研究

方琦等认为LN为正虚邪实,由于素体亏虚,肝肾不足,气阴两虚,正不胜邪,邪毒乘虚而入,发于外则皮肤红斑,袭于内则脏腑受损。临床活动期为热毒炽盛,气血两燔,症见发热、咽痛、身痛、关节痛、面赤斑斑如锦纹,类似于"阳毒"。继而内损脏腑,邪盛正衰。脏腑损害,如肢体水肿、小便不利的肾虚证,心悸气短的心肺虚证,呕吐食少的脾胃虚证等。缓解期以脏腑亏损,正虚邪恋,热毒互结,发为面色黧黑,紫斑隐隐,身痛咽痛,类似于"阴毒"之证。以肾虚见症为耳鸣,腰酸,脱发,月事紊乱;阴虚阳亢乃见低热不退,两颧潮红,肢麻肉眠,闭经眩晕。本病病机关键为阴虚热毒,且贯穿于始终。活动期,热毒为急之标,缓解期以阴虚为本,两者互为因果。虽五脏皆可受损,但主要病位在肝、肾。

陈以平认为LN辨证特点是本虚标实,以先天肾阴亏损、阴虚火旺为本,病因主要是阳邪、热邪、火毒之邪的侵袭,导致体内阴阳平衡失调,气血运行不畅,瘀凝脉络,热毒燔灼。

叶任高认为LN主因为外受毒邪侵入,内为正气不足,阴阳气血失调导致毒邪内蕴于脏腑经络,血脉凝滞,致成瘀热。正虚以阴虚突出,外邪以热毒最为关键,整个病程中阴虚火旺与热毒炽盛交织肆虐,毒害脏腑,损伤气血,久则耗竭肾中阴阳,加之湿热、瘀血、水湿、痰浊等邪实为患,虚实夹杂,缠绵难愈。

时振声认为LN内因多属素体虚弱,外因多与感受邪毒有关,其中正虚以阴虚最为重要,邪毒以热毒最为关键。

李宝丽等认为LN以先天不足、肝肾阴虚为本,热毒血瘀为标,·173·正气亏虚贯穿于病程的始终,湿热毒邪则是诱发加重及反复发作迁延不愈的因素,两者常相互影响。本虚标实是该病的主要病机特点,只是在疾病的发展过程中偏重有所不同。如遗传因素或免疫功能缺陷,复外感湿热毒邪,不能及时清解,则内陷于肾,耗竭肾阴,灼伤肾络而致血尿;肾体损伤,失于封藏,则精微下注而为蛋白尿;外邪入里致肺、脾、肾功能失调,水湿运化不利,三焦气化不宣则见水肿;久病致瘀,肾络瘀阻,血运不利,亦可导致水液潴留,或见管型尿;肝肾阴虚,肝阳上亢,则可有高血压表现。

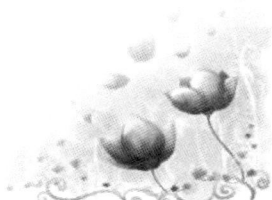

　　盛梅笑等认为LN的发生以肾虚为内在基础,热毒为重要诱因,湿热与瘀血贯穿于整个病程,是病情发展演变的关键因素,水湿、湿浊和溺毒则是病变进展之危象。在病变活动期以热毒、湿热为主,缓解期以脏腑虚损为主,而在疾病后期则是虚中夹瘀、夹湿浊。

　　旷惠桃等认为LN多因先天禀赋不足,肾精亏虚,复受外邪侵袭,邪郁化热,导致热毒血瘀、火热内炽而诱发。正所谓"至虚之处,便是容邪之所","邪之所凑,其气必虚"。"虚"是本病之本,急性期病情突出表现为毒热的标象,从根本上看还是虚中夹实,本虚标实,而慢性期更是久病多虚,虚象更著。其基本病机为本虚标实,肝肾阴虚为本,湿热火毒为标。

　　林燕等认为LN发病机制主要是正虚邪入,属本虚标实之证。先天不足,或因七情内伤、房事不节、烈日暴晒,耗气伤阴而致肝肾阴虚、气血失调、卫外不固,易感受湿热邪毒;邪毒日久不去,浸淫筋骨经络、流窜脏腑,三焦枢机不利,损害肾脏而发病。

　　陈湘君等认为肾精不足是LN的基本病机。肾虚无以固摄,加之热毒扰动,瘀血内阻,致关门开阖失司,下元不固,精微下泄。而长期应用激素可促使内火亢奋,消灼阴液,更加重肝肾阴虚之象。日久热盛伤津耗气,或阴精匮乏无以化气,又可呈现气阴两虚之象。在本病的多个阶段均可有瘀血发生。所以说LN的发生以肾精不足、肝肾阴虚为本,热毒瘀血为标,是一种虚实夹杂的疾病。

二、辨证论治研究

　　方琦等对LN的治疗注重分期治疗。①活动期:治以清热解毒为主,养阴化瘀为辅,药用水牛角、紫草、白花蛇舌草、金银花、连翘、益母草、六月雪、半枝莲、瞿麦、金荞麦、生地、甘草;②缓解期:治以益气养阴、滋补肝肾为主,佐以解毒化瘀,药用生黄芪、生地黄、女贞子、枸杞子、白术、仙茅、淫羊藿、紫草、雷公藤、六月雪、益母草、白花蛇舌草、旱莲草。

陈培智等选用叶任高狼疮方(白花蛇舌草30 g,半枝莲20 g,紫草30 g,乌梢蛇9 g,蜈蚣2条,瞿麦15 g)作为基本方,结合中医辨证分型用药。①热毒炽盛型:治宜清热解毒、凉血护阴,方选犀角地黄汤合清瘟败毒饮加减(犀角用水牛角代替);②阴虚内热型:治宜养阴清热、凉血解毒,方选知柏地黄汤加减;③肝肾阴虚型:治宜滋养肝肾,方选二至丸合杞菊地黄汤加减;④脾肾阳虚型:治宜温补脾肾、通阳利水,方选真武汤加减;⑤气阴两虚型:治宜益气养阴,方选四君子汤合六味地黄汤加减。上述各型若血瘀明显,酌加丹参、益母草、川红花等加强活血祛瘀之功。

盛梅笑等采用分期辨证结合辨病的治疗原则, 将LN的治疗分为活动期、缓解期和疾病后期。活动期分型:①热毒炽盛型,方选犀角地黄汤或清瘟败毒饮加减;②阴虚内热型,方选知柏地黄丸或参麦地黄汤加减;③湿瘀壅滞型,方选五苓散合桃仁承气汤加减。缓解期分型:①肝肾阴虚型,方选六味地黄丸加减;②气阴两虚型,方选参芪地黄汤加减; ③气血亏虚型, 方选八珍汤加减; ④脾肾气(阳)虚型,方选参苓白术散合金匮肾气丸加减。疾病后期分型:①阴阳两虚型,方选金匮肾气丸加减;②浊阴上逆型,方选黄连温胆汤加减。在上述辨证施治的基础上,临床中结合辨病又常配合选用青蒿、白花蛇舌草、半枝莲、青风藤、紫草等清热解毒之品,针对湿热常用凤尾草、猫爪草、蜀羊泉、土茯苓等药,对瘀血多用泽兰、益母草、川芎、丹参、红花等,兼水湿证者可加茯苓皮、车前子、猪苓、泽泻,有湿浊证者加藿香、佩兰、半夏、砂仁、六月雪、大黄等。

· 175 ·

杨林等将LN分为5型。①热毒炽盛型:本型多见于狼疮性肾炎急性活动期,治宜清热解毒、凉血散瘀,方以狼肾清热解毒汤(自拟)(水牛角、生地黄、生石膏、知母、青蒿、大黄、白花蛇舌草、紫草、半枝莲、益母草、射干),热盛昏迷加安宫牛黄丸;②阴虚内热型:本型多见于狼疮性肾炎亚急性期,治宜滋阴清热、解毒化瘀,方以狼肾养阴化瘀汤(自拟)(生地黄、山茱萸、黄芪、薏苡仁、黄精、白花蛇

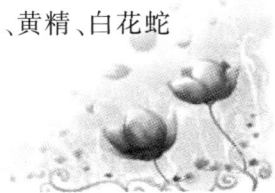

舌草、石见穿、益母草、金银花、鸡血藤);③肝肾阴虚型:本型多见于狼疮性肾炎轻度活动期、慢性炎症期或缓解期,治宜滋补肝肾、活血解毒,方以狼肾补肝滋阴汤(自拟)(女贞子、墨旱莲、生地黄、山茱萸、淮山药、石韦、桑螵蛸、白花蛇舌草、紫草、仙鹤草、红花、当归);④脾肾阳虚型:本型多见于狼疮性肾病综合征迁延不愈者,治宜温补脾肾、解毒化瘀利水,方以狼肾温阳利水汤(自拟)(制附子、茯苓、猪苓、车前子、黄芪、焦白术、薏苡仁、紫草、白花蛇舌草、益母草、陈葫芦);⑤气阴两虚型:本型多见于狼疮性肾炎恢复期,治宜益气养阴,佐以解毒化瘀,方以狼肾益气养阴汤(自拟)(党参、黄芪、生地黄、山茱萸、淮山药、牡丹皮、白花蛇舌草、益母草、射干)。患者每多兼有他脏损害,合并狼疮性肝炎时,可加清热退黄药茵陈、地耳草;合并真菌感染时,可加土茯苓、白鲜皮;合并环磷酰胺治疗后白细胞减少时,可加补气养血药黄芪、黄精、桑葚子;当激素撤减时,可出现不同程度的皮质激素撤减综合征,可加温阳益气药补骨脂、菟丝子、红参。

林燕等以经验方肾康宁(柴胡、黄芩、生芪、丹参、益母草、白花蛇舌草、萹蓄、麦冬、山茱萸等)为基础,辨证加减。一般在首始大剂

量激素治疗阶段,易导致患者阳亢阴耗,而出现阴虚火旺之证,此时宜加用滋阴降火的大补阴丸、二至丸、知柏地黄丸等,选用生地、丹皮、云苓、知母、黄柏、龟板、女贞子、旱莲草、甘草等。在激素的撤减阶段,患者常表现为气阴两虚的证候,此时需用益气养阴的参芪地黄汤、大补元煎等,选用党参、生地、当归、枸杞子、山茱萸、山药、补骨脂等。在激素维持阶段,为防止其复发,往往加用益气健脾、温阳补肾的四君子汤、金匮肾气丸等,选用黄芪、党参、白术、山茱萸、枸杞子、淫羊藿、补骨脂、炙甘草等。在使用大剂量激素时易出现湿热或热毒蕴结的皮肤或上呼吸道感染,此时可加用五味消毒饮等,选用金银花、连翘、蒲公英、紫花地丁、黄芩、黄柏等。对于肺气不足、卫表不固者,则可加入玉屏风散提高免疫功能,预防感冒、减少

复发。对于瘀血征象明显的,可加重活血化瘀力度,药用桃仁、红花、益母草、泽兰等,如药力不足可加用虫类药,如大黄䗪虫丸、百劳丸等,药用穿山甲、土鳖虫、水蛭、全蝎、蜈蚣、地龙等。在使用环磷酰胺(CTX)治疗时,易出现白细胞减少,此时可加用当归补血汤,药用黄芪、当归、阿胶、何首乌等。

周逊等很重视中医药配合糖皮质激素在治疗LN过程中的作用,将治疗分为3个阶段。①糖皮质激素使用前及使用初:证见热毒炽盛,治宜清热解毒、凉血养阴,方以五味消毒饮合犀角地黄汤加减,药用金银花、连翘、白花蛇舌草、蒲公英、黄芩、山栀、地黄、丹皮、水牛角、益母草、甘草等;②糖皮质激素使用后:证见阴虚湿热或肝肾阴虚,治宜滋阴活血、清热利湿或滋养肝肾为主,方以大补阴丸合知柏地黄汤或杞菊地黄丸合二至丸加减,药用地黄、麦冬、知母、黄柏、龟板、丹皮、山药、茯苓、蒲公英、赤芍、泽兰、益母草、甘草或枸杞、菊花、熟地黄、山药、丹皮、山茱萸、怀牛膝、茯苓、墨旱莲、女贞子等;③部分患者证见脾肾气虚,治宜健脾益气补肾,方以四君子汤合金匮肾气丸加减,药用党参、白术、黄芪、熟地黄、山药、丹皮、山茱萸、怀牛膝、熟附片、桂枝、茯苓等。

刘晓静将LN分为3期治疗。①活动期:证属热毒炽盛或阴虚火旺,治宜清热解毒、滋阴降火,药用白花蛇舌草、半枝莲、益母草、丹参、紫草,同时佐以生石膏、知母、黄芩、黄连、赤芍、玄参、水牛角,以清热解毒;女贞子、墨旱莲、生地、山药、山茱萸、泽泻、茯苓、丹皮、知母,以滋阴降火;②缓解期:证属脾肾两虚、气阴不足,治宜健脾益肾、益气养阴,药用金银花、半枝莲、白花蛇舌草、紫草、白术、木香、草果仁、大腹皮、附子、茯苓、生地、山药、山茱萸、泽泻、黄芪、党参等;③静止期:证属脾肾阳气虚衰、气血不足、血脉瘀滞等,治宜补肾健脾、养血活血,药用当归、黄芪、鸡血藤、何首乌、地黄、白术、白芍、党参、桑螵蛸、淫羊藿、桃仁、益母草。

卢叶明等将LN按不同阶段辨证使用中药治疗。①热毒炽盛型:

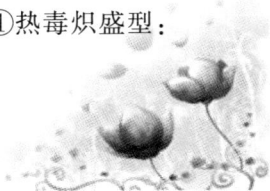

· 177 ·

治宜清热解毒、凉血养阴,方选犀角地黄汤加减(水牛角、生地、白芍、丹皮等);②脾肾阳虚型:治宜温补脾肾、通阳利水,方选真武汤加减(茯苓、白芍、白术、附子、生姜等);③阴虚内热型:治宜养阴清热、凉血解毒,方选二至丸和大补阴丸加减(女贞子、旱莲草、黄柏、熟地、龟板等);④肝肾阴虚型:治宜滋养肝肾、清阴清热,方选杞菊地黄汤合二至丸加减(枸杞子、菊花、熟地、山茱萸、山药、泽泻、茯苓、丹皮、女贞子、旱莲草等)。每方必加用活血化瘀药物,如益母草、丹参、赤芍等,并加用白花蛇舌草、半枝莲、紫草、蜈蚣、乌梢蛇等,以增加清热解毒功效。

三、专方治疗研究

1.六味地黄丸

组成:茯苓、泽泻、熟地、丹皮、山药、山茱萸。每8粒含生药3 g,每次8粒,每天3次,3个月为一疗程。

疗效:六味地黄丸在24小时尿蛋白定量、血浆白蛋白、血沉、补体C3等指标显著优于单纯西药组;复发率、不良反应发生率明显低于单纯西药组。表明六味地黄丸能显著提高激素及CTX对LN的疗效,减少其复发,并能对抗激素及CTX的不良反应。

2.狼疮方

组成:白花蛇舌草、半枝莲、紫草、蜈蚣、乌梢蛇、丹参、益母草等。每日1剂,分2次口服,3个月为一疗程。

疗效:狼疮方治疗组完全缓解40例,显著缓解44例,部分缓解52例,无效12例,总有效率91.9%;单纯西药对照组完全缓解12例,显著缓解22例,部分缓解37例,无效19例,总有效率78.9%。在消减24小时尿蛋白定量、降低血中自身抗体水平、减轻西药的副作用等方面优于单纯西药对照组。表明狼疮方配合西药治疗LN不但提高了临床疗效,而且能明显减轻西药的副作用。

3.补肾清热毒方

组成:生地、黄芪、枸杞子、旱莲草、金银花、鱼腥草、紫草、白花蛇舌草、丹皮等。每日1剂,分2次口服,3个月为一疗程。

疗效:补肾清热毒方配合西药治疗LN患者,结果对照组显效7例,有效20例,无效8例,总有效率82.56%;治疗组显效15例,有效58例,无效7例,总有效率91.25%。治疗组可明显降低血中自身抗体水平、血肌酐和尿素氮水平,减少蛋白尿,改善肾功能,降低血脂,对肾小球系膜增殖病变较肾小管间质病变效果好,均优于单纯西药对照组。

4.狼疮定

组成:白花蛇舌草、赤芍、生地、水牛角、紫草、升麻、炙鳖甲等。每日1剂,分2次口服,3个月为一疗程。

疗效:中药狼疮定在甲襞管袢形态、血流速度、红细胞聚集和出血、渗出等方面明显优于单用激素组;中药组治疗后小鼠耳郭细动脉管径呈扩张趋势,毛细血管开放数明显增多,而西药组相反。表明狼疮定能明显减轻SLE外周微循环障碍,改善其瘀血病理状况,从而有利于提高激素等西药对SLE的疗效,减少狼疮性肾炎的发生及其他脏器损害。

5.补肾固精方

组成:生黄芪、桑螵蛸、生地黄、白花蛇舌草、丹参、莪术、金樱子等。每日1剂,分2次口服,3个月为一疗程。

疗效:补肾固精方配合激素治疗37例LN患者,在降低24小时尿蛋白、血沉、抗ds-DNA抗体,提高C3水平,减少激素用量方面,明显优于单纯使用激素对照组。表明补肾固精方有减少激素用量,提高临床疗效的作用。

6.益肾颗粒

组成:黄芪、熟地、益母草、半边莲、淮山药、茯苓、泽泻、山茱萸、丹皮、蝉衣、连翘等。每包9 g,每次1包,每日3次,8周为一疗程。

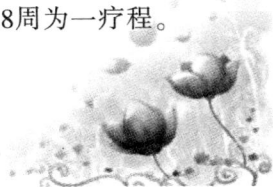

疗效：益肾颗粒治疗20例LN患者，显效11例，有效6例，无效3例，总有效率为85%。

四、虫草类药物研究

1.肾肝宁胶囊　孙录等用肾肝宁胶囊（系以昆虫柞蚕育成蛹和牛膝等为原料）治疗21例LN患者，结果中药肾肝宁胶囊和泼尼松组，显效8例，有效10例，无效3例，总有效率86.0%；单用肾肝宁胶囊组，显效1例，有效2例，无效5例，总有效率38.0%；单用泼尼松组，显效4例，有效3例，无效5例，总有效率47.0%。表明激素和肾肝宁胶囊联合应用，具有协同作用。

2.百令胶囊　刘冬梅等用百令胶囊（主要成分是虫草菌粉，虫草菌粉即冬虫夏草）治疗65例LN患者，结果两组患者症状的改善，治疗组总有效率为93.7%，明显优于单纯泼尼松对照组（77%）。治疗组出现1种不良反应者25例，2种以上不良反应者12例，共37例（57.8%）。对照组出现1种不良反应者22例，2种以上不良反应者30例，共52例（85.2%）。表明百令胶囊能协同激素及免疫抑制剂对LN的治疗作用，并且能有效减少长期使用激素及免疫抑制剂的不良反应。

3.冬虫夏草　苏励等治疗LN患者50例，结果显示治疗组总有效率为82%，显著高于对照组（74%）；能明显降低LN患者的临床活动症状积分、24小时尿蛋白定量和血沉，并能改善中医症候、提高肌酐清除率，降低NK细胞、sIL-2R及ds-DNA，升高补体C3、C4及T细胞亚群CD4。表明人工虫草制剂可调节LN患者的免疫功能，加强其免疫自稳性，从而使病情活动性指标恢复或接近正常。

五、单味中药研究

1.川芎嗪　汪华林等探讨川芎嗪对活动期LN外周血单个核细胞（PBMC）的B7-1（CD80）和B7-2（CD86）mRNA表达的影响。结果显示川芎嗪组和地塞米松组均能明显抑制B7-2 mRNA表达，而川芎嗪+地塞米松组对B7-2 mRNA表达的抑制更加明显。表明川芎嗪和激素均能抑制活动期LN外周血单核细胞的共同刺激分子B7-1和B7-2 mRNA的表达，从基因水平证实了川芎嗪和激素一样，能够下调活动期LN患者抗原提呈细胞共同刺激分子的表达，从而阻断了共同刺激信号的传导，抑制T细胞对自身抗原的激活。

2.雷公藤　许晨等研究雷公藤红素对实验性LN肾小球硬化的防治作用，结果显示雷公藤红素能抑制小鼠蛋白尿产生，降低其血清抗dsDNA抗体水平，增加肾组织中MMP-2而减少Ⅳ型胶原、TIMP-2及TGF-β_1的表达，改善小鼠组织学病变并提高其生存率；蛋白尿发生前使用雷公藤红素较蛋白尿发生后使用疗效更显著。表明雷公藤红素对该狼疮模型的肾小球硬化具有明确保护作用，其降低肾脏Ⅳ型胶原的沉积可能是通过增加小鼠肾组织局部MMP-2而抑制TGF-β_1及TIMP-2的表达而实现的。

3.黄芪　沈良兰用黄芪注射液治疗50例LN患者，在降低24小时尿蛋白定量、血肌酐(Scr)、尿素氮(BUN)及尿红细胞等方面均优于单纯西药组。治疗组治疗明显好转率及总有效率分别为40.0%及74.0%，均显著高于单纯西药组11.5%及50.0%；继发感染率为16.0%，明显低于对照组38.5%。表明黄芪加免疫抑制剂在LN的治疗中，不但可减少蛋白尿，改善肾功能，提高疗效，而且可降低免疫抑制剂的副作用，减少感染的发生。

4.杏丁注射液　高延霞等用杏丁注射液治疗32例LN患者，结果发现治疗组在降低患者血脂(TC、TG)、肾功能(BUN、Scr)纤维蛋白原、D-二聚体，升高凝血酶原时间(PT)、活化部分凝血活酶时间(APTT)、抗凝血酶Ⅲ抗原等指标的作用明显优于单纯西药组。表明杏丁注射液可以改善LN患者的凝血功能，是LN安全可靠的辅助治疗药物。

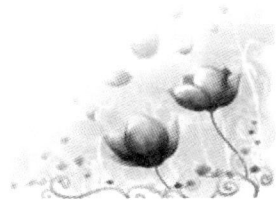

六、实验研究

张智等在狼疮合剂(山茱萸、牡丹皮、丹参、桃仁等)3个剂量组下与泼尼松减半合用,结果显示中药3个剂量组对同种大鼠异体肾皮质引起的Heymann肾炎有防治作用,能不同程度地降低大鼠24小时尿蛋白和血清肌酐含量,对卵蛋白-弗氏完全佐剂引起的迟发型超敏反应,3个剂量组在不同时间均能不同程度地抑制大鼠皮肤超敏反应,同时对蛋清所致大鼠足肿胀有较好的抗炎作用。表明狼疮合剂与西药半量合用有较好的抗炎、抗变态反应等作用。

赵德光等用地芩片(生地、黄芩、丹皮、当归等)治疗LN大鼠,地芩片治疗组在降低24小时尿蛋白定量、血肌酐(Scr)、尿素氮(BUN),改善血栓素B_2(TXB$_2$)、6-酮-前列腺素$F_{1\alpha}$(6-keto-PGF$_{1\alpha}$)方面的作用优于泼尼松对照组。推测地芩片是通过清除肾小球基底膜上免疫复合物和恢复基底膜上负电荷来减少尿蛋白,从而发挥治疗作用的。

梁鸣等观察狼疮方(白花蛇舌草、半枝莲、紫草、丹参、全蝎等)对慢性移植物抗宿主病(GAHD)LN小鼠模型肾组织中趋化因子RANTES的表达,并进一步分析其对肾脏病理和功能损害的影响。结果显示狼疮方可明显下调LN肾脏RANTES的表达,具有与泼尼松相似的防止和减轻LN小鼠肾功能恶化及肾组织病理改变的作用,与阳晓等报道一致。

刘喜德观察中药狼疮静颗粒(生地、熟地、益母草、白花蛇舌草等)对狼疮性BXSB小鼠肾脏免疫组化的影响。结果发现模型对照组绝大多数肾小球毛细血管祥上可见大量IgG呈片状沉积,沉积范围累及整个肾小球,且荧光强度高;经过治疗后,中药狼疮静颗粒组荧光染色阳性肾小球数与肾小球总数比值明显降低,荧光强度明显减弱,累及肾小球荧光染色面积明显减小。表明中药狼疮静颗粒具有明显清除狼疮性BXSB小鼠肾脏IgG沉积的作用。

朱方石等探讨狼疮静颗粒(生地、熟地、益母草、白花蛇舌草等)不同剂量对自发性狼疮小鼠部分免疫调节的作用机制。采用狼疮静颗粒3种不同剂量(5.90 g/kg、2.95 g/kg、1.475 g/kg),对3月龄雌性NZB/NZWF1狼疮模型小鼠进行干预治疗6周,观察其对各组小鼠CD4$^+$、CD8$^+$细胞及CD54表达的影响。结果显示中药狼疮静不同剂量有升高模型小鼠外周血CD4$^+$、CD8$^+$细胞的倾向,能降低血清CD54含量,抑制血浆淋巴细胞表面及单核细胞表面CD54的高表达,其作用以中、高剂量明显。表明狼疮静颗粒能改善和调节自发性狼疮小鼠细胞免疫功能,抑制过亢的免疫反应。

王思平等观察狼疮颗粒(黄芪、生地、女贞子、旱莲草、白花蛇舌草等)对模型大鼠肾脏组织病理学的影响。结果表明,狼疮颗粒对造模大鼠肾脏病变有不同程度的改善,表现在肾小球的面积、体积、表面积明显减少;肾小球毛细血管膜厚度明显减薄;系膜细胞增生减轻及毛细血管基底膜厚度减薄;近端小管上皮变性、坏死减轻,远端小管及集合管内蛋白、细胞管型明显降低。狼疮颗粒对肾脏组织病理的改善作用可能与其益气健脾、滋养肝肾、宁心解毒的功能对LN大鼠异常状态的全面调节有关。

朱卫星等研究青蒿琥酯治疗狼疮样小鼠后肾脏白介素6(IL-6)和转化生长因子β(TGF-β)表达的改变及其临床意义。将亲代BALB/c鼠淋巴细胞经静脉途径输入到(57BL/6Xalb/c)小鼠体内,诱导成狼疮鼠模型。结果发现狼疮样小鼠肾脏IL-6过度表达,肾小球上皮细胞TGF-β染色程度积分低,肾小球系膜细胞的积分高。青蒿琥酯治疗后,这两种细胞因子的表达都有所改变。表明狼疮样鼠肾脏IL-6和TGF-β表达有不同程度改变,提示这两种细胞因子在狼疮性肾炎的病理过程中起着重要的作用。治疗后,青蒿琥酯作用和雷公藤多苷相似,IL-6和TGF-β肾表达均有不同程度的改善,说明两者有类似的疗效。

陈杨荣等用补肾清热毒方(旱莲草、枸杞子、金银花、丹皮、益

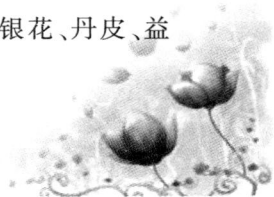

· 183 ·

母草等)探讨对狼疮样小鼠模型肾组织细胞Fas/FasL的调节作用。采用原位末端标记法(TUNEL)染色观察肾组织细胞凋亡;免疫组化、蛋白印记(western blot)和逆转录聚合酶链反应(RT-PCR)技术检测、基因转录及蛋白表达情况。结果显示补肾清热毒方可增加肾组织TUNEL阳性积分,上调Fas、FasL mRNA和蛋白水平。表明该方可通过上调Fas、FasL的表达,使Fas和FasL结合,从而促进表达部位凋亡不足的细胞凋亡,对肾组织的结构和功能具有保护作用。

(方　琦)

参 考 文 献

[1] 叶任高,陆再英.内科学[M].第6版.北京:人民卫生出版社,2004:896.

[2] 郑为超,胡顺金,方琦,等.六味地黄丸对激素及环磷酰胺治疗狼疮性肾炎的干预作用[J].中国中西医结合杂志,2005,25(11):983-985.

[3] 旷惠桃,刘小春,范伏元,等.益肾颗粒剂治疗狼疮性肾炎20例[J].湖南中医杂志,2003,19(6):35.

[4] 佘靖.中国现代百名中医临床家丛书·曹恩泽[M].北京:中国中医药出版社,2007:72-73.

[5] 张昱.肾病古今名家验案全析[M].北京:科学技术文献出版社,2005:262.

[6] 王海颖.陈以平教授治疗狼疮性肾炎的经验[J].新中医,2001,33(9):9-10.

[7] 方琦,曹恩泽.养阴解毒为主治疗狼疮性肾炎20例[J].安徽中医学院学报,1994,13(1):18-20.

[8] 黄灿茂,叶任高.中西医结合治疗狼疮性肾炎238例疗效观察[J].现代中西医结合杂志,2001,10(17):1631-1632.

[9] 时振声.时氏中医肾脏病学[M].北京:中国医药科技出版社,1996:271.

[10] 李宝丽,庄鸿贤.狼疮性肾炎的病因病机及分期论治[J].山东中医杂志,2002,21(4):199-201.

[11] 盛梅笑,王钢.狼疮性肾炎中医病机与治法探讨[J].中国中医基础医学杂志,2003,9(12):55-57.

[12] 林燕,金珊.中西医结合治疗狼疮性肾炎的临床观察[J].中国中西医结合肾病杂志,2003,4(12):725-726.

[13] 陈湘君,母小真,顾军花,等.补肾固精方治疗狼疮性肾炎的疗效观察[J].上海中医药大学学报,2003,17(1):23-24.

[14] 陈培智,陈绍辉,刘少列.中西医结合治疗狼疮性肾炎30例疗效观察[J].中国中西医结合肾病杂志,2001,2(12):715-716.

[15] 杨林,成慧贞.中西医结合治疗狼疮性肾炎36例临床研究[J].河北中医,2003,25(9):698-700.

[16] 周逊,朱辟疆,刘永平,等.中西医结合治疗男性狼疮性肾炎28例疗效分析[J].浙江中西医结合杂志,2004,14(2):69-71.

[17] 刘晓静.中西医结合治疗狼疮性肾炎27例[J].湖南中医杂志,2006,22(6):36-37.

[18] 卢叶明,黎晓辉,邵洁莹.中西医结合治疗活动性狼疮性肾炎78例疗效观察[J].中国中西医结合肾病杂志,2006,7(3):162-163.

[19] 任文英,陈扬荣,阮诗玮,等.补肾清热毒方联合西药治疗狼疮性肾炎的疗效观察[J].北京中医药大学学报,2002,25(3):57-59.

[20] 温成平,范永升,黄永凯,等.中药狼疮定对系统性红斑狼疮外周微循环影响的研究[J].中国中西医结合肾病杂志,2002,3(12):704-706.

[21] 孙录,史磊,张柏东.肾肝宁联合泼尼松治疗狼疮性肾炎效果观察[J].吉林医学,2001,22(3):154-155.

[22] 刘冬梅,王长宏,李雪萍.百令胶囊治疗65例狼疮性肾炎的临床分析[J].中国社区医师,2006,23:21.

[23] 苏励,陈琼.冬虫夏草制剂调节狼疮性肾炎患者免疫功能的临床研究[J].上海医学,2003,26(8):604-605.

[24] 汪华林,叶任高,李幼姬,等.川芎嗪对活动期狼疮性肾炎外周血单个核细胞B7-1和B7-2 mRNA表达的影响[J].中国中西医结合肾病杂志,2001,2(5):262-265.

[25] 许晨,吴兆龙.雷公藤红素防治狼疮性肾炎肾小球硬化的研究[J].中国中西医结合肾病杂志,2002,3(3):132-135.

[26] 沈良兰.黄芪注射液治疗狼疮性肾炎的临证体会[J].中国中西医结合肾病杂志,2003,4(7):419-420.

[27] 高延霞,刘金萍,尹文娟,等.杏丁注射液治疗狼疮性肾炎的临床观察[J].辽宁中医杂志,2006,33(3):311-312.

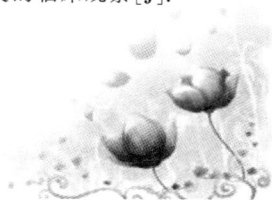

[28] 张智,闪增郁,向丽华,等.狼疮肾合剂的药效学研究[J].中国中医基础医学杂志,2002,8(11):851-852.

[29] 赵德光,赵欣,张基栋,等.地芩片治疗狼疮性肾炎的实验研究[J].浙江中医杂志,2002,20(12):496-497.

[30] 梁鸣,李幼姬,阳晓,等.狼疮方对狼疮样小鼠肾脏RANTES表达的影响.中国免疫学杂志,2002,18(9):631-635.

[31] 阳晓,魏毅,叶任高,等.狼疮方对慢性GVHD狼疮样肾炎小鼠模型的作用[J].中国中西医结合杂志,2005,25(S1):74-77.

[32] 刘喜德.狼疮静颗粒对狼疮性BXSB小鼠肾脏免疫组化的影响[J].浙江中西医结合杂志,2003,13(2):71-73.

[33] 朱方石,金实,汪悦,等.狼疮静颗粒对狼疮样小鼠外周血CD4$^+$、CD8$^+$及CD54表达的影响[J].中药新药与临床药理,2003,14(3):165-168.

[34] 朱方石,金实,汪悦,等.狼疮静颗粒对自发性狼疮小鼠肾狼疮样改变抑制作用的实验研究[J].中国中西医结合杂志,2004,24(4):343-347.

[35] 王思平,陈红,陈明龄.狼疮颗粒对AHN模型大鼠肾脏组织病理学的影响[J].中药药理与临床,2003,19(1):28-30.

[36] 朱卫星,顾军.青蒿琥酯对狼疮样小鼠肾脏白介素6和转化生长因子β的影响[J].中国中西医结合皮肤性病学杂志,2003,2(1):25-27.

[37] 陈杨荣,任文英,江明,等.补肾清热毒方对cGVHD狼疮小鼠肾组织细胞凋亡的调节作用[J].中华中医药杂志,2005,20(3):151-154.

[38] 任文英,王新高,陈香美,等.补肾清热毒方对狼疮小鼠肾组织细胞Fas、FasL的作用[J].北京中医,2006,25(11):687-691.

第九章　过敏性紫癜性肾炎

过敏性紫癜(henoch-schonlein purpura,HSP)是一种以皮肤紫癜、出血性胃肠炎、关节炎及肾脏损害为特征的综合征,基本病变是全身弥漫性坏死性小血管炎。伴肾脏损害者称为过敏性紫癜性肾炎(henoch-schonlein purpura nephritis,HSPN),简称紫癜性肾炎。本病好发于儿童, 据国内儿科报告,HSPN占儿科住院泌尿系疾病的8%,仅次于急性肾炎、原发性肾病综合征居第三位。紫癜性肾炎在过敏性紫癜中的发生率国内报道为30%~50%, 有人对过敏性紫癜患者进行肾活检检查,发现几乎100%患者有不同程度的肾损害。

本病相当于中医学的 "葡萄疫""肌衄""紫斑""尿血""水肿""虚损"等范畴。

【病因病机】

中医学认为其主要病机为"正虚"与"热瘀内蕴"。本病初期多由于六淫之邪扰动血络,或因食异物,机体不受,或因药物过敏,以致热毒乘虚而入,血液外溢肌肤而为紫斑,内侵肾脏,阴虚火旺,损伤肾络,迫血妄行而为尿血,久则热伤及阴,气阴两亏或脾肾气虚,固摄失权,晚期可导致脾肾两亏,浊邪内停而成尿毒症。

1.正虚乃发病之本,以气虚为最多　　正虚是紫癜性肾炎发病的内因。《素问·评热病论》说:"邪之所凑,其气必虚。"《灵枢·百病始生》说:"风雨寒热,不得虚,邪不能独伤人,卒然逢疾风暴雨而不病者,盖无虚,故邪不能独伤人。此必因虚邪之风,与其身形,两虚相得,乃客其形。"正所谓"正气存内,邪不可干"。

"虚"是紫癜性肾炎发生的根本原因。邪从虚而入,从而热毒客

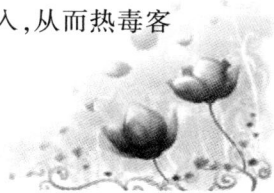

咽,湿热侵肠而发病。病随虚变,则正消邪长,而见病情反复发作或加重, 故正气强弱是疾病发展与转化的关键, 正气盛则外邪不能感,正气虚则外邪不能拒。同时"虚"又是血证发生和加重的重要因素,其中阴虚则络脉失养,气虚则络脉失充,阳虚则络脉失煦,皆可导致络脉裹血功能失职,从而血溢络外。诸虚之中,以气虚与紫癜性肾炎最为密切。"气主卫外"是机体屏障外邪,防邪深陷的关键。"气主摄血",气虚则肾络失充,血失裹摄而渗溢尿中。

正气虚弱与脾、肾关系密切。脾为后天之本,气血生化之源。脾气健运,化源充足,则气血旺盛,五脏六腑和筋骨肌肉等皆得其养。若脾气虚弱,运化无力,气血化源亏乏,生血不足,则脏腑肢体失养。脾、肾二脏相互滋生,相互促进,相互协同。肾主藏精,赖脾运化水谷精微以滋养;脾主运化,又赖肾阳以温煦。此谓后天养先天,先天生后天。若后天脾失健运,谷精不化,则肾失所养而精亏;若先天肾精亏虚,则脾失其温,而后天之精不成;若脾肾两虚,则人体正气虚弱,卫外不固,外邪内侵或药物过敏,素体不受,从而导致紫癜性肾炎的发生。故本病除多发生于儿童外,也可发病于其他年龄。

2.热瘀内蕴为致病之标 火热之毒有内、外之分。属外感者,多
为六淫风、寒、燥、湿等邪气,皆能郁滞而化热化火,如寒郁化热、湿郁化火等。正如王秉衡《重订广温热论》云:"风寒燥湿,悉能化火。"亦与刘河间之"六气皆从火化"相合。属内生者,常由脏腑阴阳气血失调,阳气亢盛而成。正如《素问·调经论》云"阴虚生内热,阳盛生外热"及朱丹溪所说"气有余便是火"等。平素嗜食辛辣、荤腥、刺激之品,或长期情志内伤,或劳逸失度,日久蕴热而生,加之脾肾亏虚为致病之本,内生热毒。内外合邪,扰动血络而肆虐为患。

病程长者,久病入络,故肾络瘀阻是其病机中不可忽视的重要方面。征之临床,络脉瘀阻有因实致瘀和因虚致瘀之异,前者是以热毒竭津灼液,烧炼其血,导致络中之血黏、浓、凝、聚;或湿热壅滞气机,阻碍血行。因虚致瘀者,或因阴虚血少脉涩,或因气虚血缓脉

滞,或因阳虚血寒脉凝,从而导致紫癜性肾炎之血瘀证。其瘀血一经形成,又可作为新的致病因素而作用于肾脏,一则可导致血不归经,溢于络外;二者瘀久化热,逼血外渗,从而引发或加重血尿、肌衄。此外,络中瘀血极易与湿、热、毒邪相互攀缘,进而使病机更趋复杂,治疗越发困难。现代医学研究表明,血液高黏滞状态和凝血机制紊乱对肾小球炎症的发生、发展具有重要影响,在临床上则表现为血液流变学的改变,与中医学的瘀血病机相吻合。临床上,宏观辨证常可见此类患者有面色晦暗,肢体麻木,腰痛固定,脉涩,舌质暗红或有瘀斑、瘀点等血瘀证的表现,而病理上常表现为系膜细胞增殖,细胞外基质增加,部分患者合并有不同程度的血管及肾小管间质病变,诸如新月体形成、肾小管萎缩、间质纤维化、心脏小血管病变等,凡此皆可作为微观辨证之血瘀证的内容。

综上所述,本病病因病机最终可归纳为2种情况:一为热邪内盛,迫血妄行而致尿血、肌衄;二为脾肾气虚,固摄无权,血不循经而出现尿血、肌衄。而瘀血、湿热毒邪既是紫癜性肾炎的病理产物,又是加重病情的重要因素。

【临床诊断】

一、诊断标准

目前国内尚无统一标准。Mollica(1992年)提出,如过敏性紫癜(HSP)出现下列指标中的2项则诊断为肾脏损害:①尿蛋白 ≥ 4 mg/($m^2 \cdot h$);②血尿 ≥ 10 RBC/HP;③血压 $\geq$ 该年龄正常值+2SD;④BUN ≥ 19.3 mmol/L(54 mg/dl),血肌酐>70.7 μmol/L(0.8 mg/dl)。

上海市儿科肾脏病协作组提出以下诊断标准:①两下肢或四肢出现对称性紫癜,同时有胃肠道、关节症状;血小板计数正常;②病程中或紫癜消失后出现血尿(肉眼或镜下)、蛋白尿及管型;③尿

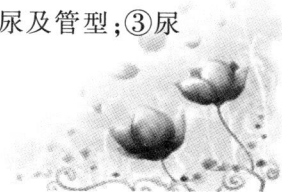

蛋白定量>100 mg/(kg·d),可能为肾病综合征;④经治疗后临床症状消失,血尿或尿蛋白消失维持6个月以上不再复发者,为临床治愈。

二、鉴别诊断

1.急性肾炎 当过敏性紫癜性肾炎发生于皮疹已消退时需与急性肾炎鉴别。此时追问病史,包括回顾皮疹形态、分布、关节和胃肠道症状有助于本病诊断。缺乏上述症状,早期有血清补体降低则有助于急性肾炎诊断。抗"O"增高并不能作为鉴别点,因为HSP可有30%病例增高,而急性肾炎也可有30%不增高,必要时可作皮肤活检和肾活检以资鉴别。

2.狼疮性肾炎 由于系统性红斑狼疮可有皮疹、关节痛和肾损害,故须与本病相鉴别,但HSP皮疹无论在形态和分布上与红斑狼疮均有显著区别,鉴别并不困难。两病肾活检有不同之处,如免疫荧光检查,狼疮性肾炎虽然也有IgA沉积但常有大量其他免疫球蛋白沉积,且有C1q沉积,狼疮性肾炎肾小球毛细血管壁白金耳环样变也有助鉴别。二者皮肤活检也不同,狼疮性肾炎可见狼疮带而HSP肾炎可见IgA沿小血管壁沉积。有学者认为,HSP中出现血C3减低者,其早期"紫癜样皮疹"有可能为SLE的皮肤损害之一;紫癜肾伴血C3减低者,应及早作肾活检,以与早期狼疮肾鉴别。

· 190 ·

3.IgA肾病 IgA肾病虽然临床上与本病不同,但肾脏组织学却十分相似,均可有皮肤小血管IgA沉积,因此从组织学上两者难以鉴别,有报告仅有的区别是HSP肾炎在肾组织常存在单核细胞和T淋巴细胞,而IgA肾病却无此类细胞。

4.多动脉炎 多动脉炎在临床上可类似于本病,但血清IgA多不增高,皮肤与肾活检也无IgA沉积,免疫荧光除纤维蛋白外均为阴性。此外,此病少见于5~15岁。

三、中医证型

1.**血热妄行** 主症为双下肢鲜红色瘀斑、瘀点,心烦,口渴,便秘,或伴尿血、便血,舌红,苔黄,脉数。

2.**阴虚内热** 主症为肉眼血尿或镜下血尿,口干咽燥,五心烦热,舌红,少苔,脉细数。

3.**气阴两虚** 主症为少气乏力,面色无华,口干咽燥或长期咽痛,咽部暗红,手足心热,舌质淡红,少苔,脉细或弱。

4.**脾肾亏虚** 主症为面黄乏力,腰膝酸痛,食欲不振,腹胀便溏,舌淡胖有齿印,苔白,脉沉缓。

四、辨证要点

本病主要依据血尿、紫癜、水肿等情况进行辨证。

1.**血尿的辨别** 血尿常是早期症状,要从血尿的量、色及伴随的症状入手。血尿伴疼痛者为血络蕴热,迫血外溢;尿中挟血块者为瘀血之象;尿色淡排尿无力者为气虚,气不摄血;尿色浑浊伴淋漓涩痛者为湿热下注;尿中有蛋白,尿浑浊或有泡沫者为脾肾不固,精微外泄。

2.**紫癜的辨别** 起病急,紫癜布于四肢并有痒感,尿血兼有表证者,为风邪所致;紫癜密集成团,身热,尿涩痛色如酱者以热毒为主;紫癜隐隐,迁延日久,尿浑浊,纳呆,乏力者,以湿浊为主;紫癜晦暗,尿血,蛋白尿,反复不愈,舌质紫暗有瘀点者,以瘀血为主。

3.**水肿的辨别** 起病急,颜面、眼睑、上肢先肿,小便频急者为风热或风寒之邪化热所致之阳水;病久体弱,腰以下肿甚伴形寒肢冷者,多属脾肾阳虚,正气亏损所致之阴水。

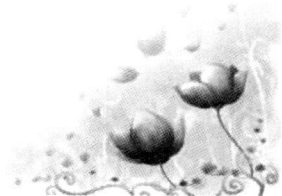

【临床治疗】

一、常见分型治疗

1.血热妄行

治法:凉血化瘀,清热解毒。

方剂:犀角地黄汤(《外台秘要》)合银翘散(《温病条辨》)加减。

组成:生地、丹皮、赤芍、金银花、连翘、紫花地丁、白茅根、茜草、卷柏、郁金、生石膏(先煎)、地榆、琥珀粉(冲服)。

加减:热毒炽盛,发热,出血广泛者,加紫草;热壅胃肠,气血郁滞,症见腹痛者,加白芍、甘草、槐花以缓急止痛,凉血止血;邪热阻滞经络,关节肿痛者,加秦艽、木瓜、桑枝等以舒筋通络。

2.阴虚内热

治法:滋阴清热,凉血化瘀。

方剂:二至丸(《摄生众妙方》)合小蓟饮子(《重订严氏济生方》)加减。

组成:旱莲草、女贞子、淮山药、生地、枸杞子、淡竹叶、丹皮、丹参、地榆、大蓟、小蓟、白茅根、三七粉(分吞)、莪术。

加减:阴虚较甚者,加玄参、龟板以养阴清热止血;潮热可加地骨皮、白薇、秦艽以清退虚热。

3.气阴两虚

治法:益气养阴,活血化瘀。

方剂:四君子汤(《太平惠民和剂局方》)合六味地黄汤(《小儿药证直决》)加减。

组成:生黄芪、太子参、白术、生地、丹皮、炒川柏、女贞子、旱莲草、赤芍、白芍、白茅根、大蓟、小蓟、干地龙、全蝎。

加减:兼肾气不足而见腰膝酸软者,加山茱萸、菟丝子、续断以补益肾气。

4.脾肾亏虚

治法:健脾补肾。

方剂:大补元煎(《景岳全书》)加减。

组成:太子参、黄芪、炒白术、茯苓、生薏苡仁、山药、菟丝子、狗脊、丹皮、丹参、赤芍、川芎、蝉衣、全蝎。

加减:中气下陷,神疲气短,肛坠,加柴胡、升麻以益气升陷;尿血较重者,加牡蛎、金樱子、补骨脂等以固涩止血;腰脊酸痛,畏寒神怯者,加鹿角片以温补督脉。

5.瘀浊内蕴

治法:温阳泄浊,养血通络。

方剂:温脾汤(《备急千金要方》)加减。

组成:党参、丹参、熟附子、姜半夏、紫苏、黄连、制大黄、当归、川芎、仙鹤草、甘草。

加减:湿浊重者,加苍术、藿香。

二、固定方药治疗

1.益肾和络方

组成:干地黄、女贞子、杜仲、旱莲草、丹参、赤芍、茜草、甘草等,并用雷公藤多苷片。

功效:清热化瘀止血。

用法:水煎服,每日1剂,分2次服。

主治:紫癜性肾炎血热夹瘀证者。

2.双蛸汤

组成:桑螵蛸、海螵蛸、侧柏炭、白茅根、杜仲、小蓟、棕榈炭、仙鹤草、石韦、生地榆、蝉蜕等。

功效:清热凉血。

用法:水煎服,每日1剂,分2次服。

主治:紫癜性肾炎血热妄行证。

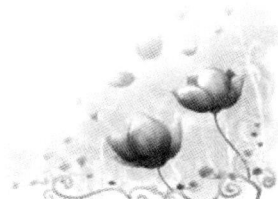

· 193 ·

3.丹参四藤饮

组成:丹参、银花藤、络石藤、鸡血藤、海风藤等。

功效:化瘀止血。

用法:水煎服,每日1剂,分2服。

主治:紫癜性肾炎血瘀证。

4.紫癜灵

组成:栀子、瞿麦、苏木、地锦草、人工牛黄、灵脂、木通等。

功效:清热凉血。

用法:口服,每次1片,每日3次。

主治:紫癜性肾炎血热妄行证。

5.丹芍颗粒

组成:丹参、水牛角、生地、赤芍、鸡血藤、小蓟等。制成颗粒剂,每包3 g。

功效:清热化瘀止血。

用法:口服,每次1包,每日2次。

主治:紫癜性肾炎血热夹瘀证。

6.益血胶

组成:生大黄、生地黄、黄芪、何首乌、阿胶、三七、甘草等。制成散剂,装入胶囊,每包3 g。

功效:健脾益肾。

用法:口服,每次1包,每日2~3次。

主治:紫癜性肾炎脾肾亏虚证。

7.宁血煎

组成:知母、黄柏、紫草、赤芍、地榆炭、牡丹皮、蒲黄炭、茜草炭、生地、仙鹤草、蝉蜕、泽泻、山药、女贞子、旱莲草、冬虫夏草。

功效:滋阴清热。

用法:水煎服,每日1剂,分2次服。

主治:紫癜性肾炎肾阴亏虚证。

8.消斑愈肾颗粒

组成:生地黄、黄芪、何首乌、阿胶、三七、甘草等。制成散剂,装入胶囊,每包3 g。

功效:益气化瘀止血。

用法:口服,每次1包,每日2次。

主治:紫癜性肾炎气虚血瘀证。

三、名医验方

1.银翘散加味(时振声方)

组成:金银花、连翘、淡竹叶、生地、麦冬、丹皮、藕节、白茅根、生甘草。

功效:疏风清热。

主治:适用于过敏性紫癜性肾炎风热搏结证。

2.清热解毒汤(张琪方)

组成:大青叶、板蓝根、生地、丹皮、黄芩、赤芍、小蓟等。

功效:清热解毒、凉血止血。

主治:过敏性紫癜性肾炎毒热蕴结、迫血妄行证。

【临床保健】

· 195 ·

一、心理保健

过敏性紫癜肾炎易反复,发作病程缠绵,患者难免产生一些不良情绪,对肾脏病康复十分不利。患者在药物治疗的同时,应注意调养情志。对持有悲观情绪的过敏性紫癜患者,应向其讲清治疗经过及康复后可进行正常工作、生活、学习,使其对治疗及预后有一定了解,减轻悲观心理,树立战胜疾病的信心。

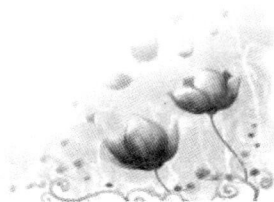

二、运动保健

积极参加各项运动锻炼,对强肾健身颇为有益。同时,还需结合对肾脏有特殊作用的按摩保健。

三、饮食保健

素有过敏病史的人,平时要注意饮食调摄,避免食入诱发本病的食物,如鱼、虾、牛奶、蛋类、海产品。如无明显食物诱因的人也要忌食鱼腥海味、辛辣炙热等腥发动风之品。

四、调摄护理

(1)避免接触过敏原。过敏性紫癜是因为过敏反应引起的全身弥漫性坏死性小血管炎,所以避免其病情反复与加重的首要措施就是避免过敏反应。

(2)坚持适当的锻炼,提高抗病能力,使全身气血流畅,调节体内阴阳平衡,切勿过度劳累。

(3)预防感冒。对一个肾脏病患者来讲,感冒病毒本身可以直接侵犯肾组织,引起病毒性肾炎。更重要的不是病毒本身对肾脏的损伤,而是由于患者感冒后,身体的抵抗力下降,致使上呼吸道的其他细菌乘虚而入,引起继发性细菌感染,从而使病情加重,患者原有的血尿、蛋白尿、高血压、水肿等症状进一步加剧,以致病情难以控制。对肾功能不全患者,甚至有可能导致肾功能衰竭和心衰。

【现代研究】

一、理论研究

过敏性紫癜性肾炎的病因不外乎内因、外因两端。内因即是患者的体质因素,主要为素体脾肾阳虚或肝肾阴虚、血热内蕴。外因为风、湿、热、毒之邪扰动血络,或因为食用动风之品,或因虫咬,或因误用辛温发散药物,以致风与热互结为患,热毒乘虚而入中,灼伤血络,血液妄行外溢肌肤而发为紫癜,内渗脏腑而尿血不止。疾病初期以热毒扰络为主,病延日久,精血流失,肾精亏耗,气虚血滞,脉络痹阻。

张琪认为紫癜性肾炎的发病和病变过程,与热邪迫血妄行密切相关,病之初期以毒热蕴结、迫血妄行为关键,往往由感受毒热之邪,或热蕴日久,蕴结成毒,毒热之邪循经下侵于肾,损伤脉络发为溺血。中期以血热内蕴为主要病变机制,此期患者经治疗,往往毒邪渐去而血热搏结,或用药不当致使血热内瘀,舍于肾与膀胱,迫血妄行,损伤脉络而尿血。后期日久不愈,或失治误治,往往耗伤气血,损及脾肾,形成邪热未去、正气已伤之虚实夹杂之候。

孙郁芝认为本病多由外邪入侵、热毒内蕴、迫血妄行、损伤脉络、血溢脉外而致,日久成瘀,热瘀互结形成本虚标实之证。

叶传惠认为,先天禀赋不足、复感外邪为本病发病的主要原因,而瘀血是贯穿本病始终的病机之一。患者先天阴虚质燥,营血之中已有伏火,复感风热、温热或药毒之邪,从而两热相搏,血热炽燔,灼伤肤络,血溢肌表则发为紫癜。

· 197 ·

二、辨证论治研究

时振声把本病分为6型:①风热搏结型:治以疏风清热、凉血散瘀之法,方用银翘汤加味;②热盛迫血型:治以清热解毒、凉血散瘀之法,方选犀角地黄汤加金银花、连翘、玄参、茜草、白茅根;③肝肾阴虚型:治以滋养肝肾之法,方用小蓟饮子去木通或知柏地黄汤或血府逐瘀汤加马鞭草、生侧柏、益母草、白茅根;④湿热内蕴型:治以清热利湿、活血化瘀之法,方用三仁汤或四妙散加丹参、泽兰、马鞭草、生侧柏、赤芍、三七;⑤寒凝血滞型:治以温经散寒、活血化瘀之法,方用当归四逆汤合桂枝茯苓丸;⑥脾气虚损型:治以益气健

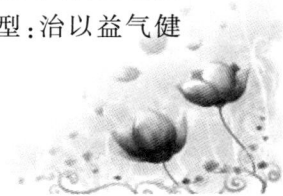

脾、活血摄血之法,方用归脾汤加桂枝茯苓丸。

叶传惠把该病分为:①风热夹瘀型:治宜疏风清热、清营活血,方以消风散加减,药用荆芥、防风、生地、黄芩、丹皮、金银花、连翘、赤芍、小蓟、白僵蚕、茯苓;②血热夹瘀型:治宜清热解毒、凉血止血,方以清营汤和犀角地黄汤加减,药用犀角、生地、丹皮、金银花、连翘、赤芍、车前子、地榆、小蓟、白茅根;③气不摄血型:治宜健脾养血、益气摄血,方以归脾汤加减,药用红参、生黄芪、白术、当归、茯神、远志、酸枣仁、桂枝、地榆、大枣、炙甘草;④阴虚火旺型:治宜滋阴补肾、清热凉血,方以六味地黄丸加减,药用生地黄、山茱萸、淮山药、丹皮、茯苓、泽泻、茜草、旱莲草、知母、黄柏;⑤脾肾阳虚型:治宜温肾健脾、化气行水,方以真武汤加减,药用制附子、白术、茯苓、生白芍、泽泻、桂枝、山药、生姜;⑥浊阴上逆型:治宜温阳降逆、通腑泄浊,方以温脾汤加减,药用制附子、大黄、红参、干姜、甘草、川厚朴、枳实。

李宜放等将本病分为:①风热毒夹瘀型:治宜祛风清热、解毒活血,方以益肾汤加减,药用荆芥、防风、蝉衣、威灵仙、秦艽、小蓟、白茅根等;②阴虚血热夹瘀型:治宜清热散瘀、凉血止血,方以血尿停加减,药用生地、丹皮、赤芍、茜草、旱莲草、小蓟等;③湿热内阻夹瘀型:治宜清利湿热、化瘀止血,方以三仁汤或四妙散加减,药用杏仁、白蔻仁、生薏苡仁、苍术、黄柏、白茅根、赤芍、大小蓟等;④气阴两虚夹瘀型:治宜益气养阴、活血化瘀,方以参芪地黄汤加味,药用太子参、黄芪、生地、丹皮、茜草、旱莲草等;⑤脾肾两虚夹瘀型:治宜健脾补肾、活血软坚、清热解毒,方以莲慈汤加减,药用黄芪、生地、桑寄生、猪苓、当归、三棱、莪术、半边莲、山慈姑、败酱草等。

刘均认为本病分为血热妄行型、湿热阻络型、脾虚湿阻型、气阴两虚型。治法分别为清热解毒、凉血止血为主,方药用犀角地黄汤加生石膏、竹叶、知母、蝉蜕、白茅根、紫草等,方中犀角可用大剂量水牛角替代;清热利湿、凉血解毒为主,方以小蓟饮子加减,药用生地、小蓟、滑石、木通、蒲黄、竹叶、山栀、当归、丹皮、蝉蜕、白茅根、生甘草等;健脾渗湿、行气利水为主,佐以活血凉血,方以二五合剂加减,药用茯苓、猪苓、泽泻、桂枝、白术、陈皮、大腹皮、黄芪、防己、益母草、赤芍、紫草、白茅根、蝉蜕等;气阴两虚型则以益气养阴、固本益肾为主,佐以敛精生血,方以参芪地黄汤加味,药用党参(或人参)、黄芪、生地、熟地、山茱萸、茯苓、山药、丹皮、泽泻、当归、枸杞子、阿胶、鹿角胶、白茅根、蝉蜕等。

蔡希玲分本病为湿热瘀阻型、湿热伤阴型、脾肾两虚型。分别治以清热利湿、化瘀消斑,以基本方(益母草、丹参、三七粉、半枝莲、白茅根)合三妙散加减;清热利湿、滋阴活血,以基本方合二至丸加减;补肾健脾、祛湿降浊、活血化瘀,药用黄芪、党参、半夏、茯苓、泽泻、川断、杜仲、丹参、益母草、附子。

三、专方治疗研究

1.益肾止血颗粒

组成:西洋参、女贞子、旱莲草、白茅根、蝉蜕、白花蛇舌草、仙鹤草、三七、桃仁等。每包10 g,含生药30 g。5岁以下,每次1/4包,每天2次;5~10岁,每次1/2包,每天2次;10岁以上,每次1包,每天2次;成年人,每次2包,每天3次,温开水冲服。6个月为一疗程。

疗效:益肾止血颗粒治愈160例,好转70例,无效10例,总有效率占95.83%。

2.益血胶囊

组成:生大黄、生地黄、黄芪、何首乌、阿胶、三七、甘草等。制成散剂,装入胶囊,每次3 g,每日2~3次,口服。

疗效:治疗后,症状消失,尿检查正常,1年未复发,显效者18例;症状好转,尿检查有好转,2个月未复发,有效者27例;症状和尿检与治疗前变化不大,无效者2例。

3.紫癜胶囊

组成:焦大黄、炙甘草、紫草、焦山楂、防风、五味子、鹿衔草、旱

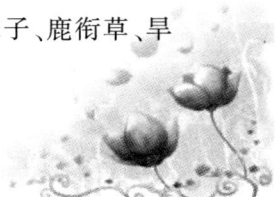

莲草、生地黄、茜草根。

疗效:治疗过敏性紫癜性肾炎52例,临床痊愈8例,显效24例,有效18例。

四、单味中药研究

1.雷公藤 黎磊石根据动物实验观察认为,雷公藤可以改善肾小球毛细血管壁的通透性,减轻肾小球病理变化,特别是减少细胞浸润的数量及肾小球硬化的程度,因此仍可能是一种抗炎效应。

2.丹参 孟庆中等应用复方丹参液静滴 $[0.5\sim1\ \mathrm{ml}/(\mathrm{kg}\cdot\mathrm{d})]$ 为主,配合中医辨证,治疗本病24例,治愈18例,好转5例。余惠兰运用丹参片或丹参注射液合雷公藤多苷片治疗本病,与单用雷公藤多苷片治疗结果作比较,发现消除水肿、降低血压的平均时间及血尿、尿 C_3 等转阴时间,前者均短于后者($P<0.05$,$P<0.01$),而对蛋白质的转阴时间无显著性差异($P>0.05$),但两者均可改善甲襞微循环。

3.火把花根片 周建华等人探讨火把花根片对儿童过敏性紫癜肾炎综合征型和肾病综合征型的治疗作用,并与雷公藤多苷片对比,结果显示火把花根片组肾炎型完全缓解率为58.8%,部分缓解率为41.2%,雷公藤多苷片组完全缓解率为20.8%,部分缓解率为66.7%,两组结果比较,差异有显著性($P<0.05$,$P<0.01$)。火把花根片组肾病型完全缓解率高于雷公藤多苷片组,但差异无显著性($P>0.05$)。两组均能显著降低患儿尿蛋白、尿红细胞和NAG水平。肾炎型火把花根片治疗组6个月时尿蛋白量低于雷公藤多苷片治疗组,差异有显著性($P<0.05$)。结论为:火把花根片对儿童过敏性紫癜肾炎患者肾炎型和肾病型及肾小管-间质型的病变均有显著疗效,其对肾炎型降尿蛋白效果及总疗效好于雷公藤多苷片。

五、实验研究

根据IgA肾病与紫癜性肾炎从病理、发病机制、预后等诸方面完全相似的特点,用实验性IgA肾病大鼠模型,观察不同剂量丹芍颗粒对实验性IgA肾病大鼠模型尿红细胞、尿蛋白、肾功能、肾组织NO、NOS含量及肾脏病理的影响。结果:丹芍颗粒对实验性IgA肾病大鼠模型具有明显降低尿红细胞及尿蛋白,改善肾功能,降低肾组织NO、NOS含量,抑制肾小球系膜细胞和系膜基质的增生作用。结论表明丹芍颗粒具有良好的治疗IgA肾病作用,为临床治疗紫癜性肾炎提供了实验依据。

王莉等人通过动物实验观察消斑愈肾颗粒剂对小鼠的急性毒性及大鼠的长期毒性反应。毒理学研究,急性毒性实验对小鼠一次性灌胃消斑愈肾浸膏生药133.2 g/kg,给药后观察7天;长期毒性实验将大鼠分高、低2个剂量组,消斑愈肾浸膏分别按30 g/(kg·d)和100 g/(kg·d)的剂量连续灌胃给药12周,结果显示急性毒性实验中无一只小鼠死亡,长期毒性实验中高、低剂量组与正常组无显著性差异,毒理学实验证实该药安全无毒副作用。

(刘　玲)

参 考 文 献

[1] 叶任高,李幼姬,刘冠贤.临床肾脏病学[M].第2版.北京:人民卫生出版社,2007:232.

[2] 陈钦,王永钧.益肾和络方加雷公藤多苷片为主治疗紫癜性肾炎[J].浙江中医学院学报,1999,23(3):25-26.

[3] 侯伟.双蛸汤治疗紫癜肾31例[J].中国乡村医生,1998,14(2):40.

[4] 傅晓骏.丹参四藤饮治疗过敏性紫癜肾炎31例[J].陕西中医,1998,19(3):32.

[5] 巴特尔,乌兰.蒙医治疗过敏性紫癜108例临床观察[J].中国民族医药杂志,1996,2(2):12-13.

[6] 金钟大,孙轶秋,汪受传,等.丹芍颗粒治疗紫癜性肾炎的主要药效学研究[J].中国中医药科技,2003,10(2):90-91.

[7] 董宝山,韩章砚.中药益血胶治疗紫癜性肾炎47例[J].辽宁中医杂志,2001,28(1):28-29.

[8] 景晓东,郎丽辉.宁血煎治疗紫癜性肾炎22例[J].吉林中医药,1998,1(1):15.

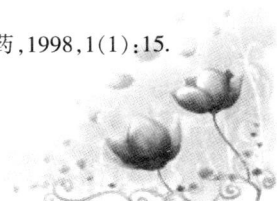

[9] 王莉,张君,李桂燕,等.消斑愈肾颗粒治疗过敏性紫癜性肾炎的疗效与毒理学研究[J].中医药学刊,2003,21(7):1 090-1 093.

[10] 时振声.实用中西医结合诊断治疗学[M].北京:中国医药科技出版社,1991:7.

[11] 张琪.漫话紫癜肾[J].新中医,1991,7:12-13.

[12] 高继宁,李宜放,米彩云,等.治疗过敏性紫癜性肾炎思路探讨[J].山西中医,2000,16(4):41.

[13] 刘玉宁,赵宗江,郭立中.叶传惠教授对过敏性紫癜性肾炎的中医治疗[J].中国中西医结合肾病杂志,2003,4(3):128-130.

[14] 时振声.时门医术[M].北京:中国医药科技出版社,1994:427.

[15] 李宜放,高继宁,米彩云.辨证治疗过敏性紫癜性肾炎82例临床观察.中医药研究,2001,17(5):21-22.

[16] 刘均.辨证治疗紫癜性肾炎60例[J].长春中医学院学报,1999,15(3):16.

[17] 蔡希玲.中医药辨治紫癜性肾炎24例[J].中医论坛,2000,15(3):29-30.

[18] 张素梅,黄凌.益肾止血颗粒治疗紫癜性肾炎240例[J].中医研究,2005,18(12):42-43.

[19] 董宝山,韩章砚.中药益血胶治疗紫癜性肾炎47例[J].辽宁中医杂志,2001,28(1):28-29.

[20] 王洪忠.紫癜胶囊治疗紫癜性肾炎52例疗效观察[J].北京中医,1990,(2):21-23.

[21] 黎磊石,张训,陈慧平,等.雷公藤治疗肾炎疗效的进一步观察[J].江苏医药,1983,1:15.

[22] 孟庆中,李新.复方丹参注射液为主治疗小儿紫癜性肾炎24例观察[J].黑龙江中医药,1990,1:17-18.

[23] 余惠兰.雷公藤加丹参治疗儿童紫癜性肾炎疗效分析[J].江苏中医,1991,11:6-8.

[24] 周建华,黄爱霞,刘铜林,等.火把花根片治疗儿童过敏性紫癜肾炎的临床研究[J].中国中西医结合杂志,2004,24(5):418-421.

第十章　良性小动脉性肾硬化症

良性小动脉性肾硬化症(benign arteriolar nephrosclerosis,BN)是高血压病的肾脏并发症,由良性高血压引起,临床表现为有高血压病史10年以上,出现夜尿增多、尿检异常(轻至中度蛋白尿)、肾功能损害,同时常伴随其他靶器官损伤如高血压视网膜病变(视网膜动脉硬化和出血、渗出等)。临床上所称的高血压性肾损害或高血压肾病包括本病以及恶性小动脉性肾硬化症(malignant arteriolar nephrosclerosis)两种,其中后者由恶性高血压引起,不在本章讨论范围内。本病的病理表现主要为镜下见有肾小动脉的肌内膜增厚和玻璃样变这两种改变,具有一定的特征性。本病的发生率与高血压的严重程度和持续时间呈正相关,衰老被认为是另一重要因素,此外性别、种族以及原发性高血压的常见并发症(如糖尿病、高脂血症和高尿酸血症)也是重要的影响因素。本病是西方国家患者导致终末期肾衰竭的第二位疾病(约占25%),我国发病率也在日趋增多,发病年龄多为40岁以上。本病相当于中医学的"眩晕""尿浊""腰痛""水肿""肾劳"。

【病因病机】

中医学认为本病的发生,初多因先天不足,素体正虚;或饮食不节,损伤脾气;或情志不畅,肝郁化热,渐年老体衰,肾气渐虚;或久病及肾,肾精失藏,兼以肝风内动伤肾,久则夹以瘀血、痰浊、湿热等邪实,而致肝、脾、肾脏腑功能失调,气血津液阴阳亏虚,终使水液不行,或开阖不利,或精微不固,发为本病。

1.饮食不节　嗜食肥甘厚味,损伤脾胃,脾不升清,脑窍失养,

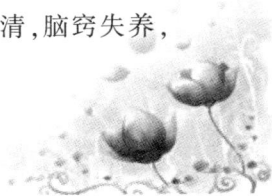

发为眩晕;脾失健运,水液不行,发为水肿;无力统摄,精微外泄,发为蛋白尿。

2.情志不畅　肝气郁结,气郁化火,肝火上炎,或肝阳上亢,或肝风内动,发为头晕,久则耗液伤阴,肝肾阴虚,无以封藏固摄,精微下注,自小便出,而见尿浊。

3.肾气亏虚　先天不足,后天失养,年老正衰,久病及肾,肾气不足,无以温煦,而见小便清长,夜尿频多;推动无力,水液不行,而见水肿;开阖失司,精微下泄,发为蛋白尿。

4.瘀阻脉络　久病入络,久病多瘀,瘀血阻络,则脑窍失养,发为眩晕;瘀阻肾脉,精气不畅,精微失固,清浊不分,精微外溢,发为蛋白尿;瘀阻水停,泛溢皮肤,可见水肿;瘀血停留,不通则痛,可见头痛、腰痛。

5.湿浊内蕴　痰湿不化,气滞水停,湿浊蕴结,加重诸症,甚则溺毒内留,耗伤气血,脾肾俱损。

本病总属虚实夹杂,本虚标实,脾肾亏虚为本,瘀阻、痰浊、湿热为标。

本病的基本病机是先天不足、肾元虚损,后天失养、损伤脾气,脾肾亏虚;肝风内动、耗伤气阴,肝肾阴虚;内生瘀血、水湿、痰浊、湿热之邪,使机体失养、水液停聚、精微外泄、溺毒内留。以肾乃先天之本,元气之根,内寓元阴元阳,藏先天之精与五脏六腑之精华,肾虚无以填髓、主水、温煦、固摄,则脑窍失养、水液不行、精微下注,发为头晕、水肿、夜尿增多、蛋白尿。脾主升清,为制水之脏,有健运之功,脾虚湿困,肝木侮土,肾虚失养,可导致脾失健运,中气亏虚,无以升清,不能健运输布,可见头晕、水肿、乏力、少气懒言;无以充养肾脏之气血阴阳,导致肾元进一步亏损,造成脾肾俱损之候,日久极虚为劳,发展为“肾劳”。肝主藏血,疏泄气机,体阴而用阳,肝失疏泄,肝气内郁,或肾元不足,肝肾阴亏,皆可进一步导致肝阳上亢,肝风内动,夹痰夹瘀,鼓动气血,上冲脑络,中侮脾土,下扰肾关,使得肾脏受风邪为害,风性开泄,善动,数变。肾者主水,司开阖,风邪内袭,扰动肾关,致肾开阖失司,封藏失职,导致精微下泄,夜尿频多;风性属阳,还可耗伤肾精中气,导致肾元亏虚。瘀血、水湿、痰浊、湿热之邪则既是脏腑气血亏虚的病理产物,又加重了疾病的进展。

本病病机的关键是肾元不足,这是本病发生的启动因素和发展转归的根本;脾虚失运则是转化和发展的重要环节,肝风内动伤肾贯穿整个病程,又夹以瘀阻、痰浊、湿热等证,虚实夹杂。病位在肾,与脾、肝密切相关。

本病早期以肝风内动,肝阳上亢,气虚血瘀等实证、虚实夹杂证为主要表现,后因虚致劳,加之邪耗正气,主要表现以脾肾俱损之证。肾元亏虚逐渐加重。

【临床诊断】

一、诊断标准

(1)为原发性高血压。

(2)出现肾损害临床表现前已有10年以上持续性高血压。

(3)病情进展缓慢,肾小管功能损害早于肾小球功能损害。

(4)有持续性蛋白尿(一般为轻至中度),尿镜检有形成分少。

(5)常伴随高血压视网膜病变。

(6)能排除各种原发肾脏疾病和其他继发性肾脏疾病。

临床诊断困难时可做肾穿刺活检,肾组织病理检查对确诊很有帮助。

二、鉴别诊断

1.伴有高血压的慢性肾小球肾炎 通常无高血压家族史,有肾炎病史,发病年龄多在20~30岁,尿检异常出现在高血压之前,尿检可

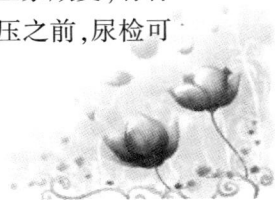

表现为尿蛋白较多,常伴红细胞,管型。肾穿刺活检可明确病理类型。

2.肾动脉粥样硬化 常是全身性动脉粥样硬化的一部分,患者多在50岁以上,肾主干动脉病变狭窄可引起肾血管性高血压和病变侧肾脏缺血缩小,肾动脉造影对诊断有帮助。

3.止痛药性肾病 有长期服用止痛药史,临床可表现为轻度蛋白尿,尿浓缩功能减退和血压偏高。

三、中医证型

1.痰湿壅盛 主症为体胖乏力,身重困倦,头晕头重,面红气粗,口苦口黏,脘闷纳呆,大便不爽,小便短赤,舌淡苔腻,脉滑或濡。

2.肝火亢盛 主症为头晕胀痛,面色红赤,烦躁易怒,口苦目涩,视物模糊,肢体颤动,舌红,脉弦。

3.肝肾阴虚 主症为目睛干涩或视物模糊,头晕耳鸣,五心烦热或手足心热或口干咽燥,腰脊酸痛,可伴遗精、滑精,或月经失调,舌红少苔,脉弦细或细数。

4.气虚血瘀 主症为神疲气短,头晕乏力,腰膝酸软,口渴喜饮,肌肤甲错,或见瘀点瘀斑,舌淡或红,舌边有瘀点,苔薄白或腻,脉细涩。

5.脾肾亏虚 主症为纳差疲倦,头晕乏力,腰膝酸软,可见水肿,大便溏,尿频或夜尿多,舌质淡红、有齿痕,苔薄白,脉沉细或沉迟无力。

四、辨证要点

1.辨标本虚实 本病证候错综复杂,乃本虚标实之候,而以邪实为标,正虚为本。本虚以气虚、阴虚为主,标实以血瘀、痰浊、湿热为主。

2.辨病变脏腑 本病病位主要在肾,肾元虚损是本病发生和发展的主要因素;与肝、脾密切相关,甚则累及心、肺。在疾病的不同阶段,根据不同的临床表现注意区分相应病位,早期以肝、肾为主,中期以脾、肾为主,后期则可累及五脏。

3.辨未病已病 本病系他病之合病、并病,在高血压病发展到一定阶段而出现,积极防止和控制高血压可减少或延缓本病的发生发展,因此当未病早防。本病早期临床表现不明显,逐渐发展可致肾功能损害,因此当既病防变。

【临床治疗】

一、常见分型治疗

1.痰湿壅盛
治法:燥湿化痰,平肝熄风。
方剂:半夏白术天麻汤(《医学心悟》)加减。
组成:半夏、天麻、茯苓、橘红、白术、甘草。
加减:水肿者,加玉米须、泽泻;便秘者,加大黄;兼瘀血者,加丹参、桃仁、红花;有蛋白尿者,加黄芪、蝉衣。

2.肝火亢盛
治法:平肝熄风,清热活血。
方剂:天麻钩藤饮(《杂病证治新义》)加减。

· 207 ·

组成:天麻、钩藤、石决明、栀子、黄芩、川牛膝、杜仲、益母草、桑寄生、朱茯神。
加减:目涩者,加菊花;烦躁者,加百合、郁金;小便短赤者,加淡竹叶、白茅根;腰痛者,加山药、狗脊。

3.肝肾阴虚
治法:养阴清热,滋补肝肾。
方剂:左归丸(《景岳全书》)加减。
组成:熟地黄、山药、山茱萸、菟丝子、枸杞子、牛膝、龟角胶、鹿角胶。

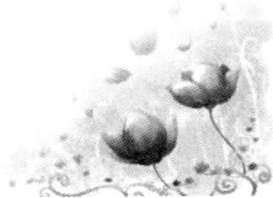

加减:急躁易怒、尿赤便秘者,加龙胆草、黄芩、栀子;腰酸遗精,精关不固者,加金樱子、芡实、莲须。

4.气虚血瘀

治法:益气活血,化瘀通络。

方剂:补阳还五汤(《医林改错》)加减。

组成:黄芪、当归尾、赤芍、地龙、川芎、桃仁、红花。

加减:疲倦乏力者,加白术、党参;口渴者,加葛根;水肿者,加防己、玉米须;纳差者,加炒二芽、神曲。

5.脾肾亏虚

治法:健脾益气,补肾滋阴。

方剂:四君子汤(《太平惠民和剂局方》)合六味地黄丸(《小儿药证直诀》)加减。

组成:人参、白术、茯苓、甘草、熟地黄、山茱萸、干山药、泽泻、牡丹皮。

加减:纳呆腹胀者,加苍术、藿香、佩兰、陈皮;便溏者,加炒扁豆、炒芡实;水肿者,加车前子、猪苓;夜尿多者,加益智仁、桑螵蛸。

二、固定方药治疗

1.麝香保心丸

组成:由麝香等组成。

功效:清热化湿。

用法:口服,每次2丸,每日3次。

2.化瘀清利颗粒

组成:水蛭(磨粉冲服)、益母草、土茯苓、栝楼。

功效:化瘀利水。

用法:口服,每次10 g,每日2次。

3.保元灌肠液

组成:生地、山茱萸、生牡蛎、大黄、丹参、芡实、制延胡索。

功效:化瘀泄浊。

用法:煎液300 ml灌肠,每日1次,14天为一疗程。

4.莱葛颗粒冲剂

组成:莱菔子、葛根、山楂。上述药物提取物制成颗粒,每袋重20 g。

功效:清肝明目。

用法:口服,每次1袋,每日3次。

5.通心络胶囊

组成:水蛭、蜈蚣、蝉蜕、人参、赤芍,冰片。

功效:温通心阳。

用法:口服,每次3粒,每日3次。

三、名医验方

1.降压益肾颗粒(唐蜀华方)

组成:鬼针草、何首乌、山茱萸、玄参、泽泻、川牛膝。每次2包,每日2次。

功效:滋补肝肾。

主治:适用于高血压病早期肾损害肝肾阴虚证者。

· 209 ·

2.养肝益水颗粒(周宜轩方)

组成:枸杞子、黄芪、菟丝子、怀牛膝、丹参、水蛭等。每次1袋(10 g),每日3次。

功效:养肝阴,滋肾水,化瘀血。

主治:适用于原发性高血压早期肾损害肝肾阴虚兼血瘀证者。

3.潜镇化瘀汤(张琪方)

组成:代赭石、生龙骨、生牡蛎、石决明、怀牛膝、珍珠母、菊花、益母草、水蛭、杜仲、枸杞子、女贞子、菟丝子、玉竹、桃仁、赤芍药、丹皮、钩藤、草决明、甘草,葛根。水煎服,每日1剂。

功效:重镇潜阳,化瘀止痛。

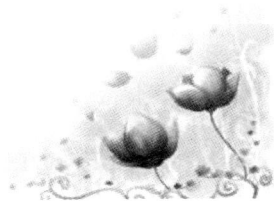

主治:适用于原发性高血压早期肾损害肝火亢盛证者。

【临床保健】

一、心理保健

良性小动脉性肾硬化症患者多为中老年人，大部分在发生肾脏病变之前有明确的长期高血压病史,在面对疾病的进展时,很容易产生悲观情绪;部分患者认为得了肾病很快就会进展为尿毒症,从而产生恐惧感;部分患者遵从医嘱的执行力差;还有部分患者过分焦虑,迫切期望能够早日根除疾病。

患者的心理认知与情绪状态受多种因素影响,如性别、文化、地位、经济收入、家庭关系等,因此既要对患者统一加强心理健康教育,增强他们对疾病的认识,培养他们乐观的与慢性疾病相处的心态;又要对不同心理状态的患者施行不同的心理调护与保健。首先要取得患者的信任,倾听患者心底最关注的是哪些方面的事情,力所能及地予以疏解;其次要用专业的精神,乐观的态度,温暖的言行,感染患者获得信心;也可以利用音乐、病友联欢等多形式、多方位地开展心理支持。

二、运动保健

合理、科学、适度的运动对于增强患者的体质、改善患者的情绪、延缓疾病的进展有着一定的意义。并非所有的运动都适合高血压肾病患者,此类患者的运动类型应以有氧代谢运动为主,避免在运动中做大量的推、拉、举之类的静力性力量练习或憋气练习。

一般而言,每次运动持续时间为45~60分钟,其中包括5~20分钟的热身活动和5~10分钟的整理活动。运动频率应为每星期至少3次。在时间选择上健身运动最好避免清晨和晚间,以避免血流动力学改变引发心脑血管意外事件发生,宜在上午9~11点或下午4~7点进行。清晨可到户外散步呼吸新鲜空气,同时做一些按摩、气功、太极拳等活动。

适合本病患者的运动方法有健身气功、太极拳、医疗体操、步行、健身跑、有氧舞蹈、游泳、娱乐性球类、郊游、垂钓等。

需注意剧烈运动会促使蛋白尿排出的增加。当进入肾功能不全阶段时则有必要适当减少运动量。

三、饮食保健

患者饮食需遵从低盐、低脂要求,每日的食盐摄入量少于3 g;避免高脂肪高胆固醇食物的摄入;根据尿蛋白定量和肾功能的情况每日蛋白质的摄入在0.6~0.8 g/kg;日常生活状态下每日热量在125.5~146.4 kJ。同时注意补充充足的维生素和其他营养物质。当进入肾功能不全阶段后饮食原则参照慢性肾衰竭的饮食要求。

四、调摄护理

1.起居调摄 养成良好的生活习惯,营造美好的生活环境,合理安排作息、锻炼、饮食,起居有节,四时有序,遵循"春夏养阳,秋冬养阴"的摄生之法。

2.避免诱因 保持理想稳定的血压水平,避免血压的过度波动;避免劳累和各种感染;避免服用对肾脏有损害的药物。

【现代研究】

一、理论研究

叶景华认为在肾病发生中起主要和直接作用的当是肾的气化功能与脾的运化功能。肾的气化失常是肾病发生发展的主要病机,由于肾脏与三焦密切联系,邪气闭关三焦,水液不能正常运行,停留而为肿、为痰饮,元气不能通行,经络、脏腑也失其正常功能。脾

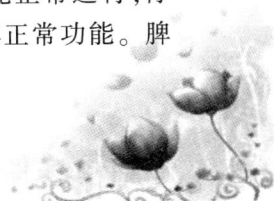

为土脏,主运化水湿,若水湿浸渍,或湿热、寒湿困脾,湿毒浸淫,内归于脾,或饮食、劳倦伤脾,均可致脾失转输,土不制水,泛滥肌肤而为水肿。本病早期表现仅以高血压为主,多见肝阳上亢,究其原因,则与肾水不足相关,故而主张平肝与滋肾相配,达阴阳平调之境。中晚期,则又在肾水不足、肝阳偏亢的基础上,积痰成瘀,阻滞肾络,此时治疗则要顾及化痰祛瘀而通络。宜徐而治之,不宜速而求功。

关建国认为,高血压早期肾损害发病机制以肝肾阴亏、肝阳上亢为本,瘀血内阻为标。本病起病缓慢,病程较长,病情易反复,缠绵难愈。其一,肾精亏虚,水不涵木,肝阳上亢,进而可导致五脏功能和气血失调,瘀血内阻。其二,阴虚血浓,血脉涩滞,运行不畅,同样可致瘀血阻滞。再者,高血压患者出现肾损害一般多达数年之久,久病伤血入络是形成血瘀的重要因素。以上原因均致肾之血脉瘀阻,则肾分清泌浊功能失常,关门不固,精微物质下流,使虚者更虚。另外,瘀血阻滞,气血不能上荣脑海,亦可见眩晕、头痛等症。本病发病机制为本虚标实,其病位在肝,病根在肾。肾气亏虚,精髓不足,水不涵木,肝阳上亢,进而可导致五脏功能和气血失调,瘀血内阻。辨治以滋肾潜阳活血为法。

钟昱等认为肾元不足为本病发生的启动因素和发展转归的根本;脾虚失运是转化和发展的重要环节。而他们根据临床表现将169例高血压肾损害患者分为早、中、晚期,分析各期患者证候分布以及证候积分值。发现早期肝风、肝阳表现最重,其次是气虚证,无血虚和阳虚证;中期阴虚证候和气虚证候均增加,肝阳证有所减轻,阳虚症状较轻;晚期气、血、阴、阳俱虚,气虚最重,肝风、痰湿(热)、瘀血、湿浊证候均较重,肝阳上亢证候较轻。从而认为风邪伤肾是贯穿整个病程的病理机制,实风逐渐转化为虚风。

张彬认为高血压肾损害无论发生、发展,均存在气虚血瘀的基本病理改变,证属本虚标实,肺、脾、肾之气虚为本,肾之血瘀为标。

气虚血瘀在高血压肾损害的发生、发展过程中起着关键作用。治疗宜标本兼顾,以益气活血为基本治疗方法。

曹恩泽认为瘀血阻滞是肾脏病的共同病理基础之一,活血化瘀法贯穿肾脏病治疗的始终。

总之,多数医家主张本病为虚实夹杂,本虚标实,虚为气虚、阴虚、气阴两虚、阴阳亏虚;实指瘀血、湿热、痰浊,病变脏腑以肾为根本,与肝、脾密切相关。

二、辨证论治研究

叶景华认为本病早期多见肝阳上亢,中晚期则又在肾水不足、肝阳偏亢的基础上,积痰成瘀,阻滞肾络。分3型:①肝阳上亢,肾水不足型:多见于早期,治宜平肝益肾、调其饮食,方以天麻钩藤饮加味,药用天麻10 g,钩藤30 g,生石决明30 g,黄芩10 g,栀子10 g,珍珠母30 g,川牛膝10 g;随证加减,头胀痛者加菊花10 g、白蒺藜15 g,大便秘结者加生大黄(后下)10 g;②肝肾不足,痰瘀阻络型:多为中期,治宜阴阳双补、活络散结,药用女贞子10 g,墨旱莲 15 g,桑葚30 g,巴戟天30 g,菟丝子30 g,山药30 g,续断15 g,郁金10 g等;随证加减,畏寒肢冷、乏力少气、自汗者加黄芪30 g、桂枝10 g,骨蒸潮热、肌肤甲错者加地骨皮15 g、牡丹皮10 g、生地黄20 g;③肾精不足,瘀毒阻滞型:多见于晚期,治宜填精益髓、化瘀解毒,药用桑寄生30 g,枸杞子15 g,杜仲10 g,女贞子15 g,制何首乌30 g,黑芝麻30 g,陈皮10 g,夏枯草10 g,鬼针草30 g,半夏10 g,水蛭(研粉吞)5 g。随证加减,口干咽燥、舌光红少津、颧红者加黄柏10 g、知母10 g,下肢水肿或蛋白尿者,加泽泻 10 g、芡实30 g、带皮茯苓30 g。

· 213 ·

三、专方治疗研究

1.养肝益水颗粒

组成:枸杞子、黄芪、菟丝子、怀牛膝、丹参、水蛭等。

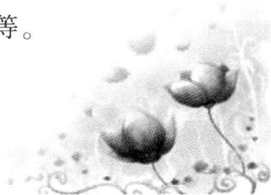

疗效：枸杞子、菟丝子滋补肝肾，固摄精微，为君药；配怀牛膝增强补肝肾之力，同时有活血利水之效，合黄芪补气升阳，利水消肿，益卫固表，增强固摄精微之功，共为臣药；伍丹参、水蛭活血化瘀通络，怀牛膝引药下行直达病所。诸药共奏养肝阴、滋肾水、化瘀血、固精微之效。临床观察治疗高血压早期肾损害疗效显著。

2.滋阴降火通络汤

组成：制何首乌30 g，山茱萸15 g，知母12 g，黄柏15 g，地龙12 g。水煎服，每日1剂，分早、晚2次服。

疗效：高洪春根据肝肾阴亏、虚火内扰、肾络瘀阻是本病主要病机，确定此滋阴降火通络治疗大法。临床观察结果表明：本方能明显降低血压，而且能显著降低尿微量蛋白的排出量。

四、单味中药研究

1.黄芪 汤归春等通过临床观察黄芪对高血压病早期肾损害的保护作用，将高血压肾损害患者60例随机分成2组，其中治疗组和对照组各30例，均予基础降压治疗及能量合剂静滴，治疗组在上述治疗的基础上予黄芪60 ml加入5%葡萄糖溶液250~500 ml中静滴，每日1次，疗程3~4周，观测2组患者治疗前后的尿NAG酶、24小时尿蛋白定量、血肌酐、尿素氮和血浆ET-1变化，结果表明治疗组在降低尿NAG酶、24小时尿蛋白定量和血浆ET-1方面明显优于对照组。说明黄芪对高血压病早期肾损害的发生、发展具有一定的保护作用，这种保护作用可能与黄芪降低血浆内皮素的作用有关。

2.灯盏花素 郑学良通过临床观察灯盏花素配合西药治疗高血压肾病的临床疗效发现灯盏花素能降低24小时尿蛋白定量及尿素氮和血肌酐，安全有效。

3.葛根素 谢智勇等对54例小动脉性肾硬化症患者采用葛根素氯化钠注射液静脉滴注并观察其对尿蛋白和血浆一氧化氮的影响，发现葛根素氯化钠注射液具有明显提高人体内一氧化氮的含量,降低尿蛋白,从而改善肾脏功能的作用。

4.红花注射液 徐伟明通过临床观察红花注射液对早期高血压肾病尿微量蛋白的影响,发现其可改善早期高血压肾病尿微量蛋白的水平。

五、实验研究

王云英等用聚合酶链反应(PCR)检测96例正常人、67例高血压无肾脏损害患者和70例高血压伴肾损害患者的ACE基因型,采用ELISA法检测血浆纤溶酶原激活物抑制物21(PAI21)。结果ACE基因I/D多态性与高血压病无明显相关,但高血压肾损害患者DD基因型频率及D等位基因频率显著高于对照组和高血压无肾脏损害组,血浆PAI21在DD型、ID型、Ⅱ型高血压患者之间亦有显著性差异($P<0.05$),认为ACE基因DD型可能是高血压肾损害的危险因素;ACE基因多态性与血浆PAI21水平相关。

孙晓健等通过实验研究醛固酮合成酶基因-344T/C多态性与汉族人原发性高血压患者早期肾损害的关联,发现原发性高血压白蛋白尿正常组和微量白蛋白尿组之间TT、TC和CC3种基因型分布差异无统计学意义($P>0.05$);3组之间比较T、C等位基因频率分布差异有统计学意义,与对照组、原发性高血压白蛋白尿正常组比较,微量白蛋白尿组C等位基因频率显著增高($P<0.05$);与非C等位基因携带者相比较,C等位基因携带者血浆醛固酮浓度显著升高,24小时尿白蛋白排泄量显著增加($P<0.05$)。认为醛固酮合成酶基因-344T/C多态性与汉族人原发性高血压患者早期肾损害关联,C等位基因可能是原发性高血压患者合并早期肾损害的遗传易感因子。

赵林双等以合成的β₁肾上腺素受体(β₁受体)多肽片段为抗原,应用酶联免疫吸附法测定技术,检测61例高血压合并肾损害患者和58例高血压无肾损患者及40例正常人血清中抗G-蛋白偶联型β₁受体自身抗体,发现高血压合并肾损害组抗β₁受体抗体阳性率为

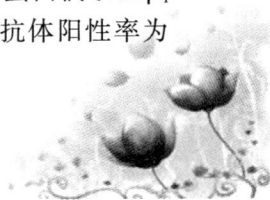

69%（42/61），明显高于高血压无肾损害组的19%（11/58）和正常对照组的15%（6/40），差异有统计学意义（$P<0.001$），认为抗G-蛋白偶联型β_1受体自身抗体可能与高血压合并肾损害发病有关。

欧阳迎春等通过"杓型"与"非杓型"高血压病动态血压变异性与早期肾功能损害的临床研究发现原发性高血压（EH）患者"非杓型"者更易引起肾功能损害，检测血、尿的β_2-MG、MCA对发现EH早期肾功能损害有重要临床价值。

郭增玉等采用放射免疫法对71例老年高血压患者、22例正常老年人的血尿β_2-MG测定，发现高血压组β_2-MG较正常升高，说明早期测定血、尿的β_2-MG对早期诊断老年高血压肾损害有一定的作用。

毕月华用酶联免疫吸附法对高血压病患者270例和健康体检者100例进行尿视黄醇结合蛋白（URBP）、尿微量白蛋白（UALB）检测，同时用放射免疫法测定β_2-MG，发现高血压病组URBP较正常对照组显著增高（$P<0.01$），并且URBP与UALB及β_2-MG呈正相关。认为URBP可作为诊断高血压病早期肾损害的更敏感指标。

李树青等通过观察丹参对自发高血压大鼠（SHR）早期肾损害的保护作用及其可能机制的研究，发现丹参组对血压无明显变化，但可使尿MA和β_2-MG明显下降，肾组织NO含量及NOS活性显著升高（$P<0.01$）；与赖诺普利组比较则无统计学意义（$P>0.05$）。说明丹参可使SHR尿MA和β_2-MG明显下降，提示丹参对高血压早期肾损害具有治疗作用，其疗效与赖诺普利相似；作用机制可能与增加肾组织NO含量及NOS活性，改善高血压大鼠早期肾脏的内皮功能有关。

严冬等通过检测自发性高血压大鼠（SHR）肾脏胶原蛋白量及电镜观察肾动脉内皮的结构，观察降压益肾颗粒对高血压病早期肾损害的保护作用，发现降压益肾颗粒能改善肾动脉内皮功能及逆转肾实质损害，并明显降低肾小球胶原蛋白含量。认为降压益肾颗粒能从组织结构上改善高血压病引起的早期肾脏损害，从而达到保护肾脏的目的。

郭兆安等通过实验观察连黄降浊颗粒对自发性高血压(SHR)大鼠肾脏功能和结构的保护作用,发现连黄降浊颗粒能减少SHR尿蛋白的含量,降低血压,改善肾功能,抑制Ang和ET的合成,减轻肾脏病理损害,减轻肾小球硬化和肾小管损伤及肾间质纤维化程度,抑制肾脏TGF-β_1表达,其效果优于苯那普利。

(吕　芳)

参 考 文 献

[1] 谌贻璞.慢性缺血性肾脏疾病的诊断与治疗[J].中华内科杂志,2001,40(6):414-416.

[2] 许贤文,潘缉圣.高血压性肾损害//王海燕.肾脏病学[M].第2版.北京:人民卫生出版社,1996:1144-1156.

[3] 徐向青,郑三霞.高血压病肾损害病机简析[J].中医药学刊,2005,23(1):312-313.

[4] 仲昱,王钢,倪斌.高血压肾损害内风伤肾证候学研究[J].甘肃中医,2007,20(8):21-22.

[5] 仲昱,王钢,倪斌.从脾肾认识高血压肾损害的发展演变规律[J].天津中医药,2005,22(2):112.

[6] 张彬.论气虚血瘀在高血压肾损害发病过程中的作用[J].上海中医药大学学报,2005,19(4):9.

[7] 杨帆,戴小华,王建彬.原发性高血压早期肾损害中医证候学观察[J].安徽中医学院学报,2007,26(2):9-10.

[8] 胡顺金,方琦,顾健霞.麝香保心丸对高血压肾损害防治作用的临床观察[J].中成药,2004,26(S1):52.

[9] 虞鹤鸣,杨光.化瘀清利颗粒对高血压肾病患者血管内皮功能的影响[J].中成药,2006,28(2):208.

[10] 张琪,朱建军,袁杰.保元灌肠液治疗高血压患者早期肾脏损害60例[J].南京中医药大学学报,2001,17(3):189.

[11] 卢法传.莱葛颗粒与降压药联合治疗高血压肾病疗效观察[J].中国医院药学杂志,2007,27(2):228.

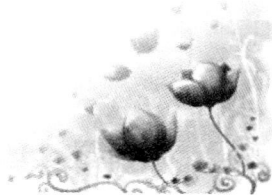

[12] 廖梅.通心络胶囊治疗高血压合并肾损害患者的疗效观察[J].实用临床医学,2006,7(2):19.

[13] 范群丽,赵东杰,唐蜀华.降压益肾颗粒治疗高血压病早期肾损害临床观察[J].南京中医药大学学报,2003,19(5):273.

[14] 陶永,杨帆,戴小华,等.养肝益水颗粒对原发性高血压早期肾损害患者肾叶间动脉血流的影响[J].安徽中医学院学报,2007,26(4):8.

[15] 王少华,朱海燕.张琪教授治疗肾系疾病验案四则[J].上海中医药大学学报,2001,15(3):31.

[16] 张彤.叶景华治疗继发性肾脏病经验撷英[J].中国中医药信息杂志,2007,14(12):81-83.

[17] 徐宏,赵先锋,杨晓敏.关建国治疗高血压早期肾损害的经验总结[J].四川中医,2007,25(8):8-10.

[18] 佘靖.中国现代百名中医临床家丛书·曹恩泽[M].北京:中国中医药出版社,2007:156-157.

[19] 顾健霞.周氏养肝益水颗粒减轻原发性高血压早期肾损害的作用观察[J].中医药临床杂志,2005,17(4):373.

[20] 孟伟.滋阴降火通络汤治疗高血压病早期肾损害的临床研究[J].山东中医药大学学报,2003,27(5):364.

[21] 汤归春,莫耘松,陈薇,等.黄芪对高血压病早期肾损害的保护作用[J].现代中西医结合杂志,2006,15(1):26.

[22] 郑学良.灯盏花素配合西药治疗高血压肾病疗效观察[J].实用中医药杂志,2006,22(3):144.

[23] 谢志勇,夏迪亚,海那尔.葛根素氯化钠注射液对小动脉性肾硬化患者尿蛋白和一氧化氮的影响[J].医药产业资讯,2005,8(6):117.

[24] 徐伟明,曹春宇.红花注射液对早期高血压肾病尿微量蛋白的影响[J].中国药业,2007,16(7):45.

[25] 王云英,张七一,王培林.ACE基因多态性与高血压肾脏损害及PAI21的关系[J].遗传,2003,25(6):641-644.

[26] 孙晓健,刘少荣,张传焕,等.醛固酮合成酶基因-344T/C多态性与高血压病早期肾损害的关联研究[J].中华医学遗传学杂志,2007,24(2):153.

[27] 赵林双,廖玉华,王敏.β_1肾上腺素受体自身抗体在高血压肾损害致病机

制的初步探讨[J].中国医师进修杂志,2006,29(5):11.

[28] 郭增玉,李全瑞.血尿β_2微球蛋白与老年高血压肾损害的关系[J].中国临床医生杂志,2007,35(12):28.

[29] 毕月华.测定尿视黄醇结合蛋白对高血压病早期肾损害的实验研究[J].医学理论与实践,2004,17(7):754.

[30] 李树青,于江月,王维忠.丹参对自发高血压大鼠早期肾损害干预研究[J].中西医结合心脑血管病杂志,2008,6(1):46-47.

[31] 严冬,唐蜀华,陈晓虎,等.降压益肾颗粒对SHR早期肾脏损害组织形态学影响[J].中国中医基础医学杂志,2004,10(11):38.

[32] 郭兆安,刁亚军,王智深,等.连黄降浊颗粒对自发性高血压大鼠肾脏功能和结构的保护作用[J].中国中西医结合肾病杂志,2008,9(2):130-131.

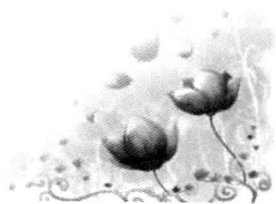

第十一章 痛风性肾病

痛风性肾病又称慢性尿酸性肾病，是体内嘌呤代谢紊乱导致尿酸产生过多或排泄减少形成高尿酸血症，尿酸盐沉积于肾脏而引起的肾脏病变,痛风性肾病是痛风特征性的病理变化之一。近年来,本病在我国的发病率呈上升趋势。该病起病隐匿,青春期前无异常发现，青春期后血尿酸逐渐升高，此期为无症状高尿酸血症期;至中年前后开始出现临床症状。本病多见于中老年患者,85%患者均在30岁以后发病,男性多见,女性少见,女性多于绝经期后发病,可能与饮食习惯不同有关。4%~5%的患者有家族遗传史。早期表现为轻度腰痛及轻微蛋白尿，以小分子蛋白为主,85%的患者蛋白尿不超过(++),蛋白尿为持续性或间歇性,40%患者有轻度水肿,60%患者血压中度升高。尿酸结晶沉积于肾间质-肾小管,使肾小管功能受损,尿浓缩稀释功能障碍为肾受累之最早指征。尿呈酸性,尿pH低于6.0。本病病程较为缓慢,迁延可达十余年。晚期肾病变累及肾小球,致使肌酐清除率逐渐下降,血肌酐和尿素氮升高,尿蛋白排泄减少,尿酸排出亦减少,出现水肿、高血压等临床表现,最终可因肾衰竭或合并心血管病而致死。

本病属于中医学的"腰痛""石淋""水肿""痹证""肾劳"等范畴。

【病因病机】

宋代严用和《济生方》说:"腰者肾之府,转摇不能,肾将惫矣……"因嗜欲过度,劳伤肾经,肾脏既虚,则喜怒忧思、风寒湿毒得以伤之,遂致腰痛。朱丹溪《格致余论·痛风》认为痛风之病因是"瘀浊凝涩";《景岳全书·风痹》云:"风痹一证,即今人所谓痛风也,盖痹者闭也,以血气为邪所闭,不得通行而病也。"《中藏经·五痹》认为此病"入腑则病浅易治,入脏则病深难治"。可见本病辨证当以肾虚为本,以湿热痹阻腰府为患,虚实夹杂是本病的病理特点。根据病情缓急,本病可分为急性发作期和稳定期。急性发作期以邪盛为主,当祛邪;稳定期以正虚为主,当扶正。

1.肾阴亏虚,湿热内阻 先天禀赋不足,阴精阳气亏虚,则易受外热或风热之邪,脾虚健运失司,湿浊内留,邪与湿相并,合邪为患;或湿热之邪侵袭筋络,或风寒湿邪郁而化热,痹阻经络关节,气血不行,骨失所养,不荣则痛。

2.脾肾气虚,痰瘀阻络 饮食失节,脾运失司,痰浊内生,气血生化乏源,土壅木郁,肝失条达,气机不畅,气滞血瘀,痰瘀胶结,痹阻经络,不通则痛。

3.气阴两虚 劳倦过度或禀赋不足,素体虚弱,或久病失养耗损肾阴,所致气阴两虚,肾阴亏虚,脑髓、官窍、骨骼失养,则见腰膝酸痛。

4.脾肾阳虚,湿浊壅盛 素体阳虚、过食生冷或久病伤阳,损伤脾阳,肾阳不足,命门火衰,水不生土亦可致脾阳虚,脾肾阳虚,水湿不运,泛溢肌肤,则见肢体水肿。肾主骨,腰为肾之府,肾阳虚衰,腰膝失于温养,故见腰膝酸痛。寒湿内盛,中阳受困,则见脘腹痞闷,口腻纳呆,泛恶欲吐。多见于本病的末期。

5.脾肾虚衰,浊毒留滞 久病失于调养,脏器虚衰,肾虚开阖失司,溺毒内停不下,则见尿少;溺毒上熏于口,则见口气秽浊,脾虚运化无力,四肢失养,则有纳差、乏力等。多见于本病终末期。

【临床诊断】

一、诊断标准

(1)具有原发性高尿酸血症(男>416 μmol/L,女>357 μmol/L),并排除其他肾脏病、血液病、肿瘤放疗或化疗、噻嗪类利尿剂等所

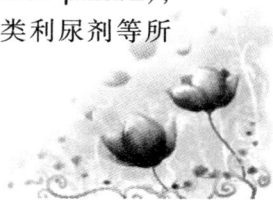

致的继发性高尿酸血症。

(2)至少有下列肾损害之一者:蛋白尿,血尿,肾功能减退,泌尿系结石(其肾脏损害应排除其他病因)。

二、鉴别诊断

1.慢性肾炎　痛风性肾病患者尿蛋白圆盘电泳以小分子蛋白为主;尿红细胞位相检查为均一红细胞;浓缩试验示肾小管功能损害早且明显。而慢性肾炎是肾小球病变,有关检测是以肾小球功能损害为主,以畸形红细胞、中分子蛋白尿为主。尿蛋白圆盘电泳及红细胞位相检查在两者早期有重要的鉴别诊断价值。

2.风湿性关节炎和类风湿关节炎　痛风性肾病X线表现及关节滑液检查均有特征性,多数病例有痛风结石,从部位、性质、特点及其内容物检出尿酸盐结晶,从关节滑液亦可检出尿酸盐结晶。

三、中医证型

1.肾阴亏虚,湿热内阻　主症为腰酸腰痛,五心烦热,口干喜饮,大便干结,尿赤或砂石尿,耳鸣,关节肿痛灼热,舌红少苔或薄黄苔,脉细数。尿检可见蛋白尿,生化检测可见血尿酸升高,或肾功能正常或轻度异常。

2.脾肾气虚,痰瘀阻络　主症为气短乏力,纳少腹胀,四肢不温,腰膝酸软,夜尿多且清长,大便溏,关节肿痛,痛处固定不移,舌体胖大,舌质淡,边有齿痕,脉沉细。尿检可见蛋白尿,或高尿酸血症,或有肾功能不全指标。

3.气阴两虚　主症为神疲乏力,自汗气短,手足心热,咽干口燥,渴喜饮水或饮水不多,大便或干或稀,舌淡有齿痕,脉沉细。尿检不正常,生化检查示高尿酸血症,或有肾功能不全指标。

4.脾肾阳虚,湿浊壅盛　主症为腰膝酸软,颜面、下肢水肿,夜尿多且清长,尿有泡沫或有关节轻微痛;或神疲倦怠,头晕耳鸣,面色萎黄,纳少腹胀,大便溏稀,舌质淡,苔白腻或白滑,脉沉细。多见于本病的末期。

5.**脾肾虚衰,浊毒留滞** 主症为精神疲惫,形寒肢冷,面色㿠白,腰膝酸软,水肿,腹胀纳呆,晚期可出现尿少呕恶,心悸气喘,口有尿臭,皮肤瘙痒,舌淡胖有齿印,苔白腻,脉细沉迟。

四、辨证要点

中医辨证论治应根据痛风性肾病的特点。早期"痹证"为主者,治以祛瘀通络、健脾除湿法。进一步发展后则伤及肾脏,有肾功能损害表现如夜尿多、水肿,为肾气亏虚、水湿不化,此时患者虚证已显,不能单从"痹证"论治,而是以"水肿""虚劳"论治,应当重视健脾益肾、化气行水法。随着病情的发展,出现脾肾虚衰、浊毒留滞的证候,则属"溺毒""关格"危证,此时阳气虚弱,不能疏导运化气机,使湿浊、湿热、热毒、瘀血、风湿在体内停留,导致因虚致实,虚中夹实,治以温补脾肾、降逆通腑泄浊法为主,祛除邪气,伸展正气。

【临床治疗】

中医则以扶正祛邪为主。慢性痛风性肾病的病机是本虚邪实。本虚以肾气亏虚、气阴两虚、阴阳两虚为主;邪实以湿浊、湿热、浊毒、瘀血、风湿为要。我们分析,当累及肾脏时,其临床证型大多为肾气亏虚,病情进展则可出现气阴两虚,甚至阴阳两虚病程中大多兼夹湿浊、湿热、浊毒、瘀血、风湿。本虚邪实两者虽有标本之异,但多数患者却是标本同时存在,又相互影响。

· 223 ·

一、常见分型治疗

1.肾阴亏虚,湿热内阻
治法:滋养肝肾为主。
方剂:加味地黄汤(《医级》)加减。

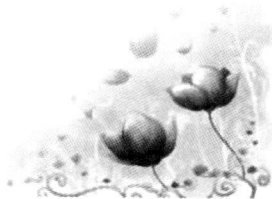

组成:生地黄30 g,淮山药15 g,山茱萸15 g,丹皮10 g,土茯苓30 g,泽泻15 g,秦艽15 g,玉米须30 g,金钱草30 g,豨莶草15 g,海桐皮10 g,怀牛膝15 g,苍术10 g,黄柏10 g。

加减:如见关节肿痛发热,口渴烦躁,尿黄赤,加忍冬藤、晚蚕砂、生姜、薏苡仁等以清热利湿。

2.脾肾气虚,痰瘀阻络

治法:健脾益肾化瘀为主。

方剂:保元汤(《博爱心鉴》)加减。

组成:炙黄芪15 g,党参10 g,肉桂5 g,炙甘草6 g,炒白术15 g,云苓15 g,泽兰10 g。

加减:如见肢痛肢麻,关节不利,唇暗,舌质暗或有瘀斑瘀点,可加丹参、鸡血藤、泽兰、桃仁、红花、川芎等以活血化瘀。

3.气阴两虚

治法:气阴两补为主。

方剂:偏气虚者,可用五子衍宗丸(《丹溪心法》)加减;偏阴虚者,宜以大补元煎(《景岳全书》)加减。

组成:太子参15 g,生薏苡仁20 g,女贞子10 g,旱莲草10 g,怀牛膝10 g,土茯苓20 g,丹参10 g,丹皮10 g。

加减:如见头昏眩晕,头痛且胀,舌红,脉弦,属肝阳上亢者,加天麻、钩藤、菊花以平肝潜阳。

4.脾肾阳虚,湿浊壅盛

治法:阴阳双补为主,辅以祛湿化浊。

方剂:桂附地黄汤(《医宗金鉴》)加减。

组成:生黄芪30 g,党参10 g,白术10 g,淫羊藿10 g,茯苓30 g,薏苡仁30 g,桑枝30 g,晚蚕砂10 g,怀牛膝10 g,车前子10 g,地龙15 g。

加减:如见水肿,加防己、赤小豆、冬瓜皮等;血瘀者,加桃仁、红花、川芎等以活血化瘀。夹寒湿者,可见关节疼痛,遇寒加重,得温痛减,可加桂枝、制附子、麻黄、细辛、炮姜、苍术、白术、白芍、甘草等以温散寒湿止痛。如见腹胀便溏,脉沉缓,属脾气虚弱者,加党参、炒白术以益气健脾。

5.脾肾虚衰,浊毒留滞

治法:健脾益肾,解毒泄浊。

方剂:加味四君子汤(《太平惠民和剂局方》)加减。

组成:生大黄10 g,茯苓15 g,炒白术15 g,生薏苡仁20 g,玉米须30 g,六月雪15 g,煅龙骨30 g,煅牡蛎30 g。

加减:如见湿浊上逆恶心,呕吐,舌苔黄腻,可加黄连、竹茹以清热化湿、和胃降逆;舌苔白腻者,可加陈皮、生姜、竹茹以化湿降逆。

二、固定方药治疗

1.新癀片

组成:牛黄等。

功效:清热解毒。

用法:口服,每次4~6片,每日3次。

主治:用于痛风性肾病痛风急性发作者。

2.虫草肾康胶囊

组成:冬虫夏草等。

功效:补肾益气。

用法:口服,每次4粒,每日3次。

主治:适用于痛风性肾病肾功能减退者。

3.清肾颗粒

组成:白花蛇舌草、丹参各30 g,茵陈、益母草各20 g,薏苡仁15 g,黄连、白豆蔻仁、猪苓、茯苓、扁豆、泽泻、车前草、白术各10 g,生大黄8 g(后下)。

功效:清热化湿,解毒泄浊。

用法:口服,每次1袋(每袋颗粒剂10 g,约含生药34 g),每日3次。

主治:多用于痛风性肾病晚期肾功能损害者。

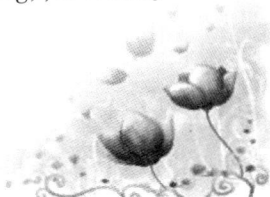

4.解毒泄浊Ⅰ号

组成:生大黄、生牡蛎、六月雪、土茯苓等。

功效:化瘀泄浊。

用法:加温开水200 ml,保留灌肠,每天1次,10日为一疗程。

主治:用于痛风性肾病肾功能损害者,效果显著。

三、名医验方

益肾宝(陈惠林方)

组成:生地、地骨皮、天花粉、麦冬、淮山药、泽泻、甘草等,每粒含生药2.24 g,制成胶囊,每日2次。

功效:滋阴补肾,祛风散寒,除湿通络。

主治:适用于痛风性肾病肾功能损害者。

【临床保健】

一、心理保健

1.求是信任法　实事求是地向患者解释病情。医护人员要做患者的朋友,对待患者必须和善诚恳、亲切、客观,耐心听患者倾诉病情,尽量启发、诱导患者与疾病作斗争的主观能动性。

2.分析疏导法　要善于分析患者各方面的因素和关系,根据病情,仔细观察患者的行为,了解这些行为动机对健康的影响,弄清产生心理矛盾的原因, 找出清除心理矛盾的办法和途径, 进行疏导,使之情绪稳定,消除消极心理,恢复对生活的兴趣,树立战胜疾病的信心。

3.暗示转移法　痛风性肾病患者病久则出现敏感、消沉的情绪,在进行个别交谈、介绍病情、健康教育后,可以采取暗示转移法,用其他娱乐、音乐、书籍等办法,对患者进行暗示教育,以转移其注意力,增加疾病的治疗效果。

二、运动保健

适度运动可以促进血液循环,对代谢尿酸、预防痛风发作有一定帮助。注意不要剧烈运动。因为剧烈运动之后,大量流汗会带走水分,使排尿量减少,影响尿酸排出;再者,肌肉细胞会加速分解,使尿酸量增加。

三、饮食保健

1.控制总热量 保持或达到理想体重,最好能低于理想体重的15%。

2.低蛋白 每千克体重给予0.4~0.5 g,控制肉类的量,少吃红肉(牛、羊、猪肉),以一部分鱼、豆、蛋、奶类取代。

3.脂肪摄入量 控制在每日50 g左右。医学发现,脂肪摄取太多会抑制尿酸代谢,增加痛风发作的危险。尤其动物性脂肪和油炸类食物应少吃为宜。

4.钠 有水肿和高血压患者应限制食盐摄入。

5.水 多饮水,每天的饮水量应达到2 500~3 000 ml,通过增加尿量来帮助肾脏排出尿酸,同时减轻尿酸对肾脏的损害。

6.维生素 摄入充足的B族维生素和维生素C,这有助于组织中淤积的尿酸盐溶解。

四、调摄护理

1.衣着 肾脏病患者的卫生,当然要注意,如勤洗澡、勤换衣服等,有利于预防感染。避免穿着潮湿衣物。

2.睡眠 生活起居宜根据病情减少活动或卧床、绝对卧床休息。

3.居室环境 居室宜清洁、通风、向阳、冷暖适宜。避免居住潮湿环境。

4.洗漱 口腔护理对痛风性肾病患者尤其重要,每日可以用

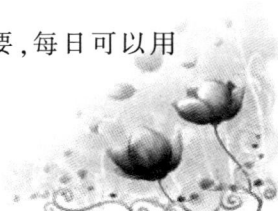

10%金银花水或板蓝根水漱口。有口腔溃疡者及时对症处理。

5.保持小便通畅 小便通畅,说明肾脏的排泄功能正常,如果发生尿道阻塞,小便不通畅,就会增加肾盂和肾实质发炎的机会,加重肾脏负担,甚至发生尿中毒。

6.烟酒 严禁烟酒,适量饮用咖啡、茶、可可等。一些酒类嘌呤含量高,如绍兴酒和啤酒,而且酒精本身就会影响尿酸代谢,酒精浓度愈高,对肾脏健康影响也愈大。

7.预防感染 细菌和其他病原微生物可以直接由尿道逆行上升,进入肾脏,使肾脏感染发病。另外,微生物通过血液循环和淋巴循环的途径也可以感染肾脏,因此,当身体其他部位有感染性病灶存在时,例如扁桃体炎、龋齿、疖肿、结核等,都应及时治疗处理。

【现代研究】

一、理论研究

陈以平认为本病以脾肾两虚为本,浊瘀内停为标,故健脾补肾、化瘀泄浊是本病的基本治则。盖补肾能使肾藏精、主水功能正常,精微物质得以保留,湿浊之邪得以排泄;健脾则脾之运化升清功能正常,水谷得以化生津液,湿浊之邪难以生成;泄浊通络,活血化瘀,消除病理产物,使经脉流畅,湿浊、瘀血之邪不能滞留为害。在急性发作期,患者多表现为骨关节红肿热痛,下肢轻度水肿,尿常规有隐血(+)~(++),血、尿中尿酸偏高,舌质红,苔薄黄腻,脉弦数。该表现属湿热痹阻(热重于湿),治宜清热利湿、活血通痹为主。在稳定期,患者多表现为轻度水肿,神疲乏力,腰酸膝软,或伴有纳呆,恶心,口有秽味,夜尿增多,肾功能减退等症,属于脾肾气虚,水湿不化,湿浊内蕴,治宜培补脾肾、健脾利水、温肾补气、活血泄浊。

时振声认为痛风性肾病的病因可从外因和内因两方面来认识。外因主要与风、寒、湿、热之邪侵袭有关。总由肺、脾、肾等脏腑先虚,外感风、寒、湿、热之邪乘虚而入,使脏腑功能发生变化,体内气血津液失常。湿热痰浊积于肾脏,损伤肾络则可出现蛋白尿、血尿、淋证,或夜尿增多且清长;阻于经络,骨失所养,气血不利则皮毛经络瘀滞,表现为痹痛之证。内因主要责之饮食不节,嗜食肥甘,七情、劳倦等使肺失宣降,脾失健运,肝失疏泄,肾失分清泌浊,气机升降失常,气、血、水等体液代谢障碍,滞留不去形成高尿酸血症,损伤关节、肾脏。本病为正气先虚,外邪侵袭而发病,主要病位在肾,与肺、脾、肝亦密切相关。既有皮毛经络的瘀滞,又有脏腑虚损诸症。

二、辨证论治研究

肖昌庆采用中医传统的四诊合参进行辨证分型。Ⅰ期,高尿酸血症期,中医治疗分4型。①肝郁气滞型:拟疏肝解郁法治疗;②阴虚肝旺型:拟养阴柔肝、行气泄浊法治疗;③痰湿困脾型:拟燥湿化痰、运脾利湿法治疗;④气阴两虚、湿热下注型:拟益气养阴、清利湿热法治疗。Ⅱ期,肾功能代偿期,中医治疗分4型。①肝胆湿热型:拟清泄肝胆、利下焦湿热法治疗;②肝肾阴虚、瘀血内阻型:拟滋补肝肾、活血化瘀法治疗;③脾肾阳虚、水湿下注型:拟健脾补肾、温阳利水法治疗;④阴阳俱虚型:拟调补阴阳法治疗。Ⅲ期,肾功能失代偿期及尿毒症期,中医治疗分4型。①气血阴虚、浊毒内留型:拟益气养血、滋阴降浊法治疗。②气血阳虚、浊毒内留型:拟益气养血、助阳降浊法治疗;③阴阳俱虚、浊毒内留型:拟调补气血阴阳、降浊利水法治疗;④心肾气虚、浊毒内留型:拟益气养心、活血降浊法治疗。

毛黎明等将本病分为6法进行治疗。①祛瘀通络、健脾除湿法:药用炒苍术15 g,黄柏10 g,薏苡仁30 g,怀牛膝10 g,生黄芪15~30 g,茯苓30 g,桃仁6 g,红花6 g,丹参15 g,桑枝30 g,晚蚕砂10 g,秦艽10 g;②清热利湿、通淋排石法:药用焦山栀10 g,瞿麦15 g,萹蓄15 g,

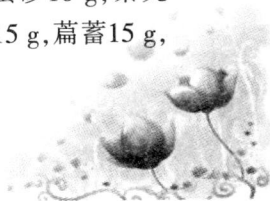

制大黄6 g,车前草20 g,六一散6 g(包),黄柏10 g,络石藤30 g,怀牛膝10 g,海金砂30 g,鸡内金6 g,金钱草30 g;③健脾益肾、化气行水兼化湿浊法:药用生黄芪30 g,党参10 g,白术10 g,淫羊藿10 g,茯苓30 g,薏苡仁30 g,桑枝30 g,晚蚕砂10 g,怀牛膝10 g,车前子10 g,地龙15 g;④温补脾肾、降逆通腑泄浊法:药用制大黄10 g,淡附子10 g,焦白术10 g,姜半夏10 g,茯苓30 g,陈皮6 g,枳壳10 g,姜竹茹10 g,积雪草30 g;⑤活血逐瘀消癥法:活血选当归、川芎、赤芍、丹参等,逐瘀选制大黄、桃仁、全蝎、地龙、水蛭等,消癥选三棱、莪术、海藻、昆布、积雪草、鳖甲、穿山甲等;⑥祛风胜湿法:常用的祛风湿药有雷公藤多苷片、火把花根片、喜络明片、帕夫林胶囊等,单味药有汉防己、徐长卿、老鹳草、鬼箭羽等。

伍新林将本病分为初、中、晚期3个阶段。初期为痰湿阻络、痹阻关节,治以祛瘀通络、健脾除湿,方以桃红四物汤合三妙丸加减。中期为脾肾亏虚,水湿不化,治以温补脾肾、化水行气,方以六味地黄丸或济生肾气丸合参苓白术散加减。晚期为脾肾虚衰,湿浊滞留,治以通腑泄浊、扶正固脱,方以温肾解毒汤加减。

黄春林将本病分为湿热痹阻、瘀血痹阻、肾虚湿热、肾虚石淋、肾阴阳两虚5型。其中湿热痹阻型,治以清热利湿通络,方用三妙汤加味;瘀血痹阻型,治以活血化瘀,通络止痛,方用身痛逐瘀汤加减;肾虚湿热型,治以滋阴补肾,清热利湿,方用知柏八味汤加味;肾虚石淋型,治以滋肾利湿,通淋排石,方用六味地黄汤合石韦散加减;肾阴阳两虚型,治以阴阳双补,方用肾气丸加减。

罗珊珊将其分为肾阴亏虚、湿热痹阻型,脾肾气虚、痰瘀阻络型,脾肾阳虚、湿浊壅盛型3型。其中肾阴亏虚、湿热痹阻型,治以六味地黄丸合宣痹汤(生地、淮山药、山茱萸、茯苓、泽泻、丹皮、防己、连翘、滑石、薏苡仁、赤小豆皮、牛膝);脾肾气虚、痰瘀阻络型,治以益肾汤合桃红饮(黄芪、熟地、益母草、半边莲、淮山药、茯苓、泽泻、蝉衣、连翘、桃仁、红花、川芎、当归、威灵仙);脾肾阳虚、湿浊壅盛型,治以肾衰汤合中药灌肠方(肾衰汤:黄芪、附片、法半夏、陈皮、茯苓、益母草、半边莲、丹参、枳实、熟大黄、泽泻、甘草;灌肠方:附子、生大黄、煅牡蛎、丹参,水煎取汁250 ml,每晚睡前高位保留灌肠1小时)。结果45例中,显效18例,有效21例,无效6例。可减少尿蛋白量,降低血尿素氮,使血尿酸、血肌酐有所降低,临床总有效率达86.7%。

陈以平认为高尿酸血症肾病辨证当以肾虚为本,根据风寒湿热、邪正盛衰的特点,将本病分为急性发作期和稳定期,急性发作期以邪盛为主,稳定期以正虚为主,护肾是治疗本病的根本原则。

三、专方治疗研究

1.护肾痛风泰冲剂

组成:秦艽、独活、威灵仙、防风、山茱萸、蜈蚣、熟地、杜仲、土茯苓、川萆薢、薏苡仁、葛根、赤芍、地龙、川牛膝等。每日2次,1个月为一疗程。

疗效:治疗痛风性肾病45例,治疗后血、尿β_2-MG水平下降($P<0.01$),显示护肾痛风泰冲剂能有效地降低血尿酸、血尿β_2-MG水平,保护肾脏。

· 231 ·

2.益气活血滋肾汤

组成:太子参15 g,生黄芪15 g,女贞子10 g,旱莲草10 g,焦山楂30 g,丹参30 g,苍术6 g,黄柏10 g,牛膝10 g,土茯苓45 g,晚蚕砂15 g,萆薢10 g,生薏苡仁30 g。每日1剂,水煎至500 ml,每日分2次温服,疗程为1个月。

疗效:益气活血滋肾汤可通过调整血脂代谢及血液流变异常,改善肾内微循环,从而改善肾小球滤过功能,降低尿蛋白和延缓高尿酸血症肾病的肾功能减退进程。

3.痛风灵

组成:何首乌、黄芪、苍术、车前子等。每日2次,1个月为一疗程。

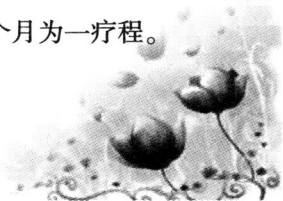

疗效:治疗144例高尿酸血症肾病患者,总有效率为86.3%。

4.尿酸利仙冲剂

组成:土茯苓、桑寄生、丹参、制胆南星等。每日2次,1个月为一疗程。

疗效:治疗72例高尿酸血症肾病患者,总有效率为87.4%。不仅能降低血尿酸,预防痛风性肾病发生,还能抗炎及抗纤维化,减缓肾脏损害。

5.自拟益肾蠲痹方

组成:杜仲、生黄芪、当归、女贞子、山茱萸、山药、枸杞子、旱莲草、白花蛇舌草、川牛膝、土茯苓、桂枝、川芎、瞿麦。每日1剂,水煎至500 ml,每日分2次温服,疗程为1个月。

疗效:中药组方益肾蠲痹方能明显减少血尿酸和尿蛋白,尤以对代表肾小球轻度损害的V-ALB的改善最为明显,从而保护了肾脏,同时降低血脂和血黏度的作用也有助于改善肾损害,并能纠正血栓形成倾向。

四、单味中药研究

药理研究表明,土茯苓、萆薢、虎杖等泄浊分清之品,有降低血尿酸、促进尿酸排泄作用;苍术、车前子、玉米须等燥湿健脾、利水化浊之品,可促进尿酸排泄;丹参提取物能明显增加尿素氮、肌酐、钠和无机磷的排出,使肾小球滤过率、肾血流量明显增加,从而减轻其病变。黄芪、山茱萸有利尿、降低尿蛋白的作用,能够改善肾小管的排泌功能,保护残存肾单位。

五、实验研究

动物研究发现,银杏叶提取物可减轻炎症细胞在肾间质的浸润,抑制肾小管-间质细胞的增殖,减少间质胶原在间质的积聚,防治肾间质纤维化;同时也可改善肾小球基底膜通透性,减轻肾小球系膜基质积聚,从而防止肾小球硬化。

有学者发现,对于腺嘌呤诱发的轻度肾损害大鼠,丹参提取物能明显增加尿中尿素氮、肌酐、钠和无机磷的排出,并且对轻中度肾损害大鼠脉管系统具有一定程度的调整作用,使肾小球滤过率肾血流量明显增加,从而逆转其病变。

(魏　玲)

参 考 文 献

[1] 何永生.痛风的药膳食疗[J].药膳食疗,2004,3:12.

[2] 杜兰屏,张春崧,王琳.陈以平治疗痛风性肾病的经验[J].上海中医药杂志,2005,11(11):39.

[3] 倪青,丁红.时振声教授治疗痛风性肾病的经验[J].江苏中医,1997,18(1):12-14.

[4] 肖昌庆,吕仁和.吕仁和用"六对论治"诊治痛风性肾病的经验[J].辽宁中医杂志,2001,28(8):470-471.

[5] 毛黎明,朱彩凤.慢性痛风性肾病中医辨治[J].浙江中医学院学报,2005,29(6):39-40.

[6] 伍新林,李俊彪.痛风性肾病的中医诊治概述[J].中国医刊,2000,35(1):54.

[7] 罗珊珊,曲晓璐.中医辨证为主治疗痛风性肾病45例[J].湖南中医药导报,2000,6(4):20.

[8] 陈以平.尿酸性肾病的治疗进展[J].中国中西医结合肾病杂志,2001,2(5):249-251.

[9] 王艳玲.护肾痛风泰冲剂治疗痛风性肾病的临床观察[J].江西中医药,2004,35(6):22-23.

[10] 文丹.中西医结合治疗痛风性肾病23例临床研究[J].现代中西医结合杂志,2004,13(7):886.

[11] 王先敏,王山江,艾克.益气活血滋肾汤治疗高尿酸血症肾病的临床研究[J].上海中医药杂志,2006,40(5):18-19.

[12] 陈丕平,唐霞珠,王路宁,等.银杏叶提取物对慢性高尿酸血症肾病的疗效[J].中国中西医结合肾病杂志,2001,2(11):644-645.

[13] 赵兆琳,王义成,李厚栓,等.奚氏痛风灵治疗原发性痛风与肾损害的临床

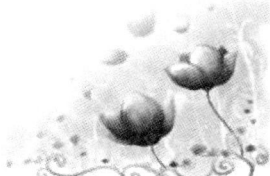

观察[J].上海中医药杂志,2001,35(10):13-14.

[14] 陈文照,徐红,谷焕鹏.尿酸利仙冲剂治疗痛风性肾病的实验研究[J].中国中西医结合肾病杂志,2002,3(7):422.

[15] 陆晨.中西医结合治疗痛风性肾病21例[J].新疆中医药,2000,18(4):42.

[16] 钟洪,赵洁.补肾痛风汤治疗早期痛风性肾病23例[J].湖北中医杂志,2002,24(11):32-35.

[17] 张国胜.益肾蠲痹方治疗痛风性肾损害疗效观察[J].中医正骨,2004,16(10):42.

[18] 杜兰屏.陈以平治疗痛风性肾病的经验[J].上海中医药杂志,2005,11(6):17-19.

[19] 杨崇青,曹克光.痛风汤剂益肾养肝合剂治疗痛风性肾病33例临床观察[J].中国药师,2004,7(8):629-631.

第十二章　尿路感染

尿路感染(urinary tract infection,简称尿感)是指各种病原微生物在泌尿系统生长繁殖所致的急、慢性炎症反应。多见于育龄期妇女、老年人、免疫功能低下、尿路畸形、肾移植者。可以有或没有临床症状。根据致病微生物的不同,尿感可分为细菌性尿感和真菌性尿感等,但细菌性尿感为最常见,临床上尿感这个术语指的即是尿路的细菌性感染。尿感是一种很常见的疾病,其发病率根据我国普查统计占人口4.91%。根据临床症状的有或无,尿感可分为有症状尿感和无症状细菌尿。根据感染发生的部位,尿感可分为上尿路感染和下尿路感染,前者为肾盂肾炎,后者主要为膀胱炎。肾盂肾炎又可分为急性和慢性。根据有无尿路功能上或解剖上的异常,尿感还可分为复杂性尿感和非复杂性尿感,复杂性尿感指伴有尿路梗阻、尿流不畅、结石、尿路先天畸形及膀胱输尿管返流等解剖和功能上的异常,或在慢性肾脏实质疾病基础上发生的尿感,而非复杂性尿感则无上述情况。根据尿感是初发还是再发,可分为初发(首次发作的)尿感和再发性尿感,后者又可分为复发和重新感染。

中医将本病归属"淋证""腰痛"范畴。以小便频急,淋漓不尽,尿道涩痛,小腹拘急,痛引腰腹为临床表现的一类病证。

【病因病机】

《诸病源候论·淋病诸候》云:"诸淋者,由肾虚而膀胱热故也","热淋者,三焦有热,气搏于肾,流入于胞而成淋也。其状小便赤涩。亦有宿病淋,今得热而发者,其热甚则变尿血"。张介宾《景岳全书·淋浊》云:"淋之为病,小便痛涩滴沥,欲去不去,欲止不止者是也。"

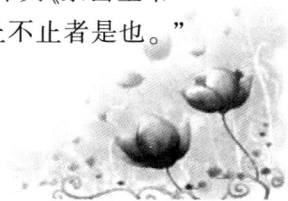

可见不论急性、慢性尿感,主要责之于湿热与肾虚两方面。

1.膀胱湿热　多食辛热肥甘之品,或嗜酒太过,酿成湿热,下注膀胱;或下阴不洁,秽浊之邪侵入膀胱,酿成湿热,发而为淋。

2.肝郁气滞　恼怒伤肝,肝气郁结,气滞不畅,气郁化火,影响膀胱的气化,则少腹作胀,小便艰涩而痛,余沥不尽,发而为淋。

3.肾阴亏虚　肾阴亏虚,虚火灼络,络伤血溢,发而为淋。

4.脾肾亏虚　病延日久不愈,热郁伤阴,湿遏阳气,或阴伤及气,正气受损,则致脾肾亏虚,易被外邪侵袭或遇劳即发。

5.气阴两虚,湿热未尽　湿热内郁,久而不愈,耗气伤阴,气阴即伤,湿热未愈,则见气阴两虚兼夹湿热之象,则少腹隐痛,小便不畅,余沥不尽,发而为淋。

6.气滞血瘀　久病不愈,气机阻滞,瘀血内生,膀胱气化失利,则见少腹胀痛,小便艰涩难下或夹有血块,发而为淋。

【临床诊断】

一、诊断标准

(1)正规清洁中段尿(要求尿停留在膀胱中6~8小时以上)细菌定量培养,菌落数≥10^5/ml。

(2)参考清洁离心中段尿沉渣白细胞数>10个/HEP,或有尿路感染症状者。

具备上述(1)、(2)可以确诊。如无(2)则应再做尿细菌计数复查,如仍≥10^5/ml,且2次的细菌相同者,可以确诊。

(3)做膀胱穿刺尿培养,如细菌阳性(不论菌数多少),亦可确诊。

(4)没有条件做尿细菌培养计数,可用治疗前清晨清洁中段尿(尿停留于膀胱6~8小时以上)用正规方法的离心尿沉渣革兰染色找细菌,如细菌>1个/油镜视野,结合临床尿感症状,亦可确诊。

(5)尿细菌数在$(10^4 \sim 10^5)$/ml者,应复查,如仍为$(10^4 \sim 10^5)$/ml,需结合临床表现或做膀胱穿刺尿培养来确诊。

二、鉴别诊断

1.腹部某些器官炎症(如急性阑尾炎、女性附件炎等) 某些尿感病例尿路局部症状不明显,如慢性肾盂肾炎患者发热、恶心、呕吐、腹痛、白细胞增高等,易误诊为急性胃肠炎、阑尾炎及附件炎等。做尿常规和尿细菌学检查则不难鉴别。

2.各种发热性疾病 急性尿感有时仅有高热且尿路症状不明显时,要与某些发热性疾病相鉴别,如腰痛、腹痛明显者与盆腔炎、附件炎、阑尾炎、肾炎等鉴别,一般做尿细菌学检查便容易确诊。

3.肾结核 肾结核患者大多有尿频、尿急、尿痛,血尿也是肾结核另一重要症状。肾结核患者晨尿结核杆菌培养可呈阳性。某些情况下,肾结核和尿感同时存在,采用抗菌治疗后仍有尿感症状或尿沉渣异常者,应考虑肾结核的可能性。

4.其他疾病 慢性肾小球肾炎晚期可继发尿感,需结合病史及临床特点仔细鉴别。尿道综合征也有与尿感相似的临床表现,但其中有部分患者是属无菌性尿频-排尿不适综合征,临床上还需配合实验室检查,仔细鉴别。

· 237 ·

三、中医证型

1.膀胱湿热 主症为小便短数,灼热刺痛,尿黄,小腹拘急胀痛,时有恶寒、呕恶、腰痛,大便秘结,亦可见尿血,舌红,苔黄腻,脉濡数。

2.肝郁气滞 主症为小便涩滞,淋漓不畅,尿有余沥不尽之感,少腹坠痛,苔薄腻,脉弦数。

3.肾阴不足 主症为头晕耳鸣,腰膝酸软,咽干唇燥,尿频而短,小便湿痛,欲出不尽或伴有低热,舌质偏红、苔薄,脉弦细而数。

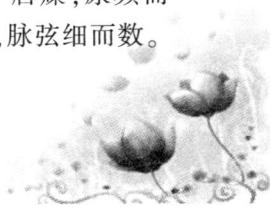

4.脾肾两虚 主症为小便频数,淋漓不尽,遇劳即发,神疲乏力,腰膝酸软,头晕耳鸣,大便溏薄,面浮足肿,纳呆腹胀,舌质淡,苔薄白,脉沉细无力。

5.气阴两虚,湿热未尽 主症为尿路刺激征不明显,气短倦怠,心悸,头晕,耳鸣,腰酸,舌质红,苔少,脉弱。

6.气滞血瘀 主症为小便涩滞,淋漓不畅,少腹刺痛,苔暗淡或夹有瘀斑,脉细涩。多见于久病不愈患者。

四、辨证要点

本病初起,邪实正不虚,湿热壅结膀胱或肝胆郁热,湿热下注膀胱,临床表现以小便淋漓涩痛、频急为主要特点,发病急,病程短。肾阴不足,湿热留恋者,正虚与邪实并见。若病情迁延日久,或反复发作,正气被伤,脾肾两虚,正虚表现较突出,膀胱湿热的表现相对较轻,遇劳即发,此时可急则治其标,但需注意正气内虚的一面。久病不愈,常见气滞血瘀,正虚与邪实并见,当标本兼治。

【临床治疗】

中医则应分清证候的虚实,在发病的初始阶段,一般以膀胱湿热、气滞不利为主;病久则虚证明显,以脾虚肾虚、气阴两虚为主。本病中医的治疗原则为"实则清利,虚则补益"。实证治宜清热利湿、凉血止血、利气疏导为主,虚证治宜健脾益气、补虚益肾为主。徐灵胎评《临证指南医案·淋浊》指出:"治淋之法,有通有塞,要当分类。有瘀血积塞住溺管者,宜先通。无瘀积而虚滑者,宜峻补。"

一、常见分型治疗

1.膀胱湿热

治法:清热利湿通淋。

方剂:八正散(《太平惠民和剂局方》)加减。

组成:黄柏、车前仁、滑石、怀牛膝、泽泻、生地黄、大黄、甘草梢。

加减:血尿加白茅根,地榆;高热加金银花;尿有脓血加败酱草、薏苡仁、蒲公英。

2.肝郁气滞

治法:疏肝理气,利湿通淋。

方剂:龙胆泻肝汤(《医方集解》)合导赤散(《小儿药证直诀》)加减。

组成:龙胆草、柴胡、黄芩、山栀、生地黄、泽泻、车前子、滑石、益母草、白花蛇舌草、虎杖、甘草梢等。

加减:胸闷胁胀加青皮、乌药;日久气滞血瘀加红花、赤芍、川牛膝;尿夹砂石加金钱草、王不留行子、鸡内金、石韦等。

3.肾阴不足

治法:滋阴补肾,清热利湿。

方剂:知柏地黄汤(《医方考》)加减。

组成:知母、黄柏、生地黄、山药、泽泻、牡丹皮、茯苓、猪苓、滑石、山茱萸、车前子等。

加减:血虚加阿胶、旱莲草。

4.脾肾两虚

治法:健脾益肾,佐以渗湿。

方剂:无比山药丸(《太平惠民和剂局方》)加减。

组成:熟地黄、山药、茯苓、杜仲、怀牛膝、山茱萸、肉苁蓉、泽泻、黄芪、菟丝子、车前仁、甘草梢等。

加减:如见小便淋漓不已,少气懒言,加柴胡、升麻;如伴纳差、腹胀,加厚朴、木香;如小便混浊或泡沫多,加白茅根、玉米须。

5.气阴两虚,湿热未尽

治法:滋阴益气,清热利湿。

方剂:参芪麦味地黄汤(《体仁汇编》)加减。

组成:黄芪、党参、麦冬、五味子、熟地、山药、山茱萸、茯苓、泽泻、牡丹皮、益母草、白茅根等。

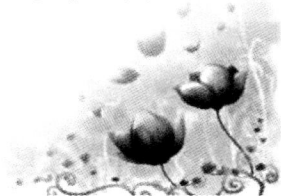

加减:如见小便赤痛,五心烦热、口苦咽干,加知母、黄柏、丹皮。如尿频、尿痛反复发作,少气懒言,加黄芪、黄精、女贞子、当归、白芍等。

6.气滞血瘀

治法:活血化瘀,健脾益气。

方剂:血府逐瘀汤(《医林改错》)加减。

组成:桃仁、红花、赤芍、首乌、延胡索、白术、茯苓、黄芪、党参、川芎。

加减:腰痛加续断、桑寄生;尿痛加海金砂;尿血或尿中夹有血块加小蓟、地榆、白茅根。

二、固定方药治疗

1.三金片

组成:金樱根、海金砂、金刚刺等。

功效:清热解毒,利湿通淋,补虚益肾。

用法:口服,每次5片,每日3~4次。

2.复方石韦片

组成:石韦、黄芪、苦参、萹蓄等。

功效:清热燥湿,利尿通淋。

用法:口服,每次3片,每日3次。

3.清淋颗粒

组成:瞿麦、萹蓄、关木通、车前子(盐炒)、滑石、栀子、大黄、甘草(炙)等。制成颗粒剂,每包3 g。

功效:清热泻火,通淋利尿。

用法:口服,每次1包,每日2次。

三、名医验方

1.金蒲饮(徐富业方)

组成:金银花20 g,蒲公英15 g,滑石30 g,甘草6 g。

功效:清热解毒,利尿通淋。

主治:湿热型尿感。

2.知柏猪苓汤(时振声方)

组成:知母、黄柏、阿胶珠、牛膝各9 g,猪苓、茯苓、泽泻、滑石各15 g,白芍、王不留行、车前草各30 g。

功效:养阴清热,利水通淋。

主治：急性肾盂肾炎或慢性肾盂肾炎急性发作而有尿频、尿急、尿痛、尿热等症。

【临床保健】

一、心理保健

1.保持乐观　所谓保持乐观,是指保持人精神上的愉快舒畅,及适应外界环境的心理状态而言。

2.少思虑,除烦恼　思虑是人的正常精神活动,然而思虑过度,自会导致诸多疾病的发生。

二、运动保健

1.散步　散步是一项轻便运动,对运行气血、调和脏腑、强健筋骨、养心逸神有着良好的促进作用。

2.慢跑　慢跑可以增强人体的心肺功能,促进氧气的贮存与交换,减少赘肉与脂肪的积蓄。

三、饮食保健

本病患者忌食肥甘厚味及辛辣之品,葱、蒜、辣椒、胡椒等刺激性强的食物少食为佳。主张饮食清淡,多食蔬菜、瓜果。尿感患者的食疗,应因人、因时、因病而变。如热体、热病,宜多吃凉性食物;寒体、寒病则应给热性食物。

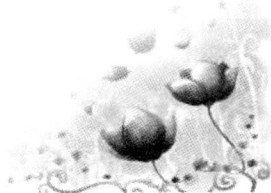

四、调摄护理

尽量不用或少用对肾脏毒性强的药物，尽量避免或减少与肾毒性强的各种毒物接触。戒烟忌酒和刺激性的食物。妇女月经期、妊娠期、产褥期等尤要注意个人卫生，预防尿路感染。养成规律性定期排尿习惯，切忌强忍小便。定期检查身体，特别是尿液化验、肾功能化验，早期发现、及时诊治各种肾脏疾病。提倡健康性生活，洁身自爱，预防性病危害肾脏。

【现代研究】

一、理论研究

李翠云认为尿路感染属中医"淋证"范畴。中医认为湿热贯穿于本病始终，病位在肾与膀胱。初起多湿热蕴结膀胱致膀胱湿热，表现邪实之证，治疗用清热解毒、利尿通淋之品，由于清热解毒之品大多苦寒易伤脾胃，故在临症时加入茯苓、白术健脾化湿，使脾胃得健；若病延日久，热郁伤阴致肾阴不足、湿热留恋，湿遏阳气，致脾肾两虚，余邪未清；或阴伤及气致气阴两虚，湿热未尽；气虚湿热之邪郁遏气机致气滞血瘀，反复迁延，均具有正虚邪恋的表现，治疗宜标本同治，虚实兼顾，以补为主。又由于湿热贯穿于本病始终，湿性黏腻，缠绵难愈，本病病程长，不要轻易更方，症状控制后，仍需继续治疗。同时在复查中，发现有复发征象，应再继续用药1个疗程。切忌过早停药，或停药后不追踪观察致尿路感染复发或迁延不愈。从临床治疗看，中医药对此病不仅近期疗效好、副作用少，而且远期疗效理想。

龚丽娟认为本病自始至终处在邪实与正虚盛衰的过程中，因此务必掌握邪正的主次。一般而言，急性期邪实为主，重在清利，恢复期适当护正。慢性期邪实正虚互见，初起湿热为主，阴虚为次；日久阴虚为主,湿热为次,亦可见阴伤及气的气阴两虚,或阴阳两虚证。若多次反复发作则由肾及脾,形成脾肾两虚证,此时往往使用多种抗菌药无效,则以中药整体调治,提高自身抑菌能力,每可起到细菌转阴的效果,但疗程较长,一般需3~6个月。

二、辨证论治研究

李长华将本病分为湿热内蕴型、脾失健运型、肾虚不固型,俱以公英石韦汤(蒲公英、石韦、败酱草、柴胡、黄柏、苦参、萹蓄、马齿苋)加减。湿热内蕴型加瞿麦、车前子、竹叶、滑石、栀子;脾失健运型加黄芪、升麻、陈皮、茯苓;肾虚不固型加熟地黄、山药、菟丝子、杜仲、枸杞子,总治疗100例,治愈65例,好转27例,无效8例,总有效率92%,服药最多24剂,最少6剂,平均15例。

徐小周分本病为下焦湿热型,以八正散合石韦散加减;肝胆湿热型,以龙胆泻肝汤合柴苓汤加减;肾阴亏虚,湿热未清型,以知柏地黄汤合猪苓汤加减;脾肾两虚,湿邪留恋型,以补中益气汤合无比山药丸加减;气阴两虚,湿热未尽型,以参芪麦味地黄汤加减。共治疗102例,治愈61例,显效35例,无效6例,总有效94.1%。

舒惠荃将本病归纳为3个证型:肝肾阴虚夹湿热型,治法为滋阴清热、通淋利湿,用知柏地黄汤加味;气阴两虚夹湿热型,治法为益气养阴、清热利湿,用参苓白术散合二至丸;脾肾气虚夹湿型,治法为补益脾肾、通淋利湿,用参苓白术散加味。

张琪等根据劳淋的病机特点,认为应分为3期论治,即急发期、转化期和恢复期。急发期分为5种证型,即膀胱湿热型,用八正散加味;少阳外感型,用小柴胡汤加味;肝郁气滞型,用乌药沉香散加味;肝胆郁热型,用龙胆泻肝汤加味;阳明腑实型,用承气汤类加味。转化期分5种证型,即气阴两虚型,用右归丸加减;肾阴不足型,用知柏地黄丸加减;肾阴阳两虚型,用金匮肾气丸加减;气滞血瘀型,用桃红四物汤加减。恢复期分2种证型,即肾阳不足,膀胱气化失司型,用

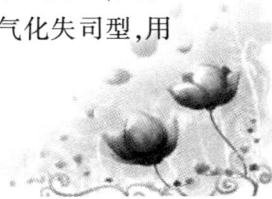

无比山药丸加减;脾虚气陷,膀胱失约型,用补中益气汤加味。

高继宁等对50例复发性尿路感染患者运用滋阴清利法,以滋阴通淋汤(生地、沙参、枸杞、苦参、黄柏、麦冬、益母草、白茅根、当归、柴胡)为主进行治疗,结果治愈33例,显效12例,有效5例,总有效率100%,疗效明显优于按尿培养药敏试验选用抗生素的西药对照组,且治疗后症状及生化改善显著。

杨际平等用健肾清热汤(黄芪、山药、菟丝子、枸杞子、生地、金银花、白花蛇舌草、白茅根、败酱草、土茯苓、车前子、萹蓄、瞿麦、石韦)治疗慢性肾盂肾炎40例,完全治愈20例,近期治愈16例,无效4例,治愈率90%。

董新亭等以扶元清淋饮(萹蓄、生地、熟地、牡丹皮、茯苓、三七、白术、女贞子、山茱萸、滑石、西洋参、甘草)治疗慢性泌尿系感染,慢性期重用补肾益气,急性期发作重用清热通淋,共治疗85例,结果痊愈64例,好转18例,总有效率96.4%。

三、专方治疗研究

高巧巧以生地、白茅根、忍冬藤、黄芪、白薇、益母草、土茯苓、枳壳、山药、黄精、野菊花、白花蛇舌草等为基本方,小腹拘急加青皮、乌药;尿道刺激消失而尿培养阳性加大黄芪用量,并加党参、蒲公英;尿道刺激征尚存在而尿培养阴性去白花蛇舌草、土茯苓,加丹参、赤芍。治疗39例,痊愈37例,好转2例,总有效率100%。

王怡等用加味二仙汤(仙茅、淫羊藿、巴戟天、黄柏、知母、当归、蒲公英、紫花地丁)为基本方,治疗中老年女性慢性尿路感染。尿频、尿急症状加重,加瞿麦、萹蓄;乏力、神疲明显,加山药、山茱萸;小腹胀痛明显,加乌药、小茴香;口干、腰酸明显,加旱莲草、女贞子;腰部刺痛或舌黯有瘀斑,加红花、桃仁。治疗25例,近期治愈18例,显效7例,总有效率为100%。

四、单味中药研究

现代药理实验证明对大肠埃希菌有抑制作用的中药有：柴胡、黄芩、五味子、车前草、忍冬藤、知母、大叶桉、小叶桉、柳叶桉、大黄、黄连、连翘、忍冬、紫菀、杭菊、栝楼、丹参、白芷、川芎、石榴皮、乌梅、皂角刺、地榆、狼毒、百部、鱼腥草、鬼针草、凤尾草、山楂、半枝莲等。

清热解毒药具有抗病原微生物作用、解毒作用、抗炎作用。黄芩、知母等在抑菌浓度时，能抑制金黄色葡萄球菌凝固酶，减弱其毒力，大大促进白细胞吞噬作用。黄芩、黄连、金银花、连翘、大青叶、石膏、知母、玄参、紫草、地骨皮、穿心莲等对革兰阴性菌等所致发热有解热作用。许多清热解毒药都有抗实验性炎症作用。如金银花能抑制炎症渗出，又能抑制炎症性增生。

金银花有抗菌、抗病毒、解热作用，对革兰阳性、阴性菌均有作用，对动物实验性炎症模型有明显的消炎作用，既能抑制炎症渗出又能抑制炎症增生，还有促进白细胞的吞噬作用；滑石具有抗菌作用；蒲公英具有抗菌和利尿作用；甘草具有皮质激素样的抗炎和抗免疫作用，甘草醇提取物及甘草次酸在体外对金葡菌、结核杆菌、大肠埃希菌等均有抑制作用。

· 245 ·

滑石、瞿麦、萹蓄均有显著利尿功效，其中瞿麦、石韦对大肠埃希菌和金黄色葡萄球菌有明显抑制作用，萹蓄对葡萄球菌和绿脓杆菌有抑制作用；栀子能解热、镇痛，可抑制溶血性链球菌生长；黄柏有抗感染作用；生地黄利尿，可抑制真菌的生长；淡竹叶有退热和利尿作用。

五、实验研究

徐小平等报道复方八正散液对大鼠逆行性大肠埃希菌膀胱肾盂肾炎模型具有增加大鼠尿排量和有效清除尿路感染菌作用。体

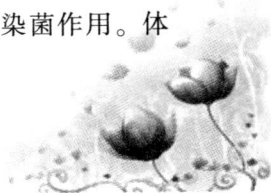

外抗菌实验显示,对大肠埃希菌、变形杆菌等尿路致病菌有较强的抗菌作用,体内抗菌实验显示其对大肠埃希菌、变形杆菌等引起的感染小鼠具有很好的保护性治疗效果,能显著提高感染小鼠的存活率、降低死亡率。

占立勇等报道复方石韦片可增强小鼠腹腔巨噬细胞活力,增强脾脏指数,提高NK细胞的杀伤力以及促进脾T、B淋巴细胞的转换,提示该药可提高机体的免疫功能。

(魏 玲)

参 考 文 献

[1] 孙传兴.临床疾病诊断依据治愈好转标准[M].第2版.北京:人民军医出版社,1998:136.

[2] 庞学赞,罗国赞."金蒲饮"治疗湿热型尿路感染60例疗效观察[J].广西中医学院学报,2005,8(1):7-8.

[3] 时振声.时氏中医肾脏病学[M].北京:中国医药科技出版社,1997:61.

[4] 李长华.公英石韦汤治疗急性肾盂肾炎100例[J].山东中医杂志,2000,19(10):599.

[5] 方琦,胡顺金,莫测.三金片治疗慢性肾盂肾炎急性发作期临床观察[J].安徽中医临床杂志,2002,14(4):159-160.

[6] 徐小周.辨证治疗慢性肾盂肾炎102例[J].四川中医,1996,14(8):30.

[7] 舒惠荃.复杂型尿路感染的诊治经验[J].中国农村医学,1998,26(10):23-24.

[8] 高继宁,于尔康,李宜放.滋阴通淋方治疗复发性尿路感染50例临床观察[J].中国中西医结合杂志,1996,16(12):752.

[9] 杨际平,李久荣.健脾益肾汤治疗慢性肾盂肾炎40例[J].吉林中医药,1997,17(2):11.

[10] 董新亭,刘安,马绣华.扶元清淋饮治疗慢性泌尿系感染的体会[J].吉林中医药,1999,19(2):19.

[11] 高巧巧.清热利湿益气法治疗尿路感染39例[J].湖北中医杂志,1994,16(6):40.

[12] 王怡,金文欢.加味二仙汤治疗中老年女性慢性尿路感染25例[J].新中医,2006,38(6):67-68.

[13] 沈庆法.中医临床肾脏病学[M].上海:上海科学技术出版社,1997:261.

[14] 沈新铎,徐新容.中西医结合治疗泌尿系感染70例临床观察[J].医学理论与实践,2003,16(8):928.

[15] 徐小平,张恩户,张瑛,等.复方八正散液对动物尿路感染模型的影响[J].陕西中医学院学报,1997,20(1):11-13.

[16] 占立勇,李秀英,吴圣贤,等.复方石韦片治疗尿路感染的临床观察[J].中国中西医结合杂志,2007,27(3):249-251.

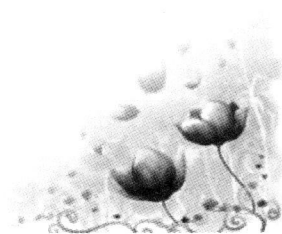

第十三章 尿 路 结 石

尿路结石是指一些晶体物(如钙、草酸、尿酸、胱氨酸等)和有机质在肾脏和泌尿道的异常聚积。祖国医学文献中在2000多年前就有关于结石病的病因、症状和治疗的记载。随着人们物质生活水平的提高,营养状况的改善,加重了饮食调配的不合理,高蛋白、高糖饮食成分的提高,使尿路结石的发病率不断上升。

尿路结石的发病机制,目前主要认为是多种因素综合作用使尿中晶体物质浓度升高或溶解度降低,呈过饱和状态析出结晶并在局部生长、聚集,最终形成结石。尿路结石形成的个体差异较大,影响结石形成的因素包括以下几个方面:①晶体物质(钙、草酸、尿酸等)含量增高;②尿中结晶形成的抑制物减少;③尿路感染;④饮食与药物,如饮用硬化水、营养不良、缺乏维生素A可造成尿路上皮脱落,形成结石核心,服用氨苯喋啶和醋唑磺胺等可作为结石的基质。本病在美、英、东南亚和印度等地发病率甚高。根据近年国内的统计,本病的发病率在我国有提高的趋势,在两广、云、贵、川、湘、赣等南方省份,泌尿系结石是泌尿外科中占第一位的最常见疾病,在其他省市也分别占第二至第五位。同时,各地尿路结石的发病率还有继续升高的趋势。本病多见于20~40岁,多发于成年男子,男女之比约为4.5:1。尿路结石在临床上多以血尿、疼痛为主要表现,也可以没有临床症状。

尿路结石的临床表现可隶属于祖国医学的"砂淋""石淋""腰痛""腹痛""尿血"等范畴。

【病因病机】

中医认为本病多属肾气虚弱,肾阳受损,下焦湿热蕴蒸,气滞血瘀所致。其中,肾虚、湿热、气滞、瘀阻是关键。湿热郁积,煎熬尿液,与尿中沉积物结聚而成砂石,其病机为湿热内蕴,砂石阻络,气机不畅,或瘀血聚结。气是水液运行的动力源泉,气机郁滞,则水液停留聚集,进而生湿化浊,湿浊郁而化热,尿液为热所灼而成结石。湿为阴邪,其性重着黏滞,最易阻碍气机。湿热与砂石互结,阻于水道,通降失利,瘀结不散,使气滞难行,愈结愈甚,不通则痛,故常引发肾绞痛。下焦气化失利,故小便涩滞。气滞则血行受阻,血不循经,或热盛伤络,血溢脉外而为尿血。砂石为有形之物,形成之后,瘀结于内,嵌顿梗阻,气机失其通降,水道失其疏通,而并发肾积水。总之,湿热蕴结、气滞血瘀为泌尿系结石的主要病机。

【临床诊断】

一、诊断标准

(1)常无症状,而在体检时发现。

(2)发生急性梗阻或结石移行时有肾绞痛。

(3)肉眼血尿。

(4)如并发尿路感染,可有尿频、尿急、尿痛等尿路刺激症状。

(5)影像学检查有阳性发现:①腹部平片,大部分的结石能够在平片中发现,平片上结石要与肾内钙化、肋软骨钙化、骨岛、腹腔淋巴结钙化、盆腔静脉石和髂血管钙化相鉴别;②静脉尿路造影,能够显示肾结构和功能的改变,有无引起结石的泌尿系统的形态异常,尿酸结石在造影片上表现为充盈缺损;③逆行尿路造影,确定致密影是否在输尿管内,注入造影剂,可以了解肾盏、肾盂和输尿管的情况;④B超检查和CT,结石的超声图像为强回声伴声影,

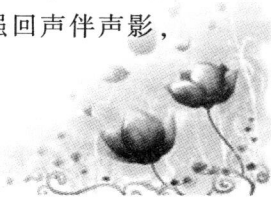

B超和CT能够发现X线不能显示的小结石和阴性结石,同时能够发现肾脏实质的病变。

尿路结石的诊断通过病史、体格检查与实验室检查,多数病例可以确诊,确诊后应进一步明确结石的大小、数目、形态部位,有无梗阻或感染及肾功能状态等,对排出或取出的结石尽量做成分分析,有助于原发病的诊断。

二、鉴别诊断

尿路结石肾绞痛须与急性阑尾炎、胆囊炎、胆石症、胆管蛔虫症鉴别,在女性尚需与卵巢囊肿扭转、宫外孕鉴别。一般急腹症可在系统检查血、尿常规后得到确诊,其他结合X线平片亦可确诊。对不典型的病例,在急诊观察期间,腹腔内的急腹症病变常逐渐加重,很少缓解,而泌尿系结石呈间歇性发作,间歇时症状减轻,再结合血、尿的实验室检查,不难鉴别。

三、中医证型

1.湿热蕴结 主症为尿中有时夹有砂石,小便艰涩,或排尿时突然中断,尿道窘迫刺痛,尿频尿急,小腹拘急,尿液混浊或黄赤,舌质偏红,舌苔薄黄或黄腻,脉滑数或细数。

2.气滞血瘀 主症为腰部酸胀刺痛,甚则绞痛难忍,痛引胁腹,并向少腹或骶尾部放射;腰痛之后可见尿血,色淡红或暗红,偶有血丝或血块排出,舌淡红,苔薄白或薄黄,脉沉弦或弦细略数。

3.肾阳亏虚 主症为腰部沉重酸胀,冷痛,面色无华,四肢欠温,畏寒,口不渴,尿少色白,舌淡胖,苔白润,脉沉缓。

4.脾肾亏虚 主症为腰酸痛,足膝无力,倦怠乏力,食少纳呆,脘腹胀满,小便不利,或手足心热,头晕耳鸣,视物不清,口干咽干,舌淡苔薄,脉沉细,或舌质偏红少苔,脉沉细略数。

四、辨证要点

本病多属肾气虚弱,肾阳受损,下焦湿热蕴蒸,气滞血瘀所致。其中,肾虚、湿热、气滞、瘀阻是关键。对于泌尿系结石的治疗多强调辨别湿热、气虚、瘀阻、肝郁、脾肾不足等病因,再审因施治,其效甚佳。临证中结石的各种病因可互为因果,同时存在,因而可相互转化。本病多由湿热引起,病位在肾与膀胱,病初多实,病久则虚实夹杂,故应加强分辨,务求标本同治,辨证与辨病相结合,有的放矢。实证多采用清热利湿、理气活血、通淋化石;虚证则采用温阳补肾、健脾益气等法。

【临床治疗】

一、常见分型治疗

1.湿热蕴结

治法:清热利湿,通淋排石。

方剂:石韦散(《集验方》)、八正散(《太平惠民和剂局方》)加减。

· 251 ·

组成:石韦、天葵子、瞿麦、滑石、车前子、海金砂、金钱草、鸡内金、牛膝、白芍、生大黄(后下)。

加减:腰腹胀痛,少腹硬满者,加理气消胀之品,如大腹皮、青皮、延胡索、川楝子、台乌药等;尿出鲜红,茎中作痛者,合小蓟饮子以凉血止血;兼有寒热,口苦,呕恶等症状者,用小柴胡汤或蒿芩清胆汤以和解少阳,清化湿热。

2.气滞血瘀

治法:行气活血,通淋排石。

方剂:沉香散(《魏氏家藏方》)合五淋散(《太平惠民和剂局方》)加减。

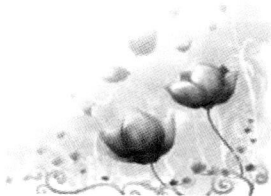

组成:冬葵子、牛膝、当归、赤芍、栀子、青皮、枳壳、厚朴、三棱、莪术、桃仁、王不留行、沉香粉(冲服)。

加减:肾绞痛者,加白芍、甘草;血尿者,加白茅根、琥珀粉;气虚者,加黄芪、党参;阴虚者,加生地、旱莲草;小便涩痛者,加金钱草、石韦。

3.肾阳亏虚

治法:温阳利水,通淋排石。

方剂:济生肾气汤(《济生方》)加减。

组成:制附片、肉桂、熟地、山药、茯苓、泽泻、牛膝、车前子、石韦、冬葵子、金钱草、鸡内金、山茱萸。

加减:腰痛如绞者,合芍药甘草汤以解痉缓急止痛。

4.脾肾亏虚

治法:健脾补肾,通淋排石。

方剂:偏气虚者用参芪地黄汤(《沈氏遵生书》)加减。

组成:党参、生黄芪、生地、山药、山茱萸、丹皮、茯苓、泽泻、牛膝、车前子、广木香、砂仁、鸡内金、狗脊、胡桃。

加减:尿血者,加女贞子、旱莲草、阿胶、白茅根、琥珀等,或合用导赤散;腰痛腹胀者,可酌加理气药但应注意伤阴之弊,可选用香橼、佛手;肝肾亏虚者,加枸杞子、桑寄生、杜仲等养肝益肾之品;偏阴虚者以知柏地黄汤加减。

二、固定方药治疗

1.尿石舒通饮液

组成:金钱草、海金砂、鸡内金、车前子、地龙、延胡索、黄柏、泽泻、石韦、斑蝥。

功效:利尿排石。

用法:口服,每次10 ml,每日3次。

主治:尿路结石者。

2.尿石通丸

组成:广金钱草、海金沙、茯苓、车前草、苘麻子、川木通、丝瓜络、鸡内金、枳实、牛膝。

功效:清热化湿。

用法:口服,每次2丸,每日3次,

主治:尿路结石属湿热夹气滞瘀阻型。

3.排石口服液

组成:广金钱草、车前子、海金沙、石韦、绵萆薢、苘麻子、芒硝、鸡内金、鱼脑石、枸杞子、菟丝子、乌药、川楝子(炒)。

功效:利尿排石。

用法:口服,每次10 ml,每日3次。

主治:尿路结石。

4.肾石胶囊

组成:金钱草、海金沙、鸡内金、石韦、瞿麦、穿山甲、王不留行、芒硝、车前子、三棱、莪术、黄芪、白芍、川牛膝。

功效:清热化湿,活血化瘀。

用法:口服,每次4~6粒,每日3次。

主治:尿路结石属湿热蕴结、气滞血瘀型。

· 253 ·

5.强效排石颗粒

组成:海金沙、芒硝、金钱草、泽泻、石韦、滑石、瞿麦、鱼脑石、川牛膝、白茅根。

功效:清热化湿。

用法:口服,每次1包,每日3次。

主治:尿路结石属湿热蕴结型。

三、名医验方

二金石韦汤(时振声)

组成:金钱草30 g,海金砂30 g,石韦20 g,女贞子20 g,旱莲草

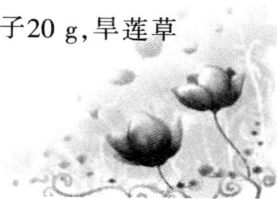

20 g,瞿麦20 g,滑石10 g,车前子15 g,冬葵子20 g,牛膝20 g,泽兰10 g,王不留行30 g。

功效:清热化湿,利尿排石。

主治:适用于尿路结石湿热证者。湿热甚者,金钱草、石韦药量加倍;湿热较轻者,方中瞿麦药量减半,加竹叶;腰痛重,加杜仲、川断、桑寄生;偏阴虚者,加生地、麦冬;偏阳虚者,加巴戟天;瘀血者,加皂角刺、红花、泽兰;血尿加重时,加生地、丹皮、白茅根;降下排石,方中牛膝、王不留行药量加重;肾区绞痛,加白芍、甘草;伴梗阻、肾功能不良者,加黄芪、黄精、白茅根。

【临床保健】

一、心理保健

尿路结石病情易反复,所以患者必须有豁达、平和的心态,不可以有剧烈的情绪波动,既要有长期与疾病作斗争并战胜疾病的信心,又要有乐观、平和的心态。目前,中西医结合治疗尿路结石有较好的效果,尿路结石患者要树立战胜疾病的信心,积极配合治疗,促进疾病的康复。

二、运动保健

可适当参加太极拳、气功等健身活动,戒烟、戒酒,保持心情愉快,较小结石没有梗阻或严重感染,或双侧多发性小结石可配合适当的运动,如跑、跳、体操,促使其自行排出。

三、饮食保健

1.尿酸结石 限制蛋白质摄入量,每日0.8~1 g/kg体重,多食新鲜蔬菜和水果,肥胖患者宜低热量膳食,食物应以五谷类为主,肉类可食用少量的肉、虾、鸡肉等,每周2次;青菜和水果可任意食用;

鸡蛋和牛奶可适当摄入,旨在减少嘌呤摄入量。忌用的食品:动物内脏、各种肉汁、肉汤和海鲜等;蔬菜有菠菜、豌豆、扁豆及其他豆类、菜花、龙须菜及蕈类等;酒及含酒精的饮料、浓茶、咖啡、可可等;强烈的香料及调味品。

2.磷酸钙和磷酸镁铵结石　宜低磷、低钙饮食并宜食酸性食物。

3.草酸钙结石　忌食萝卜、菠菜、巧克力、可可、茶、芹菜、土豆及豆制品。

4.胱氨酸结石　低蛋氨酸饮食。

四、调摄护理

(1)生活要有规律,养成良好的生活习惯,避免过度劳累,保持心情愉快。居室应阳光充足,冷暖适宜。可从事轻的活动,活动量应缓慢增加。

(2)保持皮肤清洁卫生。不要用手去抓、揉痤疮,以防止皮肤破损、感染。

(3)保持足够的睡眠,但不要"饮食而卧"和睡前食用刺激性的食物。同时要喜怒有节,保持精神愉快和情绪乐观,排除烦恼。　　　·255·

【现代研究】

一、理论研究

赵冠英教授认为,泌尿系结石尽管病位有肾、输尿管、膀胱之分,但皆形成于肾,故病本于肾,为本虚标实之证,本为肾虚,标为砂石结聚。治疗时应结合患者的具体情况,辨清虚实。一般情况下实证多以湿热蕴结下焦多见,治疗以八正散等清利之剂为主,酌加金钱草、海金沙、鸡内金等化石溶石之品。但据赵冠英教授经验,清利通淋之法仅对直径在0.5 cm以下的小结石疗效尚可,对较大的结

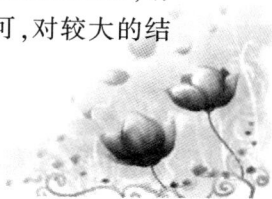

石则疗效欠佳。根据肾主水的理论,赵冠英教授认为肾气虚弱,导致人体水液代谢障碍是泌尿系结石形成的主要原因,肾气旺盛,尿中沉渣自然容易排出,肾气虚弱,气化推动无力,尿中沉渣易沉积于体内而为结石。据临床观察,补肾药物能够促进肾盂、输尿管的蠕动,有助于泌尿系结石下移,而且部分患者的积水往往消失在结石排出之前。此外,由于患者体质的差异及临床失治、误治,亦有表现为气虚或阳虚见证者,可辨证使用补气药如黄芪、党参及温补肾阳的方药如金匮肾气丸、真武汤等,此证临床虽不多见,但作为变法不可不知。

姜寅光等人探讨了输尿管结石中医辨治的思路与方法,认为分两种情况。其一,结石与输尿管粘连,不能在其中移动者称之为静态结石,其疼痛呈持续性,且无变化,或无疼痛,结石与尿路粘连,这标志着局部瘀血的形成,同时疼痛性质无变化也支持血瘀的存在,因此治疗静态结石应以活血祛瘀为主,并可配以溶石碎石法。药用川牛膝、桃仁、红花、赤芍、泽兰、益母草、桂枝、乌药、金钱草、石韦、鸡内金、芦根等。可根据辨证配伍益气药、补肾药等。其二,结石与输尿管的粘连松解,游离于尿路中者称之为动态结石,疼痛为突发性或阵发性,疼痛较剧,多为绞痛,或疼痛性质多变,疼痛部位移动,伴有放射痛,或伴有间断性血尿,此时疼痛的性质及部位多变,其病机重在气滞。治疗重在理气,辅以活血,以解输尿管痉挛,使之扩张,促进输尿管蠕动,向下推挤结石,同时配合利尿,通过尿液的增加和增速,将结石冲下,笔者将这一过程称为排石,常用药物有乌药、枳壳、川楝子、厚朴、白芍、生甘草、川牛膝、桂枝、泽兰、益母草、金钱草、石韦、瞿麦、萹蓄、地龙等,同时可依据辨证相应加入药物。

管竞环教授认为,尿路结石基本病因病机在于湿热下注,化火灼阴,煎熬尿液,结为砂石,瘀积水道,治宜清利湿热、排石通淋。由于湿热蕴结下焦,气化不利,而致气滞血瘀水停,故在清利湿热的同时,配以化气行水、活血化瘀,以除下焦气机郁滞状态,清利湿热。治以八正散加减,多用石韦、白茅根清热利水。《神农本草经》曰:石韦主"五癃闭不通,利小便水道。"配以桃仁、红花或王不留行、穿山甲等化瘀通经破气行血之品,加强通淋排石之力。结石久留或攻伐太过而出现脾肾气虚之证,则以健脾益气固摄为主,方以补中益气汤加减。

李曰庆教授认为,人体水液代谢障碍是结石形成的根本原因。肾主水而司二便,"膀胱者,州都之官,津液藏焉,气化则能出矣",若肾气不足,气化不利,水液不行,则每致本病发生。故治疗本病多从肾着手。然而人体水液的正常代谢尚赖肺之宣发肃降通调水道、肝之疏泄、脾胃之升清降浊功能等,是五脏相互协同,共同完成的。任何一脏腑功能异常,均能导致水液代谢的异常,从而导致本病的发生。因此,在治疗上不能忽视其他脏器的影响,应以整体调节为重,于补肾利尿排石的基础上,配合宣肺利水、疏肝理气、健脾燥湿、行气活血等方法,以提高疗效。李曰庆教授同时认为,结石作为一种病理产物,形成以后又成为一种病因,从而导致新的病理变化。气滞、血瘀、痰阻、湿停,每易促进结石的形成,而结石形成后又加重气机的阻滞,使气机更为不畅,从而又使血易瘀滞,湿易内生,而痰饮易成等。且郁久化热,正气内伤,则寒热虚实,纠结夹杂,使病情和治疗都变得更为复杂。临床上既要注意到气、瘀、痰、湿等病理因素的影响,标本兼顾,同时对其治疗又应该各有侧重,这样才能取得较好的疗效。

· 257 ·

周仲瑛教授认为:本病的基本病机在于湿热下注,化火灼阴,煎熬尿液,结为砂石,瘀阻水道,气化不利。故清化湿热,排石通淋,化气行水是其治疗大法,方药用石韦散、二神散、八正散等。常用的药物有金钱草、海金沙、滑石、鸡内金、风化硝、萹蓄、瞿麦、石韦、冬葵子、木通、车前子、防己、草薢、威灵仙、乌药、穿山甲、王不留行、蒲黄等。如热重合并感染者,可配大黄、知母、黄柏、山栀;湿重者,

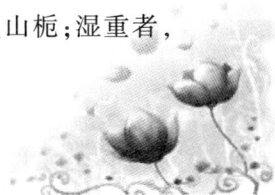

可配猪苓、茯苓、泽泻、通草等。但周老同时指出,对于石淋,病程长者要注意补法的运用,而不能过于拘泥古人的"淋证忌补"之说。这是由于本病虽以湿热壅阻、气滞血瘀的邪实为主,但必须注意体质与疾病、局部与整体、病程的长短问题,凡体质虚弱不耐单纯通利者,则应"通中寓补""消中寓补",以求祛邪而不伤正。石淋用补法,主要是用补肾法,因为肾虚与湿热是石淋邪正虚实的两个对立面,通过补肾以助气化,可以加强排石利水作用。

刘汇川认为本病基本病机为本虚标实。"本虚"即肾气不足,"标实"指膀胱湿热壅盛,瘀血阻滞。肾主水,司二便,肾气不足则主水功能失调,又无力助膀胱气化,从而导致小便不利,使各种秽浊之物聚集于下焦,为结石的形成创造了条件。"邪之所凑,其气必虚。"肾气不足,则外来的湿热之邪易于侵袭肾系,又因患者饮食不节,过食辛辣与肥甘厚味或嗜酒,湿热内生并流注于下焦;湿邪易阻滞气机,导致血行不畅,瘀血停留于下焦。如此,下焦之秽浊之物,湿热之邪与瘀血相互交结,日久则形成结石。结石的形成又进一步加重肾与膀胱气化功能的损伤;结石又易阻滞气机,损伤脉络,因此结石可加重下焦湿热与瘀血的瘀结。如此恶性循环,使结石不断发生与成长。治疗上当宗"坚者削之,客者除之,留者攻之"与"宜乎急攻"的原则,着眼于"通",即重在通淋排石、清热利湿与活血逐瘀;同时不忘其本虚,兼以补肾,这样既可助邪排出,又可防邪复入。

彭培初教授认为输尿管结石是风邪、络阻、湿热、肾虚、瘀血、水饮积聚诸病理因素共同作用、演变的结果。一是湿热结聚。肾石乃是湿热结聚而成。此类患者多过食生湿助热之品,如肉类、盐制品等。肉类肥腻,易于生痰生湿,结聚于肾,成为结石;过咸则伤肾耗阴,炼水为石;素体湿热偏盛,湿聚则易生石,热煎熬水液亦可成石。二是肾虚邪乘。同样饮食条件,患结石者毕竟只是少数,其产生与先天易感体质有密切关系,此即先天之本肾气不足。先有肾气之虚,复有饮食劳逸失调,助热生湿,炼石而致病。三是风邪阻络。《素问·举痛论》说:"寒气客于脉外,则脉寒,脉寒则缩拘,缩拘则脉拘急,则外引小络,故猝然而痛。"彭教授认为疏风通络有利于输尿管软化、松弛,使结石容易排出。四是水饮留积。《素问·举痛论》说:"诸湿肿满,皆属于水。"结石阻塞输尿管,小便不能顺利排入膀胱,就会积聚停留于肾盂,引起肾及输尿管扩张、积水,成为留饮,饮阻肾络,可影响肾气化功能,日久形成慢性肾功能受损。随着结石的排出,输尿管梗阻解除,蓄积的水饮也会随之消失。

二、辨证论治研究

张宝田以基本方[金钱草、海金沙、鸡内金、冬葵子、通草、车前子(包)、三棱、莪术、黄芪]为主辨证治疗。辨证施治:肾阴虚加熟地黄、山茱萸、山药;肾阳虚加制附子、杜仲、续断、熟地黄、山茱萸、山药;伴有口干、舌苔黄有胃火,加黄连,待胃火去随之减去;若妇女正值经期则去三棱、莪术。

朱忠汉采用中医辨证治疗肾结石。①湿热下注型:治以清热利湿、通淋排石为主,药用薏苡仁、金钱草、车前草、滑石、石韦、苍术、大黄、穿山甲、皂角刺、制乳香、制没药、川牛膝、生甘草。疼痛甚加延胡索、杭白芍;血尿加白茅根、小蓟;脓尿加金银花、蒲公英;肾积水加茯苓、猪苓。②肝郁气滞型:治以疏肝理气、清热排石为主,药用石韦、杭白芍、金钱草、车前草、滑石、穿山甲、柴胡、皂角刺、枳壳、川芎、制乳香、制没药、川牛膝、生甘草。疼痛甚加延胡索、五灵脂;血尿加白茅根、仙鹤草;大便干燥加生大黄。③肾阴不足型:治以滋补肾阴、利尿排石为主,药用生地黄、车前草、滑石、熟地黄、川牛膝、玄参、麦冬、知母、枸杞子、石韦、生甘草。气虚加生黄芪、党参。

王丽霞认为本病多由肾虚和下焦湿热引起,肾虚为本,湿热为标。治以排石汤(金钱草、海金沙、鸡内金、泽泻、石韦、王不留行、牛膝)为基础方。湿热蕴结型,治宜清热利湿、通淋排石,药用排石汤

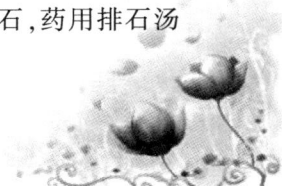

基础方加滑石(包煎)、车前子(包煎)、瞿麦、冬葵子、栀子。气血瘀滞型,治宜理气活血、通淋排石,药用排石汤基础方加延胡索、丹参、桃仁、红花、枳壳、厚朴。肾气不足型,治宜补肾益气、通淋排石,药用排石汤基础方加熟地黄、山药、山茱萸、桂枝、炮附子、茯苓。血尿重,加小蓟、生地黄、白茅根;感染重而恶寒发热,加金银花、蒲公英、柴胡。

王金光根据肾结石的临床特征,在传统辨证论治的基础上重用活血化瘀法,将肾结石的治疗归纳为3法,取得了较满意的疗效。气滞血瘀、湿浊郁结型:采用活血行气、利湿排石,药用川芎、丹参、桃仁、三棱、莪术、泽泻、金钱草、石韦、鸡内金。瘀血、阳虚寒凝型:采用破血逐瘀、温补肾阳,药用附子、肉桂、巴戟天、泽泻、金钱草、地龙、水蛭、木香、乳香、没药、甘草。血瘀湿阻、湿热下注型:采用活血通淋、清热化湿,药用金钱草、赤芍、牡丹皮、益母草、滑石、川木通、泽泻、石韦、瞿麦、甘草。

三、专方治疗研究

1.金钱石韦汤

组成:金钱草、石韦、鸡内金、川楝子、生黄芪、莪术、地龙。

疗效:金钱石韦汤中金钱草甘淡利尿、咸能软坚、微寒清热,而起到利尿排石、清热利湿之功效,为排石之要药。石韦甘淡渗利、苦寒泄热、下利膀胱,既能利水通淋,又能凉血止血;鸡内金以消食化石见长,入膀胱经,与石韦共助金钱草清热利湿通淋、消石排石。川楝子疏泄肝热、行气止痛,莪术破血祛瘀、行气止痛,两者合用以解气血之郁滞,而治湿热蕴结所致气滞血瘀之证;生黄芪益气祛石(推石下行),地龙通经络,以助上述诸药利气活血祛石。临床疗效比较:治疗组31例中治愈16例(51.6%),有效13例(41.9%),无效2例(6.5%),总有效率为93.5%;对照组治愈8例(26.7%),有效14例(46.7%),无效8例(26.6%),总有效率为73.3%,治疗组治愈率显著优于对照组。

2.祛石汤

组成：芒硝、生牡蛎、三棱、莪术、桃仁、红花、鸡内金、海金沙、金钱草、石韦、王不留行。

疗效：方中芒硝、生牡蛎软坚消石，《神农本草经》谓芒硝"主百病，除寒热邪气，逐六腑积聚，结固、留癖，能化七十二种石"，而《本草纲目》则称，牡蛎"化痰软坚，清热除湿，消疝瘕积块、瘿疾结核"，故两药合用，化石消石之功尤佳。三棱、莪术、桃仁、红花，祛瘀行气，有促使结石松动裂解及移动之功。鸡内金化坚消石，海金沙、金钱草、石韦、王不留行利水通淋消石。全方共奏软坚祛瘀通淋消石之功。治疗组痊愈20例，有效22例，无效8例，总有效率为84%；排石冲剂对照组痊愈7例，有效11例，无效7例，总有效率为56%。两组疗效有显著差异（$P<0.05$），说明祛石汤疗效优于排石冲剂。

3.石韦排石汤

组成：石韦、瞿麦、车前子、滑石、冬葵子、牛膝、王不留行、金钱草、海金沙。

疗效：方中石韦、金钱草、海金沙、车前子、滑石、瞿麦、冬葵子清热利湿、通淋利尿，并能溶石排石；王不留行活血通络；牛膝益肾化瘀，引石下行。诸药合用，具有清热化湿、溶石排石之功。92例经治后，治愈53例，好转19例，无效20例，总有效率78.26%。

4.排石口服液

组成：广金钱草、车前子、海金沙、石韦、绵萆薢、苘麻子、芒硝、鸡内金、鱼脑石、枸杞子、菟丝子、乌药、川楝子。

疗效：方中金钱草利水通淋，排除结石；海金沙活血散瘀，利尿通淋，具有利水通石之功，既排石又止痛；鸡内金能消化沙石，3种药物为君；配车前子、石韦、绵萆薢以利水通淋；乌药行气止痛，活血祛淤，通利血脉，有利于结石排出；芒硝能增强输尿管蠕动，推动结石下行。诸药合用，不但能利尿通淋，溶石化石，且能增强肾盂内

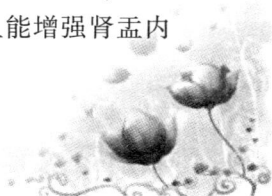

压力和输尿管蠕动,有利于结石排出。治疗组治愈42例,显效10例,有效4例,无效4例,总有效率93%;对照组治愈16例,显效7例,有效5例,无效12例,总有效率70%。

5.化湿排石汤

组成:白豆蔻、藿香、石菖蒲、海金沙、黄芩、茵陈、滑石、金钱草、鸡内金、瞿麦、白花蛇舌草、甘草。

疗效:化湿排石汤方中白豆蔻、藿香、石菖蒲芳香化浊,行气醒脾;茵陈、滑石、黄芩、瞿麦、白花蛇舌草清热利湿排石;金钱草、海金沙、鸡内金溶石排石;甘草调和诸药。全方配合,有清热化湿,溶石排石功效。治疗189例,其中痊愈123例,好转51例,无效15例,总有效率为92%。

四、单味中药研究

1.茯苓　影响结晶形成调节因子。尿液中尿葡胺聚糖(GAGs)是尿石症形成的抑制剂,在体外也能显著降低一水草酸钙晶体的生长速度和晶体聚集程度。而茯苓多糖与GAGs结构相似并在药理上呈相似作用,能抑制草酸钙结晶生长、聚集。研究认为茯苓多糖能有效抑制大鼠肾内草酸钙晶体的形成和沉积,多糖能与Ca^{2+}结合成可溶性络合物,使尿液饱和度下降而表现出抑制作用,多糖也能被吸附在晶体表面,通过封闭晶体表面的生长点或改变晶体表面电荷与能量分布,而改变晶体生长的动力学过程,表现出对生长和聚集的抑制作用。此外,茯苓还具有利尿、抗菌、增强免疫功能等作用。

2.海金沙　水提醇沉制成的注射液给麻醉犬静脉注射,可明显促进输尿管蠕动频率,使输尿管上段的压力明显增加。

3.泽泻　抑制结晶形成过程。研究发现用五苓散水提取液体外能抑制草酸钙结晶生长,降低草酸钙结晶生长指数;在大鼠体内抑制草酸钙结晶在肾脏生长,减少肾钙含量;临床实验显示能提高尿石症患者尿葡胺聚糖(GAGs)含量(泽泻水提取物中不含有萄胺聚糖类物质）。对组成猪苓汤的单味中药进行逐一筛选实验,发现泽泻水提取液体外能明显抑制草酸钙结晶的生长和聚集, 在稀释的尿液或未稀释的亚稳尿中,泽泻水提取物所含分子量大于10 000的大分子物质具有强烈的抑制草酸钙生长和聚集的作用。同时,研究发现随着人工尿液的离子强度降低和pH升高时, 其抑制活性逐渐增强。影响结晶形成调节因子,猪苓汤可降低尿草酸排泄和肾草酸含量, 其中泽泻水提取液能明显降低肾钙含量从而抑制大鼠实验性肾结石的形成。实验性肾草酸钙结石大鼠模型中,鼠肾中有草酸钙晶体形成、沉积,且肾小管细胞中骨桥蛋白(ostepontin,OPN)的mRNA表达增强,而泽泻能明显减少晶体的沉积和OPN mRNA的表达, 推测泽泻可能通过抑制OPN mRNA的表达来抑制晶体的生长和聚集。泽泻可明显升高小鼠血浆心钠素含量, 从而产生利尿作用。此外还具有抗肾小球肾炎、抑制脂多糖活性巨噬细胞产生一氧化氮(NO)等作用。

五、实验研究

熊建国等人观察尿石舒通饮液对家兔小肠平滑肌的收缩张力及收缩频率的抑制作用, 实验结果显示尿石舒通饮液浓度的依赖性抑制了家兔小肠平滑肌的收缩张力,而不影响收缩频率,其中以浓度30 mg/ml的抑制作用最大。结论表明尿石舒通饮液对炎症或其他机械刺激导致肠道及输尿管平滑肌收缩痉挛而引起的疼痛有明显的解痉镇痛作用。

钟玲等在乙二醇法诱导的大鼠肾结石模型上, 给予六味化石通(由金钱草、石韦、黄芪等组成),以大鼠肾组织草酸和钙含量以及肾结石发生率、肾组织学检查作为观察指标。结果发现六味化石通高剂量组肾组织草酸含量非常明显地低于对照组($P<0.01$);对照组、低、中、高剂量组及阳性对照组肾结石发生率分别为75%、45.5%、50%、18.2%和81.8%,表明六味化石通能明显降低实验性大

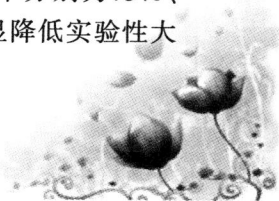

鼠草酸钙结石的发生率。

陈立峰等人研究结石康抗尿路结石的作用。用乙二醇和氯化铵喂饲大鼠制备肾结石模型；用人尿路结石植入大鼠膀胱制备大鼠膀胱结石模型；结石康灌胃2周，观察对肾结石大鼠的影响。结果表明结石康对肾结石大鼠肾组织含水量、肾结石程度、肾组织中草酸和钙离子含量均有明显降低作用，对大鼠植入性膀胱结石的形成有一定的抑制作用。结论为结石康有较好的抗尿路结石的作用。

张薇等人探讨加味乌茹汤(由茜草根、乌贼骨、北芪、肉桂、金钱草、海金砂等组成)对乙二醇和活性维生素D_3诱导SD大鼠草酸钙尿路结石形成的相关物质代谢的影响。实验在70只SD雄性大鼠中，对60只进行草酸钙尿路结石模型的建立，然后分组给予加味乌茹汤、排石颗粒、生理盐水，测定了大鼠24小时尿量、尿pH、血肌酐及尿中钙、草酸、磷、镁排泄量，以及血中钙、草酸、磷、镁的浓度，并在解剖显微镜下观察肾、输尿管、膀胱结石形成情况。结果表明，与模型组相比，加味乌茹汤组大鼠尿钙、尿草酸排泄量明显减少($P<0.05$)，血钙浓度降低，血中镁、磷离子增加。结论表明加味乌茹汤具有抑制内源性高草酸尿和吸收性高钙尿症的作用，从而降低肾钙含量，减少肾小管内草酸钙结晶形成，达到预防及治疗尿石症的目的。

(刘　玲　王天义)

参 考 文 献

[1] 熊建国,包楚清,张松,等.尿石舒通饮液解除尿结石所致肾绞痛的实验研究[J].时珍国医国药,2006,17(9):1707-1708.

[2] 吴劲松.尿石通丸配合电针治疗尿路结石50例[J].新中医,2006,38(2):86-87.

[3] 侯凤霞,任建社.中药肾石胶囊治疗泌尿系结石180例报告[J].交通医学,2003,17(5):560.

[4] 韩石蕊.排石口服液的制备及临床应用[J].中医医院药学杂志,2007,27(3):385-386.

[5] 梁光宇,杨明会.赵冠英教授治疗泌尿系结石经验[J].中国中医急症,2006,
15(11):250-251.

[6] 姜寅光,李隽.输尿管结石中医辨治的思路与方法[J].新中医,2003,35(6):
10-11.

[7] 潘静.管竞环教授治疗尿路结石经验[J].湖北中医杂志,2005,27(10):21.

[8] 杨阿民,陈国宏.李曰庆教授治疗尿石症临床经验[J].北京中医药大学学
报,2005,12(2):26-27.

[9] 陈四清.从肾虚湿辨治尿石症[J].医案医话,2007,39(3):34.

[10] 要全保,沈以理.彭培初教授从风论治输尿管结石经验[J].中医研究,
2006,19(12):43-44.

[11] 张宝田.辨病与辨证相结合治疗上尿路结石112例[J].河北中医,2005,27
(2):98-99.

[12] 朱忠汉,吴胜利.肾结石100例辨证施治[J].新疆中医药,2006,24(2):12-13.

[13] 王丽霞,王海霞,胡军.辨证治疗泌尿系结石80例[J].辽宁中医杂志,2005,
32(5):433.

[14] 王金光,周仁义.肾结石从瘀论治体会[J].中医研究,2004,17(6):48.

[15] 邹建安,胡顺金,徐久平.金钱石韦汤治疗泌尿系结石31例[J].安徽中医学
院学报,2003,22(3):17-19.

[16] 林长国.石韦排石汤治疗泌尿系结石92例[J].中国中医急症,2005,14(6):572.

[17] 常翠,赵奎,杨宏图,等.排石颗粒的研制及其临床评价[J].现代医院,
2006,6(5):79-80.

[18] 饶和平.化湿排石汤治疗肾结石189例疗效观察[J].云南中医中药杂志,
2006,27(1):25.

[19] 欧阳健明,周娜.中草药治疗泌尿系结石的配位化学基础[J].中草药,
2004,35(5):579-582.

[20] 李浩勇,刘继红,曹正国.中药泽泻提取物对尿草酸钙结石形成影响的实
验研究[J].中华泌尿外科杂志,2003,24(10):658-662.

[21] 曹正国,刘继红,胡少群.中药泽泻不同部位提取物对草酸钙结晶形成影
响的体外实验研究[J].临床泌尿外科杂志,2003,18(1):40-41.

[22] 钟玲.六味化石通对大鼠草酸钙结石形成影响的实验研究[J].中国现代医
学杂志,2001,11(10):40.

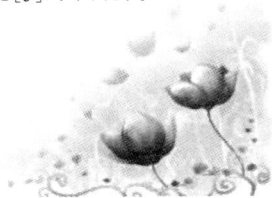

［23］陈立峰,陈莉萍,徐琳本,等.结石康胶囊抗尿路结石的作用[J].中药药理与临床,2004,20(1):40-42.

［24］张薇,邹移海,段宏莉,等.加味乌茄汤治疗尿石症的实验研究[J].中国比较医学杂志,2006,16(4):204-207.

第十四章　急性肾衰竭

急性肾衰竭(acute renal failure,ARF)是由各种原因引起的肾功能在短时间(几小时至几天)内突然下降而出现的临床综合征。肾功能下降可发生在原来无肾功能不全的患者,也可发生在原已稳定的慢性肾脏病患者突然有急性恶化。ARF主要表现为氮质废物血肌酐(Scr)和尿素氮(BUN)升高,水、电解质和酸碱平衡紊乱,以及全身各系统并发症。常有少尿(<400 ml/d),但也可以无少尿表现。ARF有广义和狭义之分,广义的ARF可分为肾前性、肾性和肾后性3类。狭义的ARF是指急性肾小管坏死(acute tubular necrosis,ATN),指因肾脏严重缺血或肾毒素引起的肾脏功能急剧减退,常表现为起始期、维持期即少尿期、恢复期3个阶段。但也有尿量不减少者,称为非少尿型ARF。临床以ATN最为常见,也最具特征性,而且肾前性ARF持续发展会转化为ATN。本章主要以ATN为代表进行叙述。

中医学文献中没有"急性肾衰竭"的病名,但依据其迅速出现的少尿、无尿等突出症状而将其归属于 "癃闭""关格""水肿""溺毒"等范畴。

【病因病机】

本病的形成多与外感六淫邪毒、内伤饮食七情,以及失血、失液、中毒、虫咬等相关,主要与外感湿热、热毒及液脱、津伤等有关,形成火热、湿毒、瘀浊之邪,壅塞三焦,致使决渎失司,膀胱和三焦气化不利而致本病的发生。

1.湿热蕴结　素体湿盛,又感热邪;或湿热郁久而化热下注膀

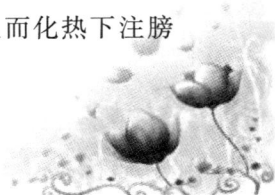

胱,膀胱气化无权,小便不通而成癃闭。

2.肺热壅盛 肺为水之上源,热壅于肺,肺气不能肃降,津液输布失常,水道通调不利,不能下输膀胱,又因热气过盛,下移膀胱以致上、下焦均为热气闭阻,而成癃闭。

3.瘀血阻络 突受外伤或手术后,脉络损伤,气血运行不畅,瘀血留滞体内。瘀血阻络,血不循常道而外溢,可见各种出血;血行不畅,水湿停留,湿瘀互结于肾或膀胱,形成尿闭。

4.脾肾阳衰 因久居湿地,涉水冒雨,水湿内侵,留滞中焦,湿困脾阳,日久不愈,使脾阳亏损;或因饮食不节,饥饱失常,使脾气受伤,湿浊内生,损及脾阳;或因过于劳倦,酒色无度,生育过多,致肾气内伤,命门火衰,肾虚则不能温化,水湿浊邪阻滞,形成癃闭或关格。

5.血虚津枯 失血、脱液或创伤后,阴血大亏,津液耗伤。阴津亏虚则不能下滋肝肾,水源枯涸,尿闭自成。

本病病位在肾,与肺、脾、三焦有关。肺主肃降,通调水道。由于肺气的肃降,使上焦的水液不断地下输于膀胱,从而保持着小便的通利。若肺失肃降,不能通调水道,下输膀胱,就可导致癃闭的发生。脾主运化,脾在运化水谷精微的同时,还把人体所需要的水液运送到周身各处,这就是脾的转输作用。若脾失转输,不能升清降浊,也可导致癃闭的发生。肾主水液而司二便,与膀胱相为表里。肾主水液,是指它在调节体内水液平衡方面起着及其重要的作用,体内水液的分布与排泄,主要靠肾的气化作用,肾的气化正常,则开阖有度。在生理情况下,水液通过胃的受纳、脾的转输、肺的肃降,而下达于肾,再经过肾的气化功能,使清者上归于肺而布散周身,浊者下输膀胱,而排出体外,从而维持人体正常的水液运化,若肾的气化功能失常,则关门开阖不利,就可发生癃闭。

病变初期和少尿期以热证、实证居多;在中期、恢复期可伤及正气,以虚证表现为主。

【临床诊断】

一、诊断标准

急性肾衰竭一般是基于Scr的绝对或相对值的变化诊断,如Scr绝对值每日平均增加44.2μmol/L或88.4μmol/L,或在24~72小时Scr值相对增加25%~100%。根据原发病因,肾功能进行性减退,结合相应临床表现和实验室检查,对ATN一般不难作出诊断。

二、鉴别诊断

1.慢性肾衰竭(CRF) CRF具有以下特点:①既往有慢性肾脏病史,平时有多尿或夜尿增多现象;②患者呈慢性病容,常有中重度贫血(血红蛋白多在60 g/L以下),有尿毒症心血管并发症、骨病或神经病变等;③B超检查显示双肾缩小,结构紊乱;④常伴有甲状旁腺功能亢进,血生化检查出现低钙高磷血症。

2.肾前性少尿 发病前有容量不足、体液丢失等病史,体检发现皮肤和黏膜干燥、低血压、颈静脉充盈不明显者,应首先考虑肾前性少尿,可试用输液(5%葡萄糖溶液200~250 ml)和注射利尿药(呋塞米40~100 mg),以观察输液后循环系统负荷情况。如果补足血容量后血压恢复正常,尿量增加,则支持肾前性少尿的诊断。低血压时间长,特别是老年人伴心功能欠佳时,补液后无尿量增多者应怀疑过长时间的肾前性氮质血症已过渡为ATN。

3.肾后性尿路梗阻 有导致尿路梗阻的原发病如结石、肿瘤、前列腺肥大病史。突然发生尿量减少或无尿;肾绞痛,胁腹或下腹部疼痛;肾区叩击痛阳性,如膀胱出口处梗阻,则膀胱区因积尿而膨胀,叩诊呈浊音均提示存在尿路梗阻的可能。超声显像和X线检查等可帮助确诊。

4.肾性ARF 肾性ARF可见于急进性肾小球肾炎,急性间质性

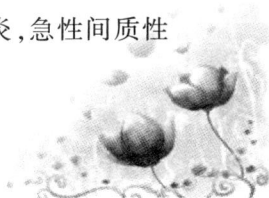

肾炎,全身性疾病的肾损害如狼疮性肾炎、过敏性紫癜性肾炎。肾病综合征偶亦可引起。此外,系统性血管炎、微血管病,如溶血尿毒症综合征、恶性高血压及产后ARF等也会引起。通常根据各种疾病所具有的特殊病史、临床表现、实验室检查异常及对药物治疗的反应便可作出鉴别诊断。肾活检常可帮助鉴别。

三、中医证型

1.**湿热蕴结**　主症为尿少尿闭,纳呆食少,胸闷腹胀,恶心呕吐,口中尿臭,发热口干而不欲饮,全身水肿,严重者可神昏谵语,抽搐,舌苔黄腻,脉濡数。

2.**肺热壅盛**　主症为小便不畅或点滴不爽,咽干,烦渴欲饮,呼吸短促,或有咳嗽,舌质红,苔薄黄,脉数。

3.**瘀血阻络**　主症为肢体麻木或疼痛或水肿,咳血、衄血、吐血、便血,尿闭,舌质紫暗或有瘀点,苔暗,脉沉涩。

4.**脾肾阳衰**　主症为全身水肿,神疲乏力,四肢欠温,腰膝酸软,恶心呕吐,少尿或无尿,舌质淡,苔白,脉沉细。

5.**血虚津枯**　主症为头晕目眩,肢体麻木,肌肤不仁,手足蠕动甚或抽搐,同时可见大便秘结,尿少尿闭,舌苔干燥无光,脉弱。

四、辨证要点

1.**辨虚实**　辨别的要点在于观察正邪双方的变化。一般因湿热蕴结、肺热壅盛、瘀血阻络所致者多为实证;因脾肾阳衰、血虚津枯所致者多为虚证。但是,由于ARF病情变化迅速,病因病机复杂,常可见因实致虚,因虚致实,以及虚实间相互转化而表现出虚实夹杂的证候,临床上俱当仔细审辨。

2.**辨病势**　由于导致ARF的病因多种多样,其病情的发展转归也不尽一致。但多数患者病情来势凶险危重,常因水湿停留,浊邪壅塞三焦,升降不通,阴阳闭绝而死亡。所以临床上要把握病势的发展,针对不同的原因积极抢救,以冀患者能够转危为安。

【临床治疗】

一、常见分型治疗

1.湿热蕴结

治法:清热解毒,利湿泄浊。

方剂:甘露消毒丹(《医效秘传》)加减。

组成:飞滑石、茵陈、石菖蒲、通草、藿香、黄芩、连翘、射干、白蔻仁。

加减:热毒炽盛者,加蒲公英、益母草、丹参;热势较重者,加生石膏、金银花;神昏谵语者,加郁金;湿重或水肿甚者,加茯苓皮、泽泻、猪苓;腹胀较甚者,加大腹皮、厚朴。

2.肺热壅盛

治法:清解肺热,通利水道。

方剂:清肺饮(《证治汇补》)加减。

组成:黄芩、桑白皮、麦冬、车前子、山栀、茯苓。

加减:心火旺盛者,加黄连、竹叶;大便不通者,加杏仁、大黄;兼表证者,加薄荷、桔梗。

· 271 ·

3.瘀血阻络

治法:活血化瘀通络。

方剂:桃红四物汤(《医垒元戎》)加减。

组成:桃仁、红花、当归、川芎、白芍、熟地、地龙、鳖甲。

加减:麻木明显者,加钩藤、延胡索;有出血倾向者,加三七、茜草。

4.脾肾阳衰

治法:温补脾肾,行气利水。

方剂:真武汤(《伤寒论》)合温脾汤(《备急千金要方》)加减。

组成:茯苓、白术、附子、当归、甘草、泽泻、车前草。

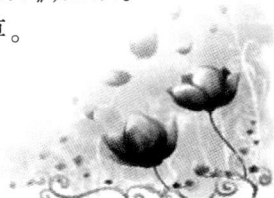

加减:腹中胀痛者,加厚朴、木香;腹中冷痛者,加吴茱萸、肉桂;水寒涉肺而咳者,加细辛、五味子。

5.血虚津枯

治法:养血生津。

方剂:四物汤(《仙授理伤续断秘方》)加减。

组成:熟地、当归、芍药、麦冬、五味子、牛膝、阿胶。

加减:大便溏薄者,加白术、党参;抽搐者,加牡蛎、鳖甲、鸡子黄。

二、固定方药治疗

1.肾衰合剂

组成:生大黄40 g,丹参、黄芪、蒲公英、煅牡蛎各30 g。

功效:健脾益肾,化瘀泄浊。

用法:水煎取汁200 ml,保留灌肠,每日2次,1个月为一疗程。

主治:适用于ARF脾肾亏虚兼瘀血证。

2.尿毒症方

组成:党参15 g,黄芪15 g,山药15 g,山茱萸15 g,黄精15 g,白术10 g,云茯苓15 g,木香10 g,厚朴15 g,桃仁15 g,红花15 g,川芎15 g,赤芍15 g,连翘15 g,金银花15 g,枳壳10 g,大黄30~60 g(不后下,以每天排软便3~5次来调整剂量)

功效:健脾益肾。

用法:口服,每天1剂,每日2次,连服90剂。

主治:适用于ARF脾肾虚衰兼瘀血证。

3.肾复康胶囊

组成:生大黄、冬虫夏草、水蛭、败酱草、三七等。制成胶囊,每粒含生药0.5 g。

功效:温补脾肾。

用法:口服,每次6粒,每日2次。8周为一疗程。

主治:适用于ARF脾肾亏虚证。

三、名医验方

1.清瘟合剂(周仲英方)

组成:大青叶、金银花、生大黄、生石膏、知母、鸭跖草、升麻等。每日2~3剂,连用3~5日。

功效:清热解毒。

主治:适用于肾病综合征出血热发热期表现热毒炽盛证者。

2.结肠灌注Ⅰ号(叶传慧方)

组成:大黄、黄芪各30 g,红花、丹参各20 g。制成灌肠液,成人每次10 ml,加4%碳酸氢钠溶液20 ml加温至38℃,通过肛管作结肠灌注,每日6次。

功效:解毒益气,化瘀利尿。

主治:适用于肾衰综合征气虚夹瘀热证者。

【临床保健】

一、心理保健

祖国传统医学认为, 人的情志活动与内脏功能活动有密切关系。良好的情绪有利于人体气机调畅、各脏腑功能活动的正常进行;反之,不良的情绪可使气机升降失调,气血运行紊乱,而易使脏腑机能失常,加重病情。因此,患者应学会进行自我心理调整,保持心情舒畅和情绪稳定,避免肾脏精气受损。

·273·

二、运动保健

坚持运动可以增强机体抵御外界不良因素侵袭的能力, 增强机体自身的生命力。对于ARF患者来说,只有积极地参加运动锻炼,才能有助于肾病的康复和治疗(急性期除外)。从病理角度看,ARF存在着程度不等的血液循环障碍,表现为血液黏稠度增大、血流缓

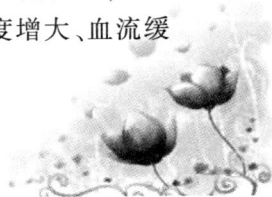

慢、肾脏血流量减少等,这些都可能加重肾脏损伤。而适度的运动锻炼可以改善机体的血液循环,有利于病变肾脏的修复。

几种有助于强肾又简单易学的运动方法如下:

1.太极拳　太极拳是以腰部为枢纽的一项缓慢运动,非常适合体质虚弱的中老年人锻炼。

2.自我按摩腰部　两手掌对搓至手心发热后,分别放至腰部,掌心贴着皮肤,上下按摩,至有热感为止。早晚各1次,每次约200下。

3.刺激脚心　脚心的涌泉穴是浊气下降的地方。经常按摩涌泉穴,可益精补肾、强身健体、防止早衰。两手掌对搓至手心发热后,以左手搓右脚心,以右手搓左脚心,每日早晚各1次,每次搓300下。

三、饮食保健

1.蛋白质　少尿或无尿期必须严格限制,随尿量增加,给高生物价蛋白质20 g/d,血BUN及Scr逐渐下降,蛋白质增加至45 g/d,肾功能正常后,可按1 g/kg·d供给。多尿初期尿排钾多、尿素少,蛋白质仍按20 g/d供给;多尿5~7 d后,氮质血症好转,蛋白质可提高至45 g/d,高生物价蛋白应>50%。

· 274 ·

2.钠　少尿及无尿期水肿明显,或高血压应给予低钠膳食,钠摄入约500 mg/d。如缺钠,应根据血钠、尿钠酌情补给,原则是宁少勿多。多尿时期应增加食盐补充尿中丢失,按每排1 000 ml尿,补氯化钠2 g。

3.钾　少尿及无尿期,产生高钾血症,要严格控制钾,可选无钾膳食。多尿时期钾丢失增多,除多吃含钾丰富的水果、蔬菜外,最好口服氯化钾。

4.水分　少尿或无尿期严格限制水量为500 ml/d,如有发热、呕吐及腹泻症状时,可酌情增加饮水量或补液量。多尿初期摄入量可增加至1 200 ml/d,最好按前一天排出量计算液体入量。当尿量恢复正常后,补液量可达1 500~2 000 ml/d。

5.维生素　少尿期应补充适量B族维生素和维生素C,另加叶酸。

四、调摄护理

(1)调养五脏,起居、饮食有节,讲究卫生,避免外邪侵袭;不过食辛辣肥厚食物;调畅情志,加强锻炼。

(2)防止中毒:有资料表明,20%~50%的ARF是由药物引起,部分因接触有害物质所致。因此,尽量避免使用和接触对肾脏有毒害的药物或毒物。

【现代研究】

一、理论研究

赵晓光等认为ARF主要是邪毒外袭,脾肾损伤,正虚邪实,瘀血内阻,肾开阖失度所致;治疗应清热凉血,活血化瘀,通腑泄浊,同时顾护正气。

刘晓微认为ARF主要以尿少、水肿为主症,与肺、脾、肾三脏的虚损、功能失调有关,偏重于脾肾阳损,虽兼有浊邪,但并不严重。属于中医学"水肿"范畴。水不自行,赖气以动,故水肿病是全身气化功能障碍的一种表现,其病本在肾。若外邪侵袭,饮食起居失常,或劳倦内伤,均可导致肺不通调、脾失转输、肾失开阖,终至膀胱气化无权,三焦水道失畅,水液停聚,泛滥肌肤而成水肿。

刘海虹等认为ARF除与肾有密切关系外,还常常和肺、脾、三焦有关。肾元亏虚,肺失其职,脾气不升,三焦气化不利均可导致本病。

孙晓云认为肾病综合征并发ARF属中医"水肿""癃闭"范畴,与肺、脾、肾三脏相关甚切,为本虚标实之证。以脾肾亏虚为本,瘀水互结、浊毒内盛为标。

陆敏君认为ARF病位在肾,涉及肺、脾、三焦、膀胱,为本虚标实

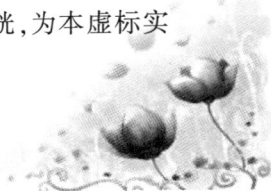

· 275 ·

之证。病机关键为脾肾亏虚为本,水瘀互结,浊毒内盛,不能排出体外。初期主要为火热、湿毒、瘀浊之邪壅滞三焦,水道不利,以实热居多。后期以脏腑虚损为主。由于正气不足,卫外不固,易被外邪侵袭,可表现为反复感染。各种感染时,患者多呈现出不同程度的湿热、毒、瘀证。

杨光宝等认为ARF主要是由于病变迁延日久,脏腑功能虚损,其中以肝、脾、肾虚为主,病情逐渐发展而加重,最后导致正气虚衰,浊邪壅滞而发诸证,其中以脾肾虚衰、浊毒潴留为关键。

朱虹等认为ARF的主要病机为湿、瘀、毒互结,气血逆乱,脏腑功能失调,三焦气化失司,病势凶险,病情危重。

李俏等认为ARF起病急,来势凶猛,变化迅速,故病理性质总属本虚标实,虚实错杂。初期以邪实为主,浊邪内侵,三焦闭阻,病延则伤正,邪盛正虚,虚实夹杂。

二、辨证论治研究

赵延红等将ARF治疗分为3期。少尿期治疗:①阴津枯涸,养血滋阴型,治宜益气固脱、养血滋阴,药用太子参、麦冬、五味子、玄参、生地、石斛、芍药、乌梅、当归、黄芪等滋血益气之品,以滋阴养血化源;酌选人参、附子、干姜、山茱萸、桂枝、白术、茯苓等,以回阳固脱,化气行水;②热毒炽盛型,治宜清热解毒、凉血化斑,药用金银花、连翘、蒲公英、丹皮、生石膏、大黄、栀子、黄芩、黄连、猪苓、竹叶、生地、桔梗、知母等,以清热解毒,凉血化斑;恶心呕吐者加竹茹、半夏;尿少尿赤者加小蓟、白茅根;③邪毒内侵型,治宜泻火解毒、通腑降浊,药用大黄、黄芩、黄连、黄柏、栀子,以清热解毒,通腑降浊;若口渴多饮者加天花粉、石斛、玄参、生地;恶心呕吐者加竹茹、半夏;舌苔厚腻者加茵陈、石菖蒲、滑石;瘀热发黄者加茵陈、郁金;④瘀血内阻型,治宜活血化瘀、通络利水,药用浙贝、郁金、炒山甲、丹皮、大黄、三棱、莪术、桃仁、红花、昆布、海藻等,以软坚化瘀,通络利水;⑤湿热瘀结型,治宜清利湿热、活血化瘀,药用瞿麦、萹蓄、车前草、石韦、金钱草、黄柏、滑石粉、蒲公英、白茅根、猪苓、栀子、大黄、丹参、赤芍等,以清利湿热,疏通水道。多尿期治疗:此期邪热已除而气血亏损未复,治宜调补气血,可用集灵膏,药用人参、天冬、枸杞子、麦冬、生地、熟地、牛膝;若气液虽虚而余热未清的,则益气养液中须兼清余热,方选竹叶石膏汤。恢复期治疗:经过少尿和多尿期后,患者进入恢复期多出现肾阳或肾阴不足的证候,治宜滋补肾阴或肾阳,予肾气丸或六味地黄丸加减。少尿期治疗是治疗ARF的关键。湿、热、瘀、毒为本期的病机核心。清热解毒,泻热逐水,活血化瘀,通腑泻浊为本期治疗的大法。该期若能辅以中药灌肠、肾区热敷、针灸等疗法,则病程可明显缩短,疗效更佳。多尿期则要注意清余热,兼顾益气养液。恢复期则注意滋补肾阴或肾阳。

刘晓微用《备急千金药方》中的温脾汤加减治疗ARF患者,药用:太子参25 g,淡附片(先煎)10 g,制大黄5 g,炒白术10 g,茯苓、淮山药各15 g,鹿角片5 g,炙龟板(先煎)20 g,生龙骨、生牡蛎(先煎)各20 g,紫丹参30 g,炙甘草5 g。每日1剂,水煎3次,早、中、晚3餐后服。水肿、尿少较甚者,每次煎后稍浓缩。因脾肾阳虚,必兼脾肾气虚,因气阳同源,气阳互根,因此必须配合用补气药,加党参或红参;鹿角是温肾阳的要药,须与龟板同用;此外可酌加黄柏、知母、制附子、鹿片;温燥、肾阳衰微者可加肉桂;若便秘者改制大黄为生大黄;高度水肿者加用生黄芪、汉防己、姜、枣等。

· 277 ·

黄敏等认为ARF以湿浊壅盛为主要证候表现,病位在肾,与肺、脾、肝、三焦关系密切,属本虚标实证,以标实证为主,肾气亏虚为其本,湿浊瘀毒壅滞三焦为其标,治疗应以益肾和络泄浊法为主要治则。基本方:制首乌、厚杜仲、制苍术、姜半夏、黄连、苏叶、泽泻、牛膝、王不留行、六月雪、土茯苓、制大黄。偏气虚者加生黄芪、白术、茯苓等;偏阴虚者加枸杞子、生地、山茱萸等;偏阳虚者加菟丝子、淫羊藿、淡附片等;水湿甚者加猪苓、车前子、茯苓皮等;湿浊甚

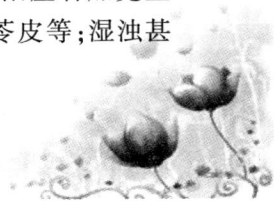

者加藿香、佩兰、砂仁、苏梗等;夹瘀血者加当归、丹参、赤芍等;兼有外感者加金银花、连翘、黄芩、板蓝根等;伴肝阳上亢者加夏枯草、钩藤、黄芩、石决明、煅牡蛎等;便秘酌情增加大黄用量。

陆敏君采用清热解毒、祛湿通络法治疗ARF患者,方用甘露消毒丹加减,基本方:浙贝母、滑石、连翘、藿香、茵陈、石菖蒲、白蔻仁、黄芩、丹参、土茯苓、益母草、苍术、泽兰、车前草、白花蛇舌草、甘草。偏气虚者加生黄芪、白术;偏阳虚者减清热解毒药,加肉桂、制附子;偏阴虚者加女贞子、旱莲草、生地黄;伴大便干结者加制大黄、枳实;伴腹胀纳呆、恶心呕吐者加陈皮、砂仁、竹茹;水肿甚者加泽泻、大腹皮、车前子。

三、专方治疗研究

1.血必净注射液

组成:赤芍、川芎、丹参、红花、当归等。100 ml生理盐水中加用血必净50 ml,静脉点滴,每日2次,1个月为一疗程。

疗效:将64例ARF患者随机分组,治疗组在西医综合治疗基础上加用血必净静脉滴注,对照组仅采用西医综合治疗。结果治疗组总有效率为91.18%,对照组为73.33%,两组比较,差异有统计学意义。治疗组Scr、BUN恢复正常时间与对照组比较,差异有极显著统计学意义。治疗组少尿总时间、治疗后少尿持续时间、尿蛋白转阴时间及血液透析平均次数,与对照组比较,差异有统计学意义。说明血必净注射液对于ARF具有良好的治疗作用。

2.肾衰合剂

组成:生大黄40 g,丹参、黄芪、蒲公英、煅牡蛎各30 g。水煎取汁200 ml,保留灌肠,每日2次,1个月为一疗程。

疗效:肾衰合剂治疗组36例中,治愈30例,占83.33%;好转4例,占11.11%;无效2例,占5.55%。对照组20例中,治愈13例,占65%;好转4例,占20%;无效3例,占15%。少尿期,治疗组平均3.5日,对照组平均6日;肾功能恢复时间治疗组平均11日,对照组平均16.3日。上述无效病例,转透析治疗。说明肾衰合剂治疗组治疗ARF效果明显优于单纯西药组。

3.大黄䗪虫丸

组成:生大黄、桃仁、竹茹、赤芍各10 g,大黄炭、生地、山茱萸、益母草各20 g,䗪虫粉、水蛭粉、虻虫粉、冬虫夏草粉各4 g。4种药粉混合装入胶囊,每日2次服用,余药早晚煎汤取汁,1个月为一疗程。

疗效:用大黄䗪虫丸治疗原发性肾病综合征(PNS)并ARF 65例,结果显示治疗后尿量恢复正常时间、少尿总时间、治疗后少尿持续时间、血BUN与Scr降至正常时间等比较,均以治疗组为短。表明在西医治疗基础上加用大黄䗪虫丸治疗PNS并ARF疗效优于单纯西医疗法。

4.牛黄安宫丸

组成:牛羊胆酸、猪胆酸、胆固醇、无机盐及胆红素等混合制成。每次1~2丸,早、晚各服1次,1个月为一疗程。

疗效:牛黄安宫丸治疗流行性出血热ARF 20例,观察尿常规、尿量、血压、Scr、BUN、内生肌酐清除率(Ccr)、尿渗透压。结果显示与对照组相比,尿量的消失时间,少尿期和多尿期持续时间以及BUN和Scr每天上升幅度和均值高峰,均有明显差异。

四、虫类药物研究

1.水蛭 咸、苦,味平。《本草汇言》云:"水蛭,逐恶血、瘀血之药也。"水蛭能抗凝血,降低全血黏度、血浆黏度、红细胞聚集指数,改善微循环,增加肾组织血流量,保护肾功能。水蛭煎剂对结扎双侧肾动脉、静脉血流造成大鼠肾缺血有明显保护作用,使BUN和Scr升高的幅度明显降低,Scr复常的速度也明显加快,对初发期ARF有防治作用。

2.地龙 味咸、性寒。《本草纲目》曰:"性寒而下行……下行故

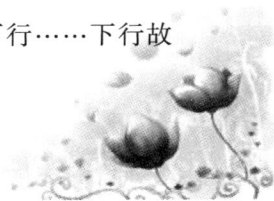

能利小便。"地龙可使凝血酶时间、凝血酶原时间、复钙时间等均明显延长。此外,地龙中含有纤溶酶样物质,具有促纤溶作用,能直接溶解纤维蛋白及血块,从而改善肾脏微循环,保护肾功能。

五、单味中药研究

1.冬虫夏草 邱若旗等用冬虫夏草治疗17例ARF患者,结果显示Scr下降15例,无变化2例均为尿毒症,治疗2周Scr下降(7.6 ± 1.0)%,4周下降(13.0 ± 0.9)%,用药4周Scr与用药前比较有显著差异;24小时尿肌酐(Vcr)增加12例,无变化3例,减少者2例,治疗2周Scr增加(12.4 ± 2.0)%,4周增加(30.3 ± 3.2)%;服药后2周尿内生肌酐清除率(Ccr)增加(20.8 ± 3.7)%,4周后Ccr有明显改善。表明冬虫夏草具有保护肾小管线粒体膜和能量代谢作用,是一种有希望的治疗ARF的中药。

2.银杏叶 刘久波等用银杏叶制剂探讨对ARF家兔心肌缺血的保护作用,结果显示ARF组与对照组比较,血小板聚集率明显增高,血栓素A_2(TXA$_2$)、内皮素(ET)明显升高,6-酮-前列腺素$F_{1\alpha}$(6-keto-PGF$_{1\alpha}$)明显降低,心肌组织出现严重的缺血性损害;银杏叶制剂组与对照组比较,上述指标则无显著性差异;银杏叶制剂组与ARF组比较,血小板聚集率、TXA$_2$、ET明显降低,6-keto-PGF$_{1\alpha}$明显升高,心肌组织缺血性损害明显减轻。表明ARF时血小板聚集率明显增高,TXA$_2$、ET水平明显升高,ARF家兔心肌组织发生严重的缺血性损害;银杏叶制剂对ARF家兔心肌组织缺血性损害有明显的保护作用。

3.川芎 曹颜梅等探讨川芎对ARF大鼠的防治作用及其机制,采用双侧大腿肌肉注射50%甘油所致的ARF大鼠模型。观察川芎对此模型肾功能的改变情况,并分析血浆降钙素基因相关肽(CGRP)及血清一氧化氮(NO)的改变。结果显示川芎可改善ARF,升高血浆CGRP及NO。表明川芎对甘油所致ARF防治作用可能与其升高

CGRP与NO有关。

4.大黄　罗赛华等用大黄治疗颅脑损伤致ARF 53例,结果显示治疗1~36日呼吸和心律异常平均出现例次、平均颅内压(ICP)、血浆BUN平均水平和平均最高水平、同为血透治疗时平均需要血透治疗次数,治疗组低于对照组;多尿期出现时间、尿常规正常(血尿、尿蛋白、尿红细胞及潜血消失)时间,治疗组早于对照组;Scr平均水平、平均最高水平,治疗组低于对照组;应激性溃疡出现率、需要血透治疗例数、无效率,治疗组低于对照组;显效率、总有效率,治疗组高于对照组;治疗组在大黄治疗期间及停药后均未发现明显的不良反应。表明大黄用于颅脑损伤ARF的救治,疗效可靠,使用安全。

六、实验研究

近年来, 国内外通过体外和体内实验观察了冬虫夏草对大鼠缺血性ARF的治疗作用是否与减轻线粒体钙离子内流和改善线粒体有关,实验结果表明:①再灌注早期,肾皮质线粒体钙离子内流明显增加;②肾皮质线粒体钙离子含量与缺血性ARF大鼠血Ccr改变在再灌注24小时内呈正相关;③再灌注早期线粒体钙离子内流增加不伴有镁离子黏聚,提示线粒体钙离子增加在缺血性ARF中具有选择性;④体外和体内线粒体钙离子内流增加均可使线粒体ATP酶的活性下降。

· 281 ·

潘龙等探讨川芎嗪对大鼠急性缺血性肾衰竭(IARF)的保护作用及其可能的作用机制,采用同时钳夹双侧肾动脉45分钟,再灌注24小时,建立大鼠IARF的动物模型,设立假手术组、造模组及川芎嗪预防组。观察各组大鼠Scr、BUN、血清NO、ET及肾脏病理的变化。结果显示与造模组比较,川芎嗪预防组的Scr、BUN及ET水平明显降低,血清NO明显升高。表明川芎嗪能减轻IARF的肾脏损害,对肾脏有保护作用,其机制可能与调节ET的分泌及血清NO的浓度有关。

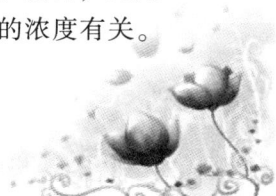

吕金雷等评估肾通注射液对家兔ARF的防治作用,将36只健康雄性大耳白兔随机分为正常组、模型组和治疗组,每组12只。禁水12小时后,模型组和治疗组动物双后下肢肌注50%甘油等渗盐水(15 ml/kg)以复制ARF,正常组同法注射等容量生理盐水。造模1小时后,治疗组腹腔注射肾通注射液2 ml/kg,8小时后重复给药1次;正常组和模型组同时腹腔注射等容量5%葡萄糖溶液。通过生化法监测肾功能,彩色多普勒超声动态观察各组家兔第24小时、48小时、72小时肾血流动力学变化,以放免法测定血浆和肾局部内皮素(ET-1)含量。结果显示治疗组肾血流量较模型组显著升高,各级动脉阻力指数显著降低,肾功能各项指标均有显著改善,肾血管活性物质产生明显变化,血ET显著下降,肾局部ET与模型组比较差异更为显著。说明肾通注射液可增加实验性ARF家兔的肾脏血液供应,提高肾小球滤过率,保护肾功能,而调节ET-1水平是其重要的作用机制之一。

刘久波等探讨丹参注射液对ARF家兔心肌缺血的保护作用。取家兔28只,随机分为3组,对照组8只,模型组12只,丹参组8只。麻醉后对照组和模型组给予0.9%氯化钠注射液耳缘静脉注射,丹参组给予丹参注射液耳缘静脉注射。均为0.5 ml/kg,每6小时重复1次,共4次。第1次给药后0.5小时,对照组给予0.9%氯化钠注射液双侧后肢肌内加压注射,为10 ml/kg,模型组和丹参组制备家兔ARF模型,即给予50%甘油溶液双侧后肢肌肉加压注射,为10 ml/kg。检测各组家兔不同时相血小板聚集功能、前列环素(PGI_2)、TXA_2、ET等指标及心肌组织形态学变化。结果显示与对照组比较,模型组肌肉注射给药后血小板聚集性、TXA_2、ET均明显升高,6-keto-$PGF_{1\alpha}$明显降低,心肌组织出现严重的缺血性损害;丹参组则无明显变化。与模型组比较,丹参组家兔肌肉注射给药后血小板聚集性、TXA_2、ET明显降低,6-keto-$PGF_{1\alpha}$明显升高,心肌组织缺血性损害明显减轻。表明家兔血小板聚集性改变和血管活性物质与氧自由基的增高可能是造成心肌组织缺血性损害的直接原因之一。丹参可通过抑制血小板聚集功能,降低TXA_2、ET等明显减轻家兔心肌组织缺血性损伤。

廖继东等研究ARF对胎肝Sca-1⁺细胞向肾组织细胞分化频率的影响,用磁性细胞分选(MACS)和PCR技术分离、鉴定小鼠雄性胎肝Sca-1⁺细胞;将$2×10^4$的雄性胎肝Sca-1⁺细胞输注给致死量射线照射(^{60}Co,8Gy)的同系雌性小鼠体内;8周后,将受体小鼠随机分为A、B和C 3组(A组:单纯辐射;B组:ARF;C组:ARF-Sca-1⁺),用50%(V/V)的甘油(11.6 ml/kg)诱导B组和C组小鼠产生ARF;72小时后,将新制备的$2×10^4$的雄性胎肝Sca-1⁺细胞输注给C组小鼠。8周后处死全部实验小鼠,取肾脏固定制片;用Y染色体探针进行荧光原位杂交,显微观察、摄像并用专业软件进行图像分析和数据处理。结果:在单纯辐射、ARF和ARF-Sca-1⁺ 3种模型小鼠的肾小管上皮、间质、肾小球和肾小球边缘等部位,均发现含Y染色体的细胞;在ARF和ARF-Sca-1⁺小鼠的肾组织切片中,分别发现成对和成环状排列的含Y染色体的细胞,有组成部分肾小管的趋势;胎肝Sca-1⁺细胞在单纯辐射、ARF和ARF-Sca-1⁺ 3种模型小鼠的肾组织切片中的分化频率分别为(1.65±0.18)%、(8.58±1.34)%和(18.13±1.91)%,后者与前者比较,差别有显著意义,显示分化频率伴随肾组织的损伤和再生而增加。表明急性肾组织损伤和自然再生的生理微环境有助于促进胎肝Sca-1⁺细胞向肾组织细胞的分化。

周瑾等观察ARF大鼠肾脏功能、肾脏病理的改变及复方中药肾衰合剂对此的影响。将雄性SD大鼠分为4组,除正常组外,其余均肌注甘油造模;正常组及模型组予生理盐水、西药组予维拉帕米、中药组予肾衰合剂灌胃。观察各组大鼠1~5日肾功能、肾脏病理改变。结果显示造模24小时后模型组大鼠BUN、Scr显著上升,第2日仍未降,第3日开始明显好转,至第5日仍未完全恢复正常,BUN、Scr时相均高于正常组;造模24小时后中药组、西药组大鼠Scr显著低于模型组,中药组第3日Scr低于模型组及西药组,第5日接近正常组;ARF

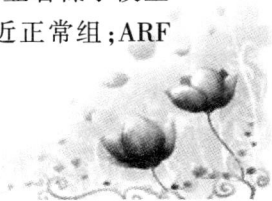

各期中药组肾组织病变均轻于模型组,尤其是ARF第3日(约在中期)可见部分肾小管细胞再生,至恢复期(约第5日)时肾组织重建良好,明显优于西药组。表明肾衰合剂、维拉帕米对初发期ARF均有一定的保护作用,但肾衰合剂能加速ARF后肾脏的修复,而维拉帕米无此作用。

吕小波等探讨虫草多糖对顺铂诱导ARF的防治作用,将大鼠随机分为6组,每组10只,分别为正常对照组、模型组、阳性对照组以及虫草多糖高、中、低3个剂量组。除正常对照组外,其余各组均给予顺铂腹腔注射造模。正常对照组腹腔注射等量生理盐水,1 ml/100g。造模前1日开始灌胃给药,每日1次,连续7日。阳性对照组肌肉注射地塞米松0.1 mg/100kg,磷酸钠0.1 ml/100g,虫草多糖高、中、低剂量组分别灌胃给予虫草多糖160 mg/100kg、80 mg/100kg、40 mg/100kg,正常对照组、模型组灌胃给予等量生理盐水,1 ml/100 g。给药期间,每2天记录1次尿量。全部大鼠于造模后第7日在不麻醉的情况下,股动脉放血处死,取血、尿检测各项指标,并取两侧肾脏做病理切片检查。与正常对照组相比,模型组大鼠的BUN、Scr、尿-乙酰-β-氨基葡萄糖苷酶(NAG酶)明显增高,尿蛋白增加,白蛋白、尿钠、尿钾、尿氯降低,说明急性肾衰模型造模成功。虫草多糖3个剂量组能明显降低急性肾衰大鼠的BUN、Scr、肾指数及尿NAG酶,能明显增加ARF大鼠的尿钠、尿钾、尿氯,能明显增加ARF大鼠的尿量,与模型组比较有显著性差异。与模型组相比,阳性组仅Scr有显著降低,其余各生化指标无显著性差异。虫草多糖对顺铂诱发的ARF大鼠肾脏病理学的影响:模型组大鼠各肾外观均呈暗紫色,水肿明显,被膜紧张,切面可见皮质严重充血,个别肾盂积水;镜下可见肾皮质广泛充血,肾小球充血肿胀,体积增大,可见较多渗出的中性白细胞;近端小管管腔变小,上皮细胞浊肿,着色不均匀,有的胞质内可见散在的空泡;近端小管基底纵纹模糊紊乱,上皮细胞质内可见较多大小不等的空泡,有的上皮细胞核固缩,管腔内可见成团脱失的细胞；髓祥细段管腔内可见由蛋白质凝固而成的强嗜酸性团块(蛋白管型)；远端小管上皮细胞内偶见细小的空泡,其他小管光镜下无明显变化。正常组大鼠各肾外观及切面正常,肾组织结构正常,各结构间界限清晰,着色均匀。虫草多糖高剂量组与中剂量组各肾外观及切面与正常相似,镜检肾皮质轻度充血,肾小球轻度充血肿胀,体积稍增大,渗出的中性白细胞较少；近端小管管腔变小,上皮细胞浊肿,偶见散在的空泡；远端小管管腔无明显改变,上皮细胞内未见空泡。虫草多糖低剂量组及地塞米松组病理改变与高剂量组相似,但病变程度稍重。表明虫草多糖对ARF大鼠具有一定的防治作用。

（王　东）

参考文献

[1] 沈庆法.中医肾脏病学[M].上海:上海中医药大学出版社,2007:604-615.
[2] 时振声.时氏中医肾脏病学[M].北京:中国医药科技出版社,1997:255-262.
[3] 王海燕,郑法雷,刘玉春,等.原发性肾小球疾病分型与治疗及诊断标准专题座谈会纪要[J].中华内科杂志,1993,32(2):131-134.
[4] 叶任高,陆再英.内科学[M].第6版.北京:人民卫生出版社,2004:536-541.
[5] 赵晓光,朱凤琴.肾衰合剂灌肠治疗急性肾衰36例临床观察[J].四川中医,2004,22(7):59-60.
[6] 蒋茂剑,陆家武,张来凤,等.从消瘀散毒论治老年急性肾小管坏死[J].中国中医药信息杂志,2005,12(2):66-67.
[7] 刘晓微.温脾汤加减治疗急性肾功能不全25例[J].中医药学刊,2005,23(12):2266.
[8] 刘海虹,何玉中.中西医结合治疗老年急性肾功能衰竭36例[J].辽宁中医杂志,2005,32(1):62.
[9] 孙晓云.中西医结合治疗肾病综合征并发急性肾衰22例[J].中医药学刊,2005,23(5):948.
[10] 陆敏君.中西医结合治疗肾病综合征并急性肾功能衰竭14例[J].中国中医

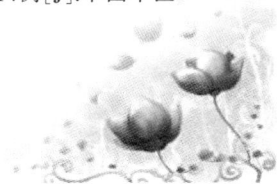

急症,2008,17(2):248-249.

[11] 杨光宝,邓兴臣.中药在肾功能不全治疗中的疗效观察[J].海南医学,2005,16(4):12-13.

[12] 朱虹,王灿晖.急性肾功能衰竭的中医治法研究现状和展望[J].中医药信息,2005,22(4):9-10.

[13] 李俏,冯燕,杨拯,等.急性肾功能衰竭中医分期治疗的临床研究进展[J].辽宁中医药大学学报,2007,9(3):219-220.

[14] 赵延红,刘秉仁.急性肾功能不全的中医治疗[J].现代中医药,2004,7(2):30-31.

[15] 黄敏,盛梅笑.中西医结合治疗慢性肾病并发急性肾衰竭23例[J].辽宁中医杂志,2007,34(6):792-793.

[16] 杨莹.血必净注射液治疗急性肾衰竭34例疗效观察[J].中国急救医学,2007,27(3):281-282.

[17] 杨韶华,王祥生,曹务礼.大黄䗪虫丸治疗肾病综合征并急性肾功能衰竭疗效观察[J].中国中医急症,2005,14(9):843-844.

[18] 苗起芬,苏维彪.牛黄安宫丸治疗流行性出血热急性肾功能衰竭20例疗效观察[J].吉林医学,2006,5(12):1315.

[19] 刘青云.中药药理学[M].第2版.北京:人民卫生出版社,2002:182-184.

[20] 邱若旗,王桂玲.冬虫夏草治疗急性肾功能不全的疗效观察[J].中国社区医师(综合版),2005,7(24):44-45.

[21] 曹颜梅,许静,于建平,等.川芎对急性肾功能衰竭大鼠降钙素基因相关肽及一氧化氮的影响[J].重庆医学,2004,33(2):288-290.

[22] 刘久波,王霞,陈林,等.银杏叶制剂对急性肾功能衰竭兔心肌缺血的保护作用[J].中国微循环,2005,9(5):336-340.

[23] 罗赛华,张超元,阮玉山,等.大黄治疗颅脑损伤致急性肾功能衰竭的临床研究[J].右江医学,2006,34(5):468-470.

[24] 潘龙,李小会,曹彩霞,等.川芎嗪预防急性缺血性肾衰竭的实验研究[J].中国中西医结合肾病杂志,2004,5(2):78-79.

[25] 吕金雷,夏明珠,吴克华.肾通注射液防治家兔急性肾衰竭的实验观察[J].咸宁学院学报(医学版),2006,20(1):14-17.

[26] 刘久波,陈林,朱少铭,等.丹参注射液对急性肾衰竭兔心肌缺血的保护作

用[J].医药导报,2005,24(11):997-1000.

[27] 廖继东,张洹,姜铧.急性肾衰竭与胎肝Sca-1⁺细胞向肾脏细胞的分化[J].
中国病理生理杂志,2006,22(3):421-42.

[28] 周瑾,涂晋文,邵朝弟.肾衰合剂对急性肾功能衰竭大鼠保护及加速修复
作用的动态研究[J].中国中医急症,2005,14(1):56-59.

[29] 吕小波,尹鸿萍,李海涛,等.虫草多糖对顺铂诱导急性肾衰的防治作用
[J].江苏中医药,2008,40(2):77-78.

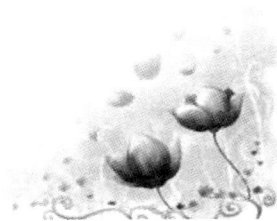

第十五章　慢性肾衰竭

慢性肾衰竭(chronic renal failure,CRF)是多种原发或继发性肾脏疾病晚期的共同归宿,是由多种原因造成的肾小球硬化,肾间质纤维化,慢性进行性肾实质损害,导致体内代谢产物潴留,水电解质及酸碱平衡失调、内分泌紊乱,是慢性肾脏疾病的终末阶段,病情复杂多变而且危重。慢性肾衰竭属中医"水肿""虚劳""关格""癃闭"等证的范畴,是难治性重证。充分发挥中医药优势,从中西医结合的角度,利用现代医学研究手段,深入研究CRF的病因病机,探讨有效地阻止或延缓慢性肾衰竭进展的治疗方法具有重要的意义。

【病因病机】

在引起慢性肾衰的原发性肾脏病中, 由各种类型慢性肾小球肾炎演变而来占半数还多,其次为小管间质性疾病。其他全身系统疾患如糖尿病、高血压、肾小动脉硬化、系统性红斑狼疮、过敏性紫癜、痛风、动脉粥样硬化等最终均可导致慢性肾衰竭。

中医认为慢性肾衰竭的病因可有外感、内伤和他病传化。内在主因与脾肾虚损有关,《素问·评热病论》说"邪之所凑,其气必虚"。外在诱因责之外邪与过劳,《景岳全书》说"虚邪之至,害少归阴,五脏所伤穷必及肾"。患者素体虚损尤以脾肾两脏为甚。感受外邪,侵袭肺卫,致使肺失宣降,治节失司,三焦通调水道不利,湿浊贮内,更伤脾肾。内伤于饮食劳倦,使得正气更虚,脾肾更损。他病传入导致肾脏失去分清泌浊的功能,使湿浊溺毒贮留体内,而引发本病。慢性肾衰竭的病程较长,病机错综复杂,既有气血阴阳不足,又有湿浊瘀血。

1.脾肾阳虚　脾主运化,如饮食不当或饮食不洁,脾失健运,机体消化吸收功能因之而低下,从而出现恶心、腹胀、纳差、便溏。脾失健运,亦使水液在机体内不正常停滞,从而产生湿、痰、饮等病理产物,甚至水肿。《素问·至真要大论》说:"诸湿肿满,皆属于脾。"风邪外袭,肺气不宣,不能通调水道以下输膀胱,溢于肌肤而成水肿,水肿日久不愈,水湿浸渍,而致脾阳受损;因久居湿地,涉水冒雨,水湿内侵,湿留中焦,日久不愈,使脾运失职,湿困脾阳,则致脾阳亏虚;因饮食不节,饥饱失调,脾气受损,健运失司,湿浊内生,湿困中焦,则亦可损伤脾阳。脾阳虚弱,运化水湿功能失常,而使水湿停滞益甚。肾主藏精,封藏为本。先天禀赋不足,久病体虚,劳倦过度或房事不节,施泄过度或生育过多,皆可使肾气内伤,若肾气不固,固摄无力,人体精微物质无故流失。肾主水,司开阖。如果肾中精气的蒸腾气化失职,小便代谢障碍而出现多尿、少尿或无尿的病理表现。肾虚则水湿内盛,湿为阴邪,易伤阳气,肾阳不足,命门火衰,则温化无力,开合失司,水湿停滞,宣滞失常。肾为先天之本,脾为后天之本,脾阳亏损,则可导致肾阳亏虚;肾阳不足,命门火衰亦可影响至脾阳亏虚,即所谓脾阳根于肾阳之说。两者相互影响,终致脾肾阳虚,气不化水,阳不化浊,使水湿之邪更甚,而出现水肿尿少、尿闭、肢体倦怠乏力、脉濡细或沉细、舌质淡胖等症。由此可见,慢性肾衰竭的发生和发展,均与脾肾阳虚有着密切的关系,因而健脾益肾在此阶段则更显得重要。

2.湿浊内蕴　慢性肾衰竭患者,脾肾阳虚则饮食不能化为精微,水液不得正常输布,化而为浊,停积体内,又因其肾阳虚,则开阖失司,浊邪不得外泄,郁积体内,又因其肾阳虚,则开阖失司,浊邪不得外泄,郁积体内,壅滞三焦,使正气不得升降,三焦之气不行,其郁积日久则或寒化,或从热化。

其从热化则为灼热,横逆犯胃而致恶心呕吐,即《景岳全书》所去"攻及中焦则为呕";浊热郁于胃肠,亦可导致阳明腑气不通而致

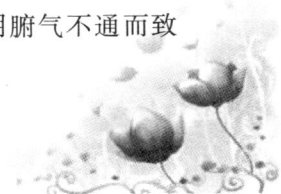

大便干结难下;浊热犯于下焦则可出现小便闭塞不通,正如《兰室秘藏》所云"热闭于下焦";浊邪热化,热盛伤津,阴津损伤,则致肝风内动;浊邪进入血分,则迫血妄行,血证频现可有齿衄、鼻出血、尿血等症;浊热上犯清窍,则神昏烦躁之症生,《类证治裁》云"气逆于上,津亏于下",即是指此而言。

其从寒化,中犯脾土,更伤虚衰之脾阳,阳虚则寒化更甚;湿浊犯脾,脾胃损伤,清浊相干,呕恶时作,脾不散津,津凝为浊,寒浊之邪上逆,蒙心犯肺,阴浊蒙蔽心主,则神志不清,神昏迷蒙,危症频生;其上逆犯肺,气机不利,宣降失常,则痰喘气促诸症生,故《医学入门》中云:"浊气上逆,为喘为哕。"湿浊寒化下犯肾水则致肾阳更加衰微,阳衰不能施化,则尿少、尿闭等症进一步加重。

3.气阴两虚 慢性肾衰竭患者,肾气必虚,而肾为先天之本,肾亏日久,命门火衰,脾土失于温煦,则脾气亦虚;脾虚则运化失常,水谷精微不得输布全身,气血化生乏源,致使肾气益虚,终至脾肾气虚。脾肾气虚水湿内停更甚,湿浊内盛,湿浊化热,则可耗伤阴津,化寒则更伤阳气,阳损及阴亦可致其真阴耗损,而致气阴两虚。气阴两虚更使中阳不运,浊气上逆则呕恶更甚,亦可使湿热之邪停阻下焦而致小便闭,并可导致乏力腰酸、潮热、烦热、口干、舌红等症伴随出现,故使慢性肾衰竭病症更为复杂,故喻昌《医门法律》中云:"胃气不存,中枢不运,下关上格,岂待言哉。"从而说明阴虚、气虚是慢性肾衰竭重要的加重因素之一,此常发生于慢性肾衰竭之中晚期。

4.阴衰阳竭 慢性肾衰竭发展至后期,脾胃阳气虚衰更甚,无阳则阴无以生,从而致阴液生化不足,阴虚则肌肤失于濡养,故而导致身体日益消瘦、皮肤甲错、烦躁甚则瘛疭等症,终至阳损及阴,阴衰阳竭。而体内湿浊若化热则热盛伤阴,阴津亏损,亦可累及阳气生化不足或无所依附而耗散,从而导致了阴损及阳,阴阳两虚等症状。由此可见慢性肾衰竭晚期,或因阳损及阴,气阴耗伤,或因阴损及阳,阴阳两虚,最终导致阴阳俱竭,心肾不交,阴衰阳越,而危症由生。阴竭则虚阳外浮,可见面红戴阳、时而潮热、五心烦热、咽喉干痛、舌瘦薄等阴不恋阳之症。阳衰则浊邪不化,邪盛滇正而有亡阳之势、气虚不行、水道闭阻不通,故见尿闭,高度水肿,四肢厥冷,大汗淋漓,面色㿠白等阳虚欲脱之症。

【临床诊断】

一、诊断标准

1.根据美国NKF-K/DOQI指南慢性肾脏病的诊断标准

(1)肾脏损伤(肾脏结构或功能异常)≥3个月,可以有或无GFR下降,可表现为下面任何一条:病理学检查异常;肾损伤的指标:包括血、尿成分异常或影像学检查异常。

(2)GFR<60 ml/(1.73 m²·min)≥3个月,有或无肾损伤证据。

2.慢性肾脏病的分期

(1)Ⅰ期:肾损伤,GFR正常或增加≥90 ml/(1.73 m²·min);

(2)Ⅱ期:肾损伤,GFR轻度下降,60~89 ml(1.73 m²·min);

(3)Ⅲ期:GFR中度下降,30~59 ml/(1.73 m²·min);　　　　· 291 ·

(4)Ⅳ期:GFR严重下降,15~29 ml/(1.73 m²·min);

(5)Ⅴ期:肾衰竭,GFR<15 ml/(1.73 m²·min)(或透析)。

二、鉴别诊断

急性肾衰竭 急性肾衰竭一般是基于血肌酐的绝对或相对值的变化来诊断, 如血肌酐绝对值每日平均增加44.2 μmol/L或88.4 μmol/L;或在24~72小时内血肌酐值相对增加25%~100%。慢性肾衰竭可以从贫血、尿毒症面容、肾性骨营养不良症、神经病变和双侧肾萎缩等得到提示。

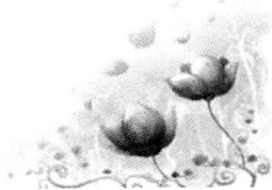

三、中医证型

1.脾肾气虚　主症为倦怠乏力,气短懒言,食少纳呆,腰酸膝软。次症为脘腹胀满,大便不实,口淡不渴,舌淡有齿痕,脉沉细。

2.脾肾阳虚　主症为畏寒肢冷,倦怠乏力,气短懒言,食少纳呆,腰酸膝软。次症为腰部冷痛,脘腹胀满,大便不实,夜尿清长,口淡不渴,舌淡有齿痕,脉沉细。

3.脾肾气阴两虚　主症为倦怠乏力,腰酸膝软,口干咽燥,五心烦热。次症为夜尿清长,舌淡有齿痕,脉沉细。

4.肝肾阴虚　主症为头晕,头痛,腰酸膝软,口干咽燥,五心烦热。次症为大便干结,尿少色黄,舌淡红少苔,脉沉细或弦细。

5.阴阳两虚　主症为畏寒肢冷,五心烦热,口干咽燥,腰酸膝软。次症为夜尿清长,大便干结,舌淡有齿痕,脉沉细。

6.湿浊　主症为恶心呕吐,肢体困重,食少纳呆。次症为脘腹胀满,口中黏腻,舌苔厚腻。

7.湿热　主症为恶心呕吐,身重困倦,食少纳呆,口干,口苦。次症为脘腹胀满,口中黏腻,舌苔黄腻。

8.水气　主症为水肿,胸水,腹水。

9.血瘀　主症为面色晦暗,腰痛。次症为肌肤甲错,肢体麻木,舌质紫暗或有瘀点、瘀斑,脉涩或细涩。

10.风动　主症为手足搐搦,抽搐痉厥。

四、辨证要点

慢性肾衰竭的临床表现及其病机错综复杂。辨证皆属本虚标实,虚实夹杂。从正邪方面分析,有正虚也有邪实。正虚又有气、血、阴、阳之不同;邪实则有外邪、湿浊热毒、瘀血、动风、蕴痰等。从病位分析所涉及脏腑众多:上可波及心、肺,如水气凌心,则心悸、胸闷、憋气;感受外邪,肺气壅塞,则寒热咳嗽;湿浊中阻,脾胃升降失常,则呕恶、纳呆、腹胀;肝风内动则抽搐;肾脏虚衰,则腰酸乏力,尿少水肿。因此治疗上必须抓住标本缓急,标本并重。

【临床治疗】

一、常见分型治疗

1.脾肾气虚

治法:补气健脾益肾。

方剂:六君子汤(《太平惠民和剂局方》)加减。

组成:党参、生黄芪、生白术、茯苓、陈皮、生薏苡仁、川续断、菟丝子、六月雪。

加减:脾虚湿困者,可加制苍术、藿香、佩兰、厚朴以化湿健脾;脾虚便溏者加炒扁豆、炒芡实以健脾助运;便干者加制大黄以通腑泄浊;水肿明显者加车前子、泽泻以利水消肿。

2.脾肾阳虚

治法:温补脾肾。

方剂:济生肾气丸(《金匮要略》)加减。

组成:熟附子、肉桂、干地黄、山茱萸、山药、泽泻、丹皮、茯苓、车前子(包煎)、怀牛膝。

加减:中阳不振,脾胃虚寒,脘腹冷痛或便溏者,加干姜、补骨脂以温运中阳;阳虚水泛,水肿较甚者,加猪苓、黑白丑以利水消肿。

3.脾肾气阴两虚

治法:益气养阴,健脾补肾。

方剂:参芪地黄汤(《小儿药证直决》)加减。

组成:太子参、生黄芪、生地黄、山茱萸、山药、枸杞子、制首乌、茯苓、泽泻。

加减:心气阴不足,心慌气短者,可加麦冬、五味子、丹参、炙甘

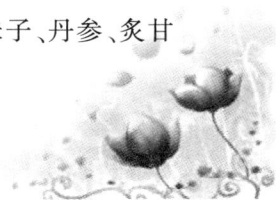

· 293 ·

草以益气养心;大便干结者,可加麻仁或制大黄以通腑泄浊。

4.肝肾阴虚

治法:滋肾平肝。

方剂:杞菊地黄汤(《麻疹全书》)加减。

组成:熟地、山茱萸、山药、茯苓、泽泻、丹皮、枸杞子、菊花、潼蒺藜、怀牛膝。

加减:头晕、头痛明显,耳鸣眩晕,血压升高者,可加钩藤、夏枯草、石决明以清泻肝火。

5.阴阳两虚

治法:温扶元阳,补益真阴。

方剂:全鹿丸(《古方八阵》)加减。

组成:鹿角片、巴戟天、菟丝子、肉苁蓉、人参、白术、茯苓、黄芪、炒熟地、当归、怀牛膝。

加减:虚不受补,恶心呕吐,纳少腹胀者,先予调补脾胃,健脾助运,可选炒山药、云茯苓、生薏苡仁、谷芽、麦芽、法半夏、陈皮、焦六曲。

6.湿浊

治法:和中降逆,化湿泄浊。

方剂:小半夏加茯苓汤(《金匮要略》)加味。

组成:姜半夏、茯苓、生姜、陈皮、苏叶、姜竹茹、制大黄。

加减:湿浊较重,舌苔白腻者加制苍术、白术、生薏苡仁以运脾燥湿,加厚朴以行气化湿;小便量少者加泽泻、车前子、玉米须以利水泄浊。

7.湿热

治法:中焦湿热宜清化和中;下焦湿热宜清利湿热。

方剂:①中焦湿热者,以藿香左金汤或黄连温胆汤(《六因条辨》)加减;②下焦湿热者,以知柏地黄丸(《医方考》)或二妙丸(《丹溪心法》)加减。

组成:①中焦湿热者:藿香、吴茱萸、炒川连、苏叶、苍术、半夏;②下焦湿热者:黄柏、知母、苍术、生薏苡仁、泽泻、车前草、蒲公英。

加减:大便秘结者,加大黄以通腑泄浊,以保持每日大便2~3次为宜,不宜过分泻下。

8.水气

治法:利水消肿。

方剂:五皮饮(《三因极一病证方论》)或五苓散(《伤寒论》)加减。若气虚水湿内停者,用防己黄芪汤(《金匮要略》)补气健脾利水;肾阳不足证,用济生肾气丸、真武汤(《伤寒论》)加减;肝肾阴虚、气阴两虚证,加淡渗利水不伤阴液之品。

组成:连皮苓、白术、生薏苡仁、猪苓、泽泻、陈皮、车前子。

加减:水气证日久或伴血瘀者,常在辨证的基础上加用活血化瘀利水之品,如益母草、泽兰等。

9.血瘀

治法:活血化瘀。

方剂:桃红四物汤(《医宗金鉴》)加减。

组成:桃仁、红花、当归、川芎、赤芍、丹参、参三七粉(冲服)等。通常在本虚证治疗的基础上选加活血化瘀之品。

加减:气虚血瘀者,加用生黄芪以益气活血;久病瘀滞,难以取效者,可加祛风通络或虫类活血药,如全蝎、蜈蚣、䗪虫、水蛭等。

10.风动

治法:镇肝熄风。

方剂:天麻钩藤饮(《杂病证治新义》)加减。

组成:天麻、钩藤(后下)、石决明、牡蛎、怀牛膝、杜仲、夏枯草。

加减:肝肾阴虚者,加枸杞子、山茱萸、首乌、白芍、鳖甲等以滋补肝肾,养阴熄风。

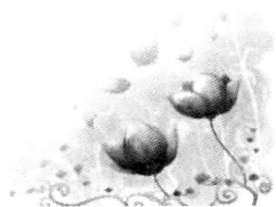

二、固定方药治疗

1.清肾颗粒

组成:白花蛇舌草、丹参、茵陈、益母草、薏苡仁、黄连、白豆蔻、猪苓、扁豆、泽泻、车前草、白术、生大黄。制成颗粒剂,每包3 g。

功效:清热,化湿,祛瘀。

用法:口服,每次2袋,每日3次。

主治:慢性肾衰竭急剧加重湿热证。

2.尿毒清冲剂

组成:大黄、甘草、黄芪、丹参、川芎、制附子、白芍、茯苓。

功效:通腑降浊,消瘀利水。

用法:口服,每次1袋(20 g),每日3~4次。

主治:慢性肾衰竭。

3.保肾片

组成:太子参、菟丝子、制何首乌、茯苓、泽泻、怀牛膝等。

功效:补益肾气,渗湿泄浊。

用法:口服,每次5片,每日3次。

主治:慢性肾衰竭气阴两虚兼湿浊证。

4.肾衰胶囊

组成:太子参、白术、茯苓、菟丝子、熟地、淫羊藿、黄连、大黄、桃仁、红花、丹参、草果仁等。

功效:补益脾肾,化湿泄浊,解毒活血。

用法:口服,每次6粒,每日3次。

主治:慢性肾衰竭脾肾两虚,浊毒内蕴,血络瘀阻证。

5.肾衰宁

组成:大黄、太子参、红花、丹参等。

功效:解毒泄浊,益气化瘀。

用法:口服,每次10 g,每日3~4次。

主治:慢性肾衰竭氮质血症期和尿毒症早期。

三、名医验方

1.保肾甲丸(邹云翔方)

组成:党参、黄芪、巴戟天、鹿角片、杜仲、地黄、枸杞子、当归、桃仁、红花、丹参、六月雪。

功效:健脾益肾,祛瘀解毒。

主治:慢性肾衰竭脾肾亏虚,浊瘀内停。

2.加味蒿芩清胆汤(时振声方)

组成:青蒿、茯苓各15 g,黄芩、陈皮、法半夏、碧玉散、牛膝各9 g,枳实、竹茹、砂仁各36 g,车前子(包煎)30 g。

功效:和解清利。

主治:慢性肾衰竭外感湿热证。

四、其他疗法

1.药浴法

组成:麻黄、桂枝、细辛、羌活、独活、苍术、白术、红花各30 g。

功效:利尿排毒。

· 297 ·

用法:加水适量煮沸20分钟后,倒入浴盆中,进行浴洗30分钟左右,浴间为保持温度应不断增加热水,使周身汗出,每日1次。如此连续或隔日1次,短者3次,长者10次。热浴可发汗,并加入中药麻黄、桂枝、细辛等温经解表药及活血化瘀药红花,加强发汗作用。

2.肾衰外敷方

组成:生附片、川芎、沉香、冰片等。

用法:研成120目规格的粉末,用95%酒精将桂氮酮(Azone)稀释成1.9%的溶液。然后用1.9% Azone溶液调和肾衰外敷方药末,纱布包裹药末外敷于双侧肾俞及关元穴位,以后每日用1.9% Azone溶液湿润药末,隔3日换1次药,4次为一疗程,一般使用2~4个疗程。

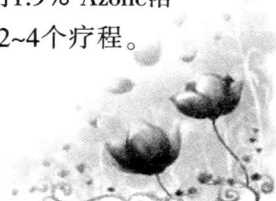

主治:用于慢性肾衰竭。

3.灌肠

(1)解毒泄浊Ⅰ号

组成:生大黄、土茯苓、煅龙骨、煅牡蛎、附子、肉桂等。

功效:温阳,解毒,泄浊。

用法:用温开水冲成150~200 ml药液,保持药液温度37~39℃,高位保留灌肠60分钟以上,每日1次。

主治:慢性肾衰竭脾肾阳虚夹湿浊证。

(2)解毒泄浊Ⅱ号

组成:生大黄、煅牡蛎、六月雪、全蝎等。

功效:解毒泄浊,化瘀通络。

用法:用温开水冲成150~200 ml药液,保持药液温度37~39℃,高位保留灌肠60分钟以上,每日1次。

主治:慢性肾衰竭湿浊夹瘀证。

4.足浴

足浴Ⅰ号

组成:桑寄生、补骨脂、蛇床子、熟地黄、丹参、泽兰、大黄。

功效:补肾健脾,祛邪泻浊,活血化瘀。

用法:将125 ml药液倒入足浴器中,加水稀释,接通电源,水温保持在40~50℃,时间以浸泡30~40分钟为宜,药液以泡过足踝为度。每日1次,30天为一疗程,适用于尿毒症皮肤瘙痒者。

主治:慢性肾衰竭肾虚湿浊血瘀证。

5.塞肛

肾康栓剂

组成:大黄、丹参等药物组成。

功效:降浊解毒,活血化瘀。

用法:每日4次,早、中、晚各1粒,睡前2粒。

主治:慢性肾衰竭湿浊血瘀证。

【临床保健】

一、心理保健

慢性肾功能不全的患者应保持心情愉快,避免烦恼、发怒等不良情绪。心神安适是人类健康长寿的前提条件之一,通过适当地调摄,使人神志安宁,心情恬愉,从而防治疾病,延年益寿,推迟衰老进程。因此慢性肾衰患者的心理护理非常重要,医务人员应多和患者接触,设身处地地为患者着想,解除患者的思想顾虑,增强战胜疾病的信心,积极配合治疗。

二、运动保健

慢性肾功能不全的患者应适当锻炼,可进行一些舒缓、轻柔、有节律的运动以及气功、太极拳等运动量适宜的活动,以增加机体的抵抗力。

三、饮食保健

慢性肾衰的饮食原则为低盐、低脂、优质低蛋白、低磷、高钙、高热量饮食,忌生冷辛辣、肥甘厚味之品,切忌暴饮暴食。

1.强调优质蛋白和低蛋白　目前公认的是采用低蛋白饮食,每日0.55~0.6 g/kg体重。以肌酐清除率为依据,内生肌酐清除率为30~50 ml/min,蛋白质宜每天<40 g;内生肌酐清除率为10~30 ml/min,蛋白质宜每天25~30 g;内生肌酐清除率为5~10 ml/min,蛋白质宜每天<25 g;内生肌酐清除率为3~5 ml/min,蛋白质宜每天18~20 g;内生肌酐清除率<3 ml/min,饮食控制不能达到要求,必须配合透析疗法。透析患者的蛋白质摄入量,应为每日1 g/kg体重。

2.热量的供给　热量标准为每日146.4~167.4 kJ/kg体重,含淀粉的食物要充足,以保持足够的热量,故食物应以粗粮和薯类为

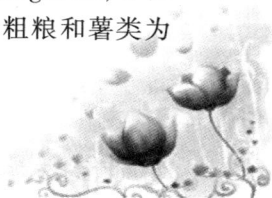

主,麦淀粉也很合适。

3.水及电解质的供给 注意水、钠限制,钠盐及水分的供给应随病情而定,每日进水量相当于前1日的尿量加500 ml。轻度肾衰或无水肿及高血压时,不需严格限盐,一般每天2.5~3 g。伴有水肿、心力衰竭或顽固性高血压者要严格限制钠盐和水的摄入,必要时加用利尿药。高钾血症时,避免选用高钾食物,如海带、银耳、木耳、蘑菇、马铃薯等。磷的摄入量一般需控制在每天500~600 mg。

4.维生素的供给 慢性肾功能不全患者都有不同程度的贫血,贫血原因除促红细胞生成素生成不足外,还有营养因素,应补充叶酸、维生素B_{12}、铁剂,以改善贫血状态。另外还要注意高钙低磷的饮食控制。

四、调摄护理

慢性肾功能不全的患者因抵抗力下降,容易感染,必须高度重视。要避免感寒受凉,注意添减衣物。要注意居住处所清洁,空气流通。开窗通风换气,可把二氧化碳、一氧化碳、二氧化硫等有害气体及灰尘和微生物排出室外,让新鲜空气补充进来。保持充足的睡眠,养成每天定时排便的习惯。

【现代研究】

一、理论研究

吕勇等认为慢性肾功能不全血瘀证患者的血清ET、IL-6水平与肾功能损害和血瘀证候呈正相关,血清NO水平与肾功能损害和血瘀证候呈负相关;丹参片能改善CRF血瘀证患者的肾功能和临床症状,并能影响血清NO、ET和IL-6的含量水平。

王亿平等用清肾汤干预慢性肾衰竭急剧加重湿热证血瘀状态,清肾汤治疗后,血浆黏度、TXB_2明显下降,6-keto-$PGF_{1\alpha}$明显升高

（均$P<0.01$），对照组则无明显变化（均$P>0.05$）。结果表明CRF急剧加重湿热证患者存在着血瘀的病理状态，清肾汤在逆转肾功能的同时，可使这种病理状况得到明显改善。

李克健认为川芎嗪注射液配合补肾健脾方药可改善慢性肾衰竭患者肾血流，增加肾小管排泄和纤维蛋白溶解，减少血小板的凝聚，保护残存肾单位功能，提高机体免疫力，缓解临床症状，其疗效优于单纯用西药治疗。

谢道俊报道调中益肾活血通腑中药口服与灌肠配合低能量氦-氖激光血管内照射疗法具有明显改善老年慢性肾衰竭的肾功能，调整胃肠功能，提高机体免疫力的作用。

王亿平等采用清肾颗粒观察其对慢性肾衰竭急剧加重湿热证患者肿瘤坏死因子及其受体的干预作用，60例慢性肾衰竭急剧加重湿热证患者随机分为治疗组和对照组各30例，并选取20名健康体检者作为正常人组。治疗组与对照组均使用中药解毒泄浊Ⅱ号保留灌肠，治疗组加用清肾颗粒，每次2袋，每日3次。结果表明慢性肾衰竭急剧加重湿热证患者肿瘤坏死因子及其受体水平明显升高，清肾颗粒可降低其水平，改善肾功能，减轻临床症状。

曹恩泽教授治疗慢性肾衰竭有非常丰富的临床经验。①强调浊毒弥漫三焦之病机。曹教授认为，在尿毒症期时，浊毒深重，脾肾衰微，进而五脏衰败，致使病情复杂多变，变证、坏证蜂起。为此，曹教授提出，临证之时，应紧抓脾肾亏虚之本及浊毒瘀血蕴结之标的病机。尤其强调，浊毒弥漫三焦为其病机之关键。②注重解毒降浊兼以健脾益肾之治法。曹教授认为，解毒降浊以降浊为主，切忌攻伐；健脾益肾以平补为宜，切忌温补。

张宁等采用补肾活血汤（淫羊藿、杜仲、川断、丹参、大黄、地龙、当归等）治疗5/6肾切除CRF大鼠模型，结果显示该汤具有改善大鼠骨代谢异常的作用。

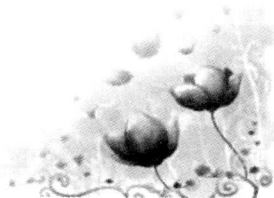

二、辨证论治研究

胡顺金等采用解毒泄浊颗粒剂治疗慢性肾衰竭，将79例慢性肾衰竭患者随机分为2组,治疗组45例和对照组34例。治疗组采用解毒泄浊颗粒剂保留灌肠为主;对照组以包醛氧化淀粉口服为主。治疗组在整体疗效、症状积分值、BUN及Scr等实验室指标改善方面均显著优于对照组($P<0.01$);治疗组分期疗效,失代偿期及衰竭期者均显著优于尿毒症期者($P<0.05$)。

王亿平等观察清肾汤对慢性肾衰竭急剧加重湿热证患者血清瘦素和白介素6(IL-6)的干预作用。将60例CRF急剧加重湿热证患者随机分为治疗组与对照组各30例,并设正常对照组20例。治疗组与对照组均使用中药保留灌肠,治疗组加用清肾汤。检测治疗组与对照组治疗前后血清瘦素与IL-6水平变化情况，并与正常组比较。结果表明CRF急剧加重湿热证者血清瘦素与IL-6均明显升高,清肾汤可降低其水平,这是该方能明显减轻患者恶心呕吐、食少纳呆等症状的机制之一。

王钢等运用邹云翔经验辨证论治慢性肾衰竭氮质血症期患者148例,辨证分型为脾肾气虚证、脾肾阳虚证、脾肾气阴两虚证、肝肾阴虚证,采用中药辨证施治,近期有效率达83.1%,明显高于20例对照组50%的有效率($P<0.05$),并有较好的降低蛋白尿、改善肾功能作用。对其中88例患者进行远期随访观察,经治疗后1/Scr随时间变化(月)关系的直线斜率(b值)与治疗前对比有显著差异($P<0.01$)。

杜万红对20例慢性肾衰竭患者采用补脾肾泄浊化瘀法治疗,保持了扶正(补脾肾)与祛邪(解毒活血)的方法,其目的是改善慢性肾衰竭的氮代谢,使血肌酐、尿素氮上升速度减慢;调整人体的脏腑功能,改善内在环境的平衡,保护残余肾单位;延缓慢性肾衰竭的病程发展,延缓病情的发展。

吴卫红等采用灯盏花素治疗慢性肾衰竭，观察发现灯盏花素能改善血液流变学，降低血黏度，抗血小板凝集；它有促纤溶活性，降低血纤维蛋白原，降低血管阻力等作用；它能改善残余肾单位及纤溶现象，减轻肾缺血，改善肾脏血液循环，解除肾血管痉挛，改善因尿毒症对血小板功能损害，延缓缺血性肾单位凋亡。

陈晓风等采用参芪地黄汤加味治疗慢性肾衰竭40例，结果表明可延缓慢性肾衰竭的进展，优于单纯西药对症治疗。

焦淑芳等采用温阳通腑降浊法治疗慢性肾衰竭阳虚浊毒证患者30例，并随机与对照组30例进行比较，治疗组显效率和总有效率均优于对照组($P<0.05$)，治疗组对改善患者症状优于对照组，肾功能指标测定，治疗组在增加Ccr、降低Scr方面优于对照组($P<0.05$)，提示温阳通腑降浊法是治疗阳虚浊毒型慢性肾衰竭有效的治疗方法。

刘家生采用益肾调中祛湿泄浊法治疗慢性肾衰竭，将81例慢性肾衰竭患者随机分为2组，治疗组43例，对照组38例。治疗组以益肾调中祛湿泄浊中药内服，并结合中药灌肠；对照组予包醛氧淀粉口服。2组对症处理相同，均以1个月为一疗程，连用3个疗程。结果治疗组在整体疗效、症状积分及实验室指标改善方面均优于对照组($P<0.05$)。

· 303 ·

三、专方治疗研究

1.保肾片

组成：大黄、甘草、黄芪、丹参、川芎、制附子、白芍、茯苓。

疗效：治疗组总有效率81.5%，对照组总有效率为75%。两组患者中医证候积分值、Scr显著下降($P<0.01$或$P<0.05$)，Ccr明显升高($P<0.05$)，但两组相比，无明显差异($P>0.05$)。

2.肾衰冲剂

组成：党参、丹参、淫羊藿各30 g，炮附子10 g，制大黄15 g，冬虫夏草菌丝5 g。

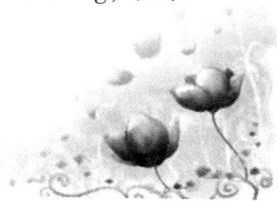

疗效:治疗94例,显效35例,有效42例,无效17例,总有效率82%;对照组34例(用包醛氧淀粉口服),总有效率48%。

3.肾衰宁

组成:大黄、太子参、红花、丹参等。

疗效:对照组显效6例(19.4%),有效9例(29.0%),无效16例(51.6%);治疗组显效11例(24.4%),有效22例(48.9%),无效12例(26.7%)($P<0.05$)。两组患者治疗后肾功能均有改善,但以肾衰宁组更明显,同包醛氧淀粉组相比有明显差异($P<0.05$)。

4.肾衰合剂

组成:黄芪、党参、白术、当归、炒槐花、麦冬、淫羊藿、赤芍、泽兰、半夏、蚕砂、莪术、茯苓、丹参、土茯苓、大黄、生牡蛎(先煎)。

疗效:治疗早、中期慢性肾衰竭100例患者,根据随机分组原则分为治疗组及对照组各50例。对照组采用西医常规治疗方法,予低盐、高热量、优质低蛋白、低磷饮食;控制血压;纠正水电解质及酸碱平衡失调;合并感染者予抗感染治疗;合并心功能不全者予强心利尿治疗;贫血明显者常规补充叶酸、铁剂或配合促红细胞生成素皮下注射;部分患者曾间断服用尿毒清颗粒。治疗组在基本治疗的基础上加用肾衰合剂。治疗组总有效率88%,对照组总有效率56%,与对照组比较有明显差异($P<0.05$)。

四、中医外治法

1.灌肠疗法　中药灌肠是治疗慢性肾衰竭最常用的外治法,其疗效肯定。一般采用低位、高位、滴入3种方法,近年来多主张用高位法。张莉采用解毒泄浊Ⅱ号灌肠合血液透析治疗慢性肾衰竭。治疗组25例采用解毒泄浊Ⅱ号灌肠合血液透析疗法,对照组15例仅采用血液透析疗法,3个月为一疗程,比较两组肾功能及临床症状积分值变化。结果:治疗组无论是肾功能还是临床症状积分值与对照组相比都有显著性差异($P<0.01$)。周恩超等观察大黄制剂灌肠方

4 608例总结发现,总显效率为31.24%,总有效率79.82%。对照组(中药内服和/或降压,纠正酸中毒)1 632例,显效19.83%,总有效率55.45%。张绪生以中药口服及保留灌肠治疗慢性肾衰竭48例,治疗组口服肾衰解毒汤(生黄芪、生地黄、生大黄、土茯苓、太子参、丹参、红花、泽泻、黄连、竹茹、法半夏、佩兰、淮山药),灌肠(生大黄、煅牡蛎、蒲公英、煅龙骨、红藤、附子、白芍、丹参),效果良好。

2.中药浸浴、足浴　兰祝飚等用中药药浴治疗慢性肾衰竭,药用桂枝50 g,大黄100 g,皂角刺50 g,当归100 g,地肤子200 g。煎汤取汁50 ml及NaCl 250 g、NaHCO₃ 250 g倒入盛有50 L温水浴缸中,配成药浴外洗液,然后让患者头外露全身浸泡30分钟,之后用带按摩功能的喷头按摩足三里、肾俞、关元、涌泉等穴及全身淋浴15分钟。每日1次,1个月为一疗程,观察6个疗程。经用本法后,慢性肾衰竭的各种症状明显好转,尤其是尿量增加,尿蛋白减少,血磷下降,也证明了这点。皮肤瘙痒明显减轻,考虑与血磷下降有关。管玉香采用中药足浴结合中药灌肠治疗慢性肾功能不全,采用足浴Ⅰ号方,药用桑寄生、补骨脂、蛇床子、熟地黄各15 g,丹参30 g,泽兰、大黄各20 g,煎取药液,将125 ml药液倒入浴脚器中,加水稀释,接通电源,水温保持在40~50℃,时间以浸泡30~40分钟为宜,药液以泡过足踝为度。每日1次,30天为一疗程。同时配合解毒泄浊Ⅱ号灌肠,药用生大黄、煅牡蛎、煅龙骨、土茯苓、六月雪、全蝎等,临床症状改善明显,尿素氮、肌酐均有下降。

3.中药外敷　王钢等将肾衰外敷药物(生附片、川芎、沉香、冰片等)研粉,过120目筛,用1.9% Azone调和,再用纱布包裹,治疗8例慢性肾衰竭患者,外敷双侧肾俞及关元穴位,3天换1次药,4次为一疗程,一般使用2~4个疗程。近期显效4例,有效3例,无效1例,认为1%~5% Azone液能增强药物的透皮吸收。

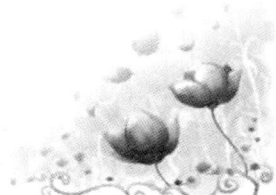

五、单味中药研究

1.大黄 大黄及其复方制剂用于治疗CRF已取得较肯定的疗效,目前国内外研究报道很多。研究成果充分证明大黄是治疗CRF公认的不可多得的中药良药,且给药途径广泛。大黄酸可能是其有效活性成分。大黄治疗CRF机制是:①促进机体加快排泄有害物质;②保护残存肾单位功能;③改善机体营养状况。

2.冬虫夏草 杨俊伟等认为冬虫夏草能明显影响肾血流动力学,改善肾组织能量代谢,减轻细胞损伤。

3.丹参 丹参可调节免疫反应,改善高凝状态,促进纤维蛋白的降解,降低毛细血管通透性,促进组织的恢复和再生。张国强等研究表明丹参能抑制人肾成纤维细胞增殖并促进其凋亡,长期使用大量丹参治疗可改善间质纤维化病变,防止或减少瘢痕形成,延缓尿毒症的发生。

4.川芎 屈燧林等发现川芎嗪可抑制纤维母细胞、平滑肌细胞增生,促进上皮细胞生长,并减少细胞外基质的大量产生。李民等发现川芎可有效地预防环孢素A所导致的肾中毒,改善移植肾的血液循环,促进肾功能恢复。

5.灯盏花 付秀兰等报道云南灯盏花具有降低收缩压(SBP)及舒张压(DBP)作用,以SBP下降显著($P<0.01$),且尿素氮、血肌酐均呈显著性下降,同时具有提高高密度脂蛋白等作用,认为云南灯盏花具有一定的降压、降脂、改善肾功能的作用。

6.黄芪 黄芪改善5/6肾切除大鼠轻、中度肾衰竭,能降低血清BUN及Scr水平,提高肾小球滤过率,病理改变较对照组轻,若配伍辅酶Q10,以上作用更明显,两者起协同作用,可促进肾衰竭动物的肾脏代谢,更大限度地发挥其代偿能力,保护和改善残余肾单位的功能。

7.淫羊藿 程庆乐等发现淫羊藿可明显减轻7/8肾切除大鼠的

肾脏组织学改变和减少系膜外基质的产生。

8.三七 张国强等观察发现,三七总苷可诱导c-myc蛋白表达上调,促进人肾间质细胞凋亡。

六、实验研究

王小琴等运用由滋肾养阴、活血化瘀降浊之剂组成的肾康冲剂治疗CRF大鼠模型,结果发现实验大鼠肾功能及免疫指标与病理对照组相比有显著差异($P<0.05$),说明此方对腺嘌呤诱导的CRF疗效肯定,且其作用机制与改善大鼠营养状况、提高免疫功能有关。

徐丹等通过观察益肾泻浊方对CRF大鼠内皮素表达的影响,进一步证实了此方改善肾功能、降低尿蛋白之功效,认为该方作用机制可能是通过降低内皮素(ET-1)水平,进而改善肾血流动力学,降低血黏度,减少系膜细胞(MC)增殖和细胞外基质(ECM)沉积,延缓CRF进展。

何立群等通过研究扶正降浊之肾衰冲剂对缓解CRF大鼠残余肾小球硬化的作用,发现此方减轻肾小管硬化的机制在于减少残肾肾小球ECM的增生,进一步研究发现该方能降低CRF大鼠血液ET-1和提高NO水平,从而调节异常的血流动力学,改善肾小球"三高"状态,延缓肾小球硬化进程,改善和保护残肾的结构和功能,有类似左旋精氨酸样效应。

马建伟等采用滋肾活血解毒方(山茱萸、生地、山药、黄芪、蝉衣、川芎、蒲公英、丹皮、泽泻、茯苓、当归、莪术、红花等)治疗5/6肾切除CRF大鼠模型,结果提示,滋肾活血方可能是通过抑制或阻止TGF-β_1 mRNA,ET-1 mRNA表达,改善肾脏血流动力学,延缓肾小球硬化的发生,从而减轻肾损害。

晏子友以腺嘌呤诱导CRF大鼠,并予以肾衰泻浊汤进行防治,结果显示,各治疗组大鼠尿α_1-微球蛋白(α_1-MG)浓度明显提高,血α_1-MG排泄量及肾组织增殖细胞核抗原(PCNA)细胞数目明显降低

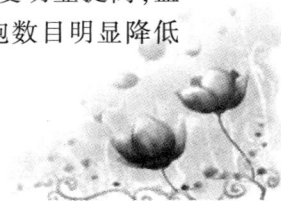

($P<0.05$),肾小管间质病理损伤有所改善。由此推论,此方防治CRF是通过抑制肾脏细胞增殖、减轻肾小管间质病理损伤来达到的。

马建伟等通过观察滋肾活血解毒方对实验性CRF大鼠白介素-8(IL-8)、TNF-α及SOD的影响,除了证实此方有明显改善肾功能的作用外,还揭示了其作用机制可能与阻断或拮抗TNF-α、IL-8分泌,减轻肾小球系膜细胞及系膜基质的增生,阻止肾小球硬化的发生,以及抗肾脏组织细胞过氧化有关。

李均等通过实验研究发现,肾衰 I 号方可预防腺嘌呤所致CRF大鼠肾功能恶化,降低尿蛋白,从而保护肾功能,并推测其机制可能与其减少2,8-二羟基腺嘌呤结晶体沉积于肾小管,进而抑制腺嘌呤对肾小管、肾小球的进一步损害有关。

【肾脏病替代疗法中的中医治疗】

终末期肾衰竭的替代疗法包括腹膜透析、血液透析、肾移植。中医中药在治疗肾脏替代疗法的并发症及排异反应等方面发挥了积极的作用。

一、腹膜透析中的中医药治疗

腹膜透析是利用人体自身的结构,达到血液净化的目的,随着接受腹膜透析替代治疗的患者数量增多, 中医药针对这部分人群的治疗措施也随着临床实践经验的积累而逐渐增加。如在腹膜透析治疗时,适当运用中药扶正之品以增强机体抵抗力,并选用理气活血之品,改善机体气血的运行,减少气血郁滞的发生,能增加透析效能;对于进入腹透、尿量每日仍有800 ml以上的患者,不应放弃中医中药治疗,至少应腹透+中药观察治疗3个月。中药治疗原则是保护肾元、活血化瘀,这对保护残存肾单位有较好效果。对于高凝患者可在腹透液中加入静脉滴注的中药,如丹参、川芎嗪等,对提高腹膜透析效果、改善高凝状态有一定效果。但中药针剂的色泽往往影响腹透的清晰度,反复加入又增加操作手续及感染机会,有待进一步改进。近年来中医界对这些治疗措施进行了从临床到实验的观察及总结,取得了较明显的成效。

(一)临床研究

占永力等认为,腹膜透析并发症的病因病机不外乎两个方面:一方面表现为本虚,特别是脾肾亏虚;另一方面表现为标实,主要为热毒、湿毒、水饮、气滞、血瘀等。治疗过程中当分清主次,把握轻重缓急。同时提出了常见并发症中医治疗体会,如:①腹膜炎症属热毒炽盛,湿浊内蕴,治宜清热解毒、利湿化浊,亦可用清开灵注射液或穿琥宁注射液加入腹透液中或静脉滴注;②出口处感染和隧道炎症属热毒亢盛,治宜清热解毒,同时予四黄膏(黄芩、黄连、黄柏、大黄)外敷;③非腹膜炎性腹痛症属气滞湿阻,治宜行气利湿、缓急止痛,亦可用木香顺气丸口服;④胸腔积液属饮停胸胁,治宜利水逐饮,同时暂停持续性不卧床腹膜透析(CAPD)或改为半坐位小容量腹透或改行血透并抽胸水,待胸水消失后再作腹透;⑤急性腹部并发症:血性腹水症属中医脾气亏虚,气不摄血,治宜补气摄血,并配合云南白药或三七粉胶囊口服;急性胰腺炎属湿热壅滞,治宜通腑泄热;⑥腹内压增高引起的并发症:疝形成证属气机郁滞,治宜行气导滞,亦可用沉香舒气丸口服;腰背痛属湿浊痹阻,治宜祛湿通络止痛,配合狗皮膏外贴;⑦营养不良证属脾气亏虚,湿浊中阻,治宜健脾益气、利湿消导,亦可服用参苓白术散;⑧硬化性腹膜炎属瘀血内结,阴血亏虚,治宜活血化瘀、养阴清热,配合复方丹参注射液或川芎嗪注射液静脉滴注或加入腹透液中;⑨超滤失败属水湿浸渍,治宜利水消肿。

盛梅笑等采用中药干预研究腹膜透析超滤失败原因,而具有扶正或活血功效的中药如黄芪、丹参等很可能具有保护腹膜作用,通过保护腹膜间皮层和透明质酸层以降低腹膜的通透性可增加超滤,提高透析效能。在目前尚未开发出有效的保护腹膜结构和功能

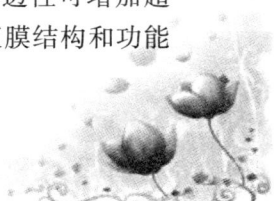

药物(包括新型透析液)的情况下,开展中药的干预研究很有必要。

黄雪霞等应用自拟的腹透消食汤治疗CAPD胃肠道功能紊乱患者32例,与常规治疗的16例作对照,并观察治疗前及治疗3个月后患者胃动力状况、临床主要指标及主要营养学指标的变化情况。结果:经3个月治疗观察,治疗组总有效率84.37%,对照组总有效率50%,两组对比有显著意义($P<0.05$)。

苏路侠等采用中药联合抗生素治疗腹膜透析相关性腹膜炎,57例患者随机分为治疗组和对照组。治疗组30例应用抗生素(头孢他啶或庆大霉素)入腹透液,同时口服中药煎剂(柴胡、枳实各12 g,黄芩、赤芍、白芍、延胡索各15 g,蒲公英、黄芪、当归各15 g,金银花20 g,败酱草、白花蛇舌草各30 g);对照组27例单纯抗生素入腹透液。结果:治疗组症状、体征改善优于对照组($P<0.05$);治疗组总有效率及治愈率优于对照组($P<0.05$)。

陈菁等采用香砂六君丸治疗维持性腹膜透析患者营养不良,50例随机分为治疗组与对照组,各25例。2组均给予充分透析,治疗组加用香砂六君丸3.0 g,每日3次,口服,治疗3个月。测定2组治疗前后体重和血红蛋白、血清白蛋白等水平;同时使用整体营养评估(SGA)作营养不良分级,比较2组治疗前后营养不良改善情况;监测患者的KT/V、Ccr,以使其透析充分。结果:在充分透析的前提下,治疗组体重及血白蛋白的水平较治疗前有明显提高,SGA分级好转,营养状态明显改善。与对照组比较有显著性差异($P<0.05$)。这表明给予香砂六君丸可治疗CAPD营养不良。

钟百灵等用CAPD加谊肾颗粒治疗慢性肾衰竭晚期,在改善肾功能、贫血、低蛋白血症方面,明显优于单纯使用CAPD的对照组。提示对于腹膜透析患者,坚持中医辨证用药,确能改善临床症状,提高生活质量,延长寿命。

(二)实验研究

李继承等研究当归、丹参和川芎嗪注射液(简称中药)对腹膜透析(PD)腹腔巨噬细胞(MC)功能的影响。方法:①将MC置于含当归、丹参和川芎嗪的腹膜透析液(CDS)的培养液中培养24小时,测定3个中药的CDS组和对照组MC的一氧化氮(NO)含量和对四甲基偶氮唑盐(MTT)还原能力;②MC分别置于含2、10、100 μg/ml的3个中药的CDS中培养24小时, 观察不同浓度中药对MC吞噬能力、NO含量和MTT还原能力的影响,对照组为等量培养液代替CDS。结果表明在CDS中加中药能改善腹膜腔MC的防御功能, 降低腹膜炎的发生率,对提高PD疗效有重要意义。

蒋春明等观察黄芪注射液对体外培养的人腹膜间皮细胞转化生长因子-β_1(TGF-β_1)和碱性成纤维细胞生长因子(bFGF)分泌及其mRNA表达的影响。取择期手术患者的网膜间皮细胞进行体外培养传代,第三代细胞用于实验,待细胞同步后分为5组(对照组、腹膜透析组、黄芪1组、黄芪2组和黄芪3组)观察。结果显示腹膜间皮细胞在PDS干预下还原能力明显下降,A值显著低于对照组和黄芪组($P<0.05$);分泌TGF-β1和bFGF明显增加,与对照组比较有明显差异($P<0.05$)。腹膜间皮细胞经含不同浓度黄芪注射液的PDS干预后,TGF-β_1和bFGF分泌与PDS组比较著下降($P<0.05$),黄芪2组和黄芪3组显著低于黄芪1组($P<0.05$),黄芪3组和黄芪2组间比较无显著差异($P>0.05$)。腹膜间皮细胞在PDS干预下TGF-β_1和bFGF mRNA表达明显升高,分别比对照组上升62.43%和37.68%。黄芪组TGF-β_1和bFGF mRNA表达显著低于PDS组($P<0.05$);黄芪2组和黄芪3组表达显著低于黄芪1组($P<0.05$),黄芪3组和黄芪2组间比较无显著差异。结论: 黄芪注射液具有抑制PDS导致的腹膜间皮细胞TGF-β_1和bFGF过度分泌和表达的作用。

文礼湘等采用5/6肾切除造成大鼠肾衰竭模型, 使用光学显微镜观测参麦注射液腹膜透析后肾小球、肾小管形态结构的变化。结果参麦注射液具有促进受损的肾小球、肾小管修复作用,其作用与参麦注射液抗肾间质炎相关。

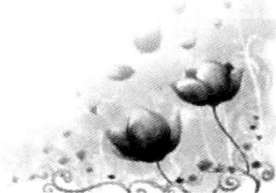

刘旭生等以腹腔注入大肠埃希菌的方法造成腹膜炎模型,分别以含黄芪注射液的腹透液和不含黄芪注射液的普通腹透液对模型和正常大鼠透析,连续7天。结果发现含黄芪注射液的透析组中腹透液白细胞总数、中性粒细胞数均显著低于常规透析组,而腹腔巨噬细胞吞噬百分率显著高于常规透析组。认为用含黄芪注射液的腹透液透析确能减轻腹膜透析腹膜炎的发病程度,其机制可能是通过免疫调节途径,增强腹腔巨噬细胞的吞噬功能,提高腹腔的防御能力。

郝丽荣等采用4.25%含糖透析液+脂多糖致腹膜纤维化模型。将大鼠随机分成3组:对照组、模型组、川芎嗪组,结果显示川芎嗪组的壁层腹膜厚度比模型组明显减轻,转化生长因子β的浓度也明显下降。表明川芎嗪能有效地防治腹膜纤维化。

范红英等通过动物实验研究发现腹透液可诱发间皮细胞凋亡,刺激增殖细胞核抗原表达,导致腹膜纤维形成。而黄芪在体内既可诱导腹膜间皮细胞凋亡,又可刺激细胞核抗原表达增加,可有效调节腹膜间皮细胞增殖,对长期腹膜透析患者腹膜细胞脱落、死亡有调节作用。

(三)单味药研究

1.黄芪 孙铮等临床观察在腹透液中加入黄芪注射液对患者腹膜透析的影响,发现用药后患者尿素氮、肌酐清除率和超滤量均明显增加,透出液β_2-MG及白蛋白含量无明显改变,提示腹透液中加入黄芪可提高腹透效能, 但不增加白蛋白的流失和葡萄糖的重吸收。黄一新等将不同浓度的含糖腹透液、多种炎症因子共同作用于腹膜间皮细胞,发现两者对腹膜细胞破坏具有显著性,证明常规腹膜透析和继发感染时腹膜间皮细胞受到明显损害, 而黄芪在高糖腹膜透析液或有炎症因子情况下,能明显减少细胞破坏,并促进间皮细胞增殖,从而防止腹膜纤维化和硬化。

2.丹参和当归 席春生等将丹参注射液、黄芪注射液分别应用于腹膜透析大鼠模型,结果丹参组、黄芪组和普通腹透液组相比,腹膜间皮细胞破坏明显减轻,超滤量明显增加,证明丹参、黄芪能有效提高腹膜透析超滤量,保护间皮层结构免遭损伤。李继承等体外实验分别观察含当归、丹参和川芎嗪的腹透液对腹膜透析腹腔巨噬细胞功能的影响,发现3个中药组巨噬细胞吞噬能力和NO含量均有显著增加,提示上述中药能改善腹膜腔巨噬细胞的防御功能,降低腹膜炎的发生率。

3.川芎 张青等在低转运腹膜透析患者腹透液中加入川芎嗪,发现腹膜转运功能明显提高,而腹透液中蛋白质变化无明显影响,提示川芎嗪可增加腹膜毛细血管开放数量,从而增加超滤量,提高小分子物质清除率。董秀清等体外实验观察含川芎嗪腹膜透析液对腹膜间皮细胞活力及再生修复的影响,发现川芎嗪能对抗常规腹透液引起的间皮细胞抑制和损伤,从而具有保护间皮细胞的作用。

4.人参 叶云等通过体外实验,观察人参总皂苷对乳酸盐腹透液对人腹膜间皮细胞活力的影响,证实人参总皂苷对乳酸盐腹透液造成的人腹膜间皮细胞活力和细胞增殖的抑制有一定的保护作用。阳晓等将参麦注射液加入到腹透液中,发现大鼠腹腔中C3和IgG、IgM、IgA的含量显著增加,腹腔中的吞噬细胞数量无显著影响,但用药后吞噬指数及吞噬百分率有一定增加趋势。提示参麦注射液腹腔中使用对腹腔局部防御系统有增强效应。

· 313 ·

二、血液透析中的中医药治疗

血液透析治疗现已成为最常用的肾脏替代疗法,中医药对血透患者的治疗目前有以下2个方面:①针对血透并发症的治疗;②针对保护残余肾功能,提高患者生存质量的治疗。中医药对血透患者治疗的研究已由临床经验报道发展至对中医药理的实验研究,取得了较大的成果。

李祖佑采用中药治疗血透并发症。①贫血:证属脾肾气虚,精

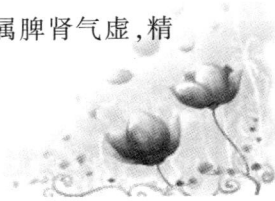

血不足,治宜健脾补肾、气血双补;②低血压及胸痛:证属心气虚,治以补气强心,用生脉注射液30 ml加高渗糖30 ml;③心脏病和脑卒中:前者为其本血虚,心失濡养,心气耗损,心气虚衰,治以益气养心,用生脉注射液30 ml以透析管注入,30分钟后症状可以缓解,稍后按正常速度进行透析;后者多为木火体质,气阴两虚以肝肾阴虚为主,时有气血逆于上而有脑卒中之险,治以滋肝补肾,加清润之品,以润降上越之阳,促阴阳以平,方用归芍地黄汤加味;④皮肤瘙痒:证属血燥生风,风胜反致血燥,故肌肤不润而奇痒,治以养血熄风、清心止痒,方用四物汤加味;⑤痉挛性疼痛:证属津液暴脱,气血不足,筋脉失养,若以阴虚为主者,芍药甘草汤加味;若阴损及阳,出现阴阳两虚,以芍药甘草汤合附子理中汤。

　　黄启金等报道,慢性肾衰竭进行血液透析治疗的同时配合中医辨证用药可提高生活质量,延长寿命。其辨证论治以本虚标实为主,脾肾气虚证用参芪地黄汤加减治疗;脾肾阳虚证用济生肾气丸加减治疗;肝肾阳虚证用杞菊地黄汤合一贯煎化裁治疗;气(阳)虚血瘀证用补阳还五汤合金匮肾气丸加减;湿邪内阻证用实脾饮加减治疗;肝阳上亢证用镇肝熄风汤加减治疗;浊邪上犯证用涤痰汤加减治疗。

　　李崇瑞等在透析中每次滴注丹参注射液20~30 ml(用5%葡萄糖溶液100 ml稀释),能改善血液透析患者血流量。

　　吴净等采用参麦黄芪注射液配合血液透析治疗慢性肾衰竭,50例患者均在做HD治疗,每次透析5小时,每周2次。另外,在HD治疗的同时给予参麦注射液20 ml、黄芪注射液40 ml加入5%葡萄糖注射液或0.9%氯化钠注射液200 ml中静滴,每日1次,15日为一疗程,可以增加血液流变性,增加肾小球滤过率,保护残余肾功能,从而提高血液透析的疗效,通过缓解患者临床症状,促进体内蛋白质的合成代谢来改善透析患者营养状况,提高患者生活质量。

　　刘建和等对29例慢性肾衰竭(CRF)维持性血液透析(MHD)患

者加用黄芪注射液治疗后,与对照组25例比较,患者免疫功能获得明显改善,外周血CD4⁺ T细胞、CD4⁺/CD8⁺比值、NK细胞活性、IL-2明显升高。结果表明黄芪注射液具有显著改善MHD患者细胞免疫功能和提高临床疗效的作用。

郑晓勇等应用流式细胞仪(FCM)定量检测了30名MHD患者(血透组)、30名MHD加金水宝治疗3个月患者(中药组)的外周血T细胞在体外无刺激培养24小时后AnnexinV和FasL的表达。结果表明金水宝可显著减轻MHD患者的T细胞凋亡。

谭建清等使用复方丹参液介入血液透析中治疗慢性肾衰竭,并与单用血液透析治疗相对照,结果发现疗效明显优于单用血液透析治疗。认为将复方丹参液介入血液透析治疗慢性肾衰竭,可使肾硬化组织软化,并促使其再生及保护残存的肾组织,消除恶化因素,从而达到提高透析效果、延长透析间隔、减少透析次数的目的。

何桂顺采用五苓散加味治疗血液透析失衡综合征,其病理机制为下窍不通,浊阴不泄,逆而清浊相干,水气上冒为患。五苓散原治太阳表邪未解,内传太阳膀胱之腑,以致出现膀胱气化不利、水蓄下焦之证。五苓散之外,配姜半夏降逆止呕、燥湿化痰,合陈皮共奏理气和中之效;天麻解痉,主治头痛、头昏;党参补气益脾。诸药合用,攻补兼备,达到温阳利水、降其水逆之功效,加之随症状改变而随症施治,故收到较好疗效。

· 315 ·

何桂顺采用中西医结合治疗血液透析后皮肤瘙痒症,对照组18例用西替利嗪,治疗组20例加用中药(四物汤合二至丸加减,当归、白芍、生地、川芎、女贞子、旱莲草、白鲜皮、地肤子)治疗,结果对照组总有效率61.1%、治疗组95.0%,两组比较有显著性差异($P<0.05$),说明中西医结合治疗血液透析后皮肤瘙痒症有较好疗效。

王茂泓等通过对60例进行血液透析的尿毒症患者血透前后残余肾功能的变化(设中药治疗组及单纯对照组,中医辨证均为脾肾气虚、浊瘀内蕴型)的观察,发现益气活血法对于血液透析患者残

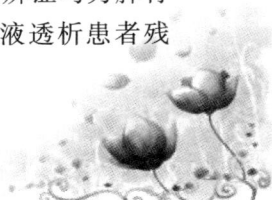

余肾功能有显著的改善作用($P<0.01$)。

左琪等探讨中药益气固肾液对慢性肾衰竭维持性血透(MHD)患者前炎症细胞因子的影响,治疗组在常规治疗中加入中药益气固肾液(益气固肾液加入碳酸氢盐透析液中)治疗,对照组为常规血液透析液,疗程为3个月,观察中药干预后患者临床症状以及血清TNF-α、IL-6等变化。结果表明中药益气固肾液能改善血透患者的微炎症状态,从而改善营养不良-炎症-动脉粥样硬化综合征。

马鸿杰等观察中药生血丸治疗维持性血液透析贫血的临床疗效,将36例随机分为2组均作血液透析,治疗组加用中药生血丸。结果治疗组治疗后红细胞数、血红蛋白改善情况优于对照组,表明中药生血丸治疗维持性血液透析贫血疗效确切。

程静刁等将65例维持性血透贫血患者随机分为治疗组(33例)和对照组(32例)。对照组行常规治疗,治疗组在此基础上给予归脾丸口服,结果治疗组的治疗总有效率及血细胞比容、血红蛋白、血清铁蛋白显著高于对照组(均$P<0.05$),说明归脾丸联合西药能有效治疗维持性血透患者的肾性贫血。

胡晓舟等采用中药保留灌肠配合血液透析治疗尿毒症,42例随机分为治疗组和对照组,2组均采取血液透析。治疗组加用中药保留灌肠,每日1~2次,并延长透析时间间隔。治疗2个月后,2组透析效果、生活质量及肾功能改善情况均无明显差异($P>0.05$);治疗组较对照组透析时间间隔明显延长,差异有显著性意义($P<0.05$);治疗前后残余肾功能,治疗组相对稳定,对照组有下降趋势。结果表明中药保留灌肠配合血液透析治疗尿毒症,在不影响患者生活质量及透析效果的情况下,可以延缓残余肾功能的进展,显著延长透析时间间隔,并能预防长期透析带来的不良反应,值得进一步推广。

朱雪萍等对肾病终末期血液透析患者使用肾衰酊(大黄、丁香、桂枝、水蛭、细辛、炮山甲、肉桂、王不留行、地鳖虫,用75%酒精浸制)外搽、黄芪注射液静脉滴注治疗。结果表明加用中药治疗组在临床症状改善及升高血浆CD3、CD4、PGF1a水平，降低TXB$_2$水平等方面明显优于单纯血液透析组。认为肾衰酊与黄芪注射液可改善肾病终末期血透患者血液流变学和促进机体的免疫功能。

总之对于长期血透的患者，一方面可在辨证施治的基础上，服用中药浓煎剂或浓缩颗粒剂或中成药，对于提高血透患者的生存质量及血透的远期疗效很有益处；另一方面可将中药加入透析液中采用中药透析，这是个很好的意见和尝试，但对中药的成分、pH、分子量、血中浓度等研究都还不够，需进一步论证。

三、肾移植术后的中医药治疗

肾移植是替代肾功能最有效的方法，一旦肾移植获得成功，患者将获得较高的生命质量。虽然移植前的组织配型技术已包括ABO血型系统、HLA系统和淋巴细胞毒配型，但是临床上仍有很多尚待解决的问题，其中有效地阻止排异反应的发生仍是首要的关键。中医药在治疗肾移植术后排异反应及并发症方面进行了初步探讨，认为中医药在改善肾移植术后患者临床症状、排异反应、促进肾功能恢复、减少或防止并发症发生、提高生存质量等方面有一定的优势。

· 317 ·

(一)临床研究

徐再春等分析了肾移植患者证候特点，认为其主要表现为肾气虚弱、湿热未尽，治疗当因势利导、权衡攻补。

汤水福等采用中医药治疗肾移植术后常见并发症。①肾功能延迟恢复：中医辨证多为肾气不足，瘀血、水湿、浊毒为患，治疗上除采用透析方法清除水湿、浊毒治标外，还应注意益肾活血以治本，促进肾功能的恢复，常用药为黄芪、白术、茯苓、泽泻、薏苡仁、山药、山茱萸、菟丝子、牛膝、丹参、桂枝、白茅根等;②营养不良：中医辨证为脾胃虚弱、湿浊中阻,治宜健脾和胃、芳香化浊,常用二陈汤、六君子汤加减,药用法半夏、陈皮、木香、茯苓、白术、山药、紫苏

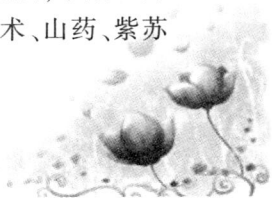

叶、佩兰、石菖蒲、白豆蔻、生姜、大枣、神曲等;③单纯疱疹或带状疱疹:中医认为本症是正气不足,感受湿热毒邪所致,治疗应急则治标,以清热解毒、利湿活血为法,用五味消毒饮加减,药用金银花、野菊花、蒲公英、紫花地丁、紫背天葵、黄柏、土茯苓、苦参、红花、赤芍等;④环孢素A血浓度低下:中医辨证多为脾气虚,运化失司,治宜健脾益气渗湿,方用参苓白术散加减,药用党参、白术、茯苓、山药、白扁豆、莲子、薏苡仁、砂仁、陈皮、神曲、麦芽、炙甘草等;⑤红细胞增多症:证属中医瘀热互结于内,治疗宜活血化瘀、清热凉血解毒,方用桃红四物汤、犀角地黄汤加减,药用桃仁、红花、生地黄、赤芍、川芎、牡丹皮、玄参、麦冬、大黄、白花蛇舌草、丹参、甘草等;⑥药物性肝损害:中医辨证为湿热阻滞、胆汁外溢,治宜清热活血、利湿退黄,方用茵陈蒿汤、四逆散加减,药用茵陈、栀子、大黄、柴胡、枳壳、茯苓、薏苡仁、猪苓、陈皮、丹参、郁金、鸡骨草等。

邓超雄等对肾移植术后白细胞减少、肝功能损害及环孢素A血浓度异常患者采用百令胶囊治疗,其白细胞减少及肝功能异常者均恢复正常,环孢素A血浓度偏低者无急性排斥反应,高者无肾中毒。说明百令胶囊作为一种具有双向免疫调节作用的中药制剂,对肾移植术后的多种并发症有治疗作用,可广泛用于肾移植术后。

孔炳耀认为肾移植后高血压的基本病机是脾肾阴阳两虚、虚阳亢盛及湿浊内盛,治疗关键在于温肾健脾、镇纳浮阳及通利湿浊,以求气血冲和,改善经脉血行不畅的病况,从而使移植肾的血流量得以增加,常选用二仙汤加减,药用仙茅、淫羊藿、巴戟天、知母、黄柏、当归等,具有补肾泻火,调理冲任之功。

李唯佳等使用中医活血化瘀法即血府逐瘀汤加减口服,同时用丹参注射液静脉滴注治疗肾移植术后慢性排异反应,取得了一定的疗效。

孙元莹等采用清瘟败毒饮治疗肾移植术后肺感染,将54例肾移植术后肺感染患者,随机分为治疗组(30例)和对照组(24例)。治疗组采用中药清瘟败毒饮加减、激素、抗病毒、抗细菌、对症及支持疗法等联合用药,对照组未用中药,其余处理与治疗组相同。结果治疗组30例,总有效率为93.3%,对照组24例,总有效率为66.7%;两组疗效比较差异有统计学意义(P<0.05),说明在西医常规治疗的基础上,加用清热解毒、凉血泻火、活血化瘀的中药清瘟败毒饮加减,对于肾移植术后肺感染具有较好的治疗作用。

马麟麟等观察清血颗粒对肾移植术后红细胞增多症的疗效,中药组采用清血颗粒,西药组采用依那普利,结果中药治疗组10例,总有效率77.8%。西药治疗组10例,总有效率66.7%,两组相比无显著性差异(P>0.05)。说明清血颗粒与经典西药治疗PTE有同样疗效。对脱落病例意向性分析结果,证实了清血颗粒药效学的可靠性和科学性。

王守春等对10例肾移植受者,采用自身对照法,比较服用双黄连前后环孢素A血浓度有无差异。结果10例患者服用双黄连前后环孢素A血浓度差异无显著性(P>0.05)。说明双黄连对肾移植受者环孢素A血浓度无显著影响。

叶任高教授认为肾移植急性排斥反应,中医辨证多为气阴两虚型,治则为益气补肾,方用叶氏家传保胎方,药用杜仲、桑寄生、·319·丹参各15 g,当归、党参、续断各9 g,赤芍10 g。若发热加金银花15 g,连翘10 g,白花蛇舌草30 g以清热解毒;若移植肾肿痛甚加汉防己12 g,泽泻15 g。肾移植慢性排斥反应,中医辨证多为瘀血内阻型,治则为活血化瘀通络,方用补阳还五汤加减,药用党参20 g,黄芪、延胡索、川楝子各15 g,当归、川芎、枳壳各10 g,桃仁、红花各6 g,地龙、郁金各12 g,若血尿甚加小蓟30 g,白茅根15 g,蒲黄10 g以凉血止血。

姜宗培等将81例肾移植患者随机分为西医治疗组和中西医结合治疗组,观察和分析2组急性排异反应和感染并发症发生率、治疗方法、血和尿IL-6水平等情况。结果:中西医结合治疗组在急性排

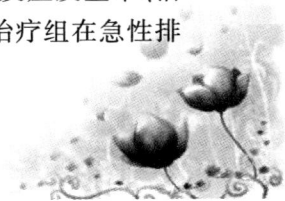

异反应发生率、巨细胞病毒感染发生率、血和尿IL-6水平等方面均较西医治疗组有显著的降低($P<0.05$),表明中西医结合方法在防治肾移植急性排异反应中具有可降低急性排异反应发生率、减少巨细胞病毒感染并发症、减少治疗费用等优点。其机制可能与合并中药的使用能更好地降低机体IL-6水平有关。

刘洲等用参苓白术散治疗肾脏移植术后低CsA血浓度1例,认为参苓白术散通过改善肠道对CsA的吸收作用而升高CsA血浓度,中药对CsA血浓度的影响亦是值得研究。CsA对胃肠道、神经系统、血液系统、免疫系统均有不同程度的不良反应,根据患者的不同表现可用中医药辨证治疗,以减轻其毒副反应。

孝晨等采用清热解毒、化湿解表的黄芩滑石汤方治疗肾移植术后卡氏肺囊虫肺炎1例,其对防止继发感染、缓解肺炎症状起到了较理想的作用。

(二)实验研究

施邵华等报告茶多酚能有效地减轻CsA所致的大鼠肾脏毒性,可能与其清除自由基、保护肾组织中超氧化物歧化酶及谷胱甘肽过氧化物酶活性有关。

乔保平等对大鼠灌服CsA及低盐饮食28天,同时注射复方丹参注射液4 ml/kg,结果显示本药有防治CsA的慢性肾毒性作用,其作用机制与减低肾素、转化生长因子β_1 mRNA的高表达及减轻肾内IV型胶原的沉积有关。

雷公藤多苷在器官移植中的应用研究已有10余年历史,石益民等认为其具有良好的免疫抑制作用,并能延长动物器官移植物的存活时间。

张肖红等研究发现,一定浓度的虫草类及其菌丝培养物具有较明显的抗排斥作用,其作用机制是抑制了IL-2活性,并使T淋巴细胞的免疫应答反应受到抑制。

叶朗清等使用安胎补肾和益气养血药(杜仲、川断、狗脊、桑寄生、苎麻根、黄芪、党参、当归、生地、熟地等)预防和控制肾移植后排异反应，取得明显疗效，并发现对肾移植和先兆流产患者应用"安胎法"治疗后，其血清IgG、IgA、IgM和玫瑰花结形成率都有所下降。

（程　皖）

参 考 文 献

[1] 郑筱萸.中药新药临床研究指导原则[M].北京:中国医药科技出版社,2002:163.

[2] 王亿平,茅燕萍,曹恩泽,等.清肾颗粒对慢性肾功能衰竭急剧加重湿热证患者肿瘤坏死因子及其受体的干预作用[J].中国中西医结合急救杂志,2006,13(3):135-138.

[3] 王亿平,曹恩泽,方琦,等.保肾片治疗慢性肾衰竭气阴两虚兼湿浊证临床观察[J].安徽中医学院学报,2003,22(3):25-27.

[4] 于梅,李淑菊,王今朝,等.肾衰胶囊对慢性肾衰竭肾功能及纤维化指标影响的临床研究[J].中医药学报,2006,34(1):47-50.

[5] 詹锋,黄烈城.肾衰宁治疗慢性肾衰的临床研究[J].海南医学,2002,13(2):13-14.

[6] 王钢.肾衰药方外敷穴位治疗8例尿毒症报告[J].中医杂志,1989,30(11):99.

[7] 张莉.解毒泄浊Ⅱ号灌肠合血液透析治疗慢性肾衰竭25例[J].安徽中医学院学报,2002,21(5):16-18.

[8] 管玉香.中药足浴结合中药灌肠治疗慢性肾功能不全30例临床观察[J].安徽中医学院学报,2006,25(1):12-13.

[9] 吕勇,王亿平,张莉,等.肾康栓剂治疗慢性肾衰竭湿浊血瘀证临床研究[J].中成药,2006,28(7):987-989.

[10] 吕勇,王亿平,李文娟,等.慢性肾衰竭血瘀证病人血清NO、ET、IL-6的水平变化及雷氏丹参片干预作用的临床研究[J].中成药,2006,28(1):63-67.

[11] 王亿平,曹恩泽,吕勇,等.慢性肾功能衰竭急剧加重湿热证血瘀状态及清肾汤干预作用的临床观察[J].中国中西医结合急救杂志,2000,7(4):

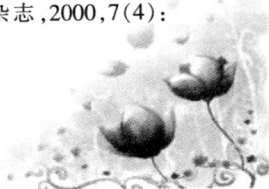

203-205.

[12] 李克健.川芎嗪注射液合补肾健脾中药治疗慢性肾功能衰竭疗效观察[J].中西医结合实用临床急救,1998,5(4):172-174.

[13] 谢道俊.中药口服与灌肠配合氦-氖激光治疗老年人慢性肾功能衰竭临床研究[J].北京中医药大学学报,1998,21(3):45-47.

[14] 胡顺金.曹恩泽辨治慢性肾功能衰竭经验[J].中医药临床杂志,2006,18(1):17-18.

[15] 张宁,张宇忠,齐尔家.补肾活血法改善肾衰大鼠骨代谢异常的实验研究[J].中国医药学报,2000,15(6):68-70.

[16] 胡顺金,曹恩泽,方琦,等.解毒泄浊颗粒剂治疗慢性肾功能衰竭的临床研究[J].安徽中医临床杂志,2001,13(8):246-248.

[17] 王亿平,李文娟,曹恩泽,等.清肾汤对慢性肾功能衰竭急剧加重湿热证患者血清瘦素和白细胞介素6的干预作用 [J].中国中西医结合急救杂志,2005,12(2):71-75.

[18] 王钢,孔薇,周迎晨,等.运用邹云翔经验治疗慢性肾衰148例临床观察[J].江苏中医,1997,18(12):42-44.

[19] 杜万红.补脾肾泄浊化瘀法治疗慢性肾衰20例[J].中医药学刊,2006,27(7):1391.

[20] 吴卫红,胡燕.灯盏花素治疗慢性肾衰临床疗效观察[J].实用临床医学,2004,4(5):42.

[21] 陈晓风,张红霞.参芪地黄汤加味治疗慢性肾衰竭40例疗效观察[J].河北中医,2006,28(12):906-907.

[22] 焦淑芳,喻红.温阳通腑降浊法治疗慢性肾衰竭阳虚浊毒证疗效观察[J].湖南中医学院学报,2001,21(2):51-52.

[23] 刘家生.益肾调中泄浊治疗慢性肾功能衰竭43例临床观察[J].安徽中医临床杂志,2001,13(2):99-101.

[24] 周恩超,王钢.大黄为主灌肠治疗慢性肾衰的临床与实验研究概况[J].南京中医药大学学报,2000,16(2):127-128.

[25] 张绪生.中药口服及保留灌肠治疗慢性肾功能衰竭48例[J].中医杂志,2002,43(5):368.

[26] 兰祝飚,陈以平,徐叶惠,等.中药药浴治疗慢性肾衰竭45例分析[J].中国

中西医结合肾病杂志,2002,7(3):423-424.

[27] 朱伟,王学美.大黄治疗慢性肾功能衰竭机制的研究进展[J].中国中西医结合杂志,2005,25(5):471-475.

[28] 陈志强.应用大黄治疗慢性肾衰的体会[J].河南中医杂志,2004,24(1):74.

[29] 王彤,马威,金海燕.大黄炭胶囊治疗慢性肾功能衰竭临床观察[J].湖北中医学院学报,2003,5(2):238-239.

[30] 吴晋峰.中药灌肠治疗慢性肾功能衰竭82例[J].陕西中医,2003,24(10):888.

[31] 李野平,王立恒,张均昌.三联疗法治疗慢性肾功能衰竭30例[J].湖北中医杂志,2003,25(8):19.

[32] 杨俊伟,黎磊石.冬虫夏草与肾缺血-再灌注损伤的研究——大鼠肾脏冷缺血24小时的保护作用[J].肾脏病与透析肾移植杂志,1994,3(1):37-40.

[33] 张国强,叶任高,孔庆瑜,等.丹参对狼疮性肾炎成纤维细胞增殖、凋亡及c-myc蛋白表达的影响[J].中国中西医结合杂志,1997,17(8):473-475.

[34] 屈燧林,方勤,陈高翔,等.汉防己甲素、川芎嗪和苦杏仁苷对人肾成纤维细胞的影响[J].中华肾脏病杂志,2000,16(3):186-189.

[35] 李民,李俊卿,胡毅,等.川芎和川芎嗪对环孢素A肾中毒的作用比较[J].中华泌尿外科杂志,1997,18(4):201-204.

[36] 付秀兰.云南灯盏花治疗慢性肾功能不全的观察[J].上海第二医科大学学报,1998,18(3):235-236.

[37] 陈佐芳,黄志勇,王以立,等.黄芪和辅酶Q10对肾衰动物作用实验研究[J].江苏医药,1989,15(1):12.

[38] 程庆乐,陈香美,师锁柱,等.中药淫羊藿对慢性肾衰大鼠免疫病理及细胞外基质[J].移植杂志,1995,4(1):32-35.

[39] 张国强,叶任高,孔庆瑜,等.三七总甙诱导间质纤维化人肾成纤维细胞凋亡及其分子机制初探[J].中华肾脏病杂志,1998,14(2):93-95.

[40] 王小琴,潘向群.肾康冲剂治疗慢性肾衰的实验研究[J].湖北中医学院学报,2000,2(3):19.

[41] 徐丹,魏文石,吴志英.益肾泻浊方对慢性肾衰竭大鼠内皮素表达的影响[J].中国中西医结合肾病杂志,2002,3(9):531.

[42] 何立群,高建东,郑平东.肾衰冲剂缓解5/6肾切除大鼠肾小球硬化的实验研究[J].中国中医药信息杂志,2002,9(2):22.

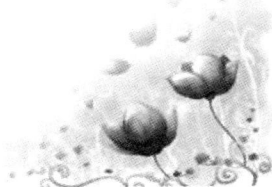

[43] 高建东,何立群,郑平东.肾衰冲剂调节慢性肾衰竭大鼠血液动力学改善肾功能的研究[J].中国中西医结合肾病杂志,2003,4(4):223.

[44] 马建伟,刘占民,徐丽梅,等.滋肾活血解毒方对慢性肾功能衰竭大鼠肾TGF-β_1,ET-1mRNA的影响[J].北京中医,2001,3:45-47.

[45] 晏子友,黎元元,王琼,等.肾衰泻浊汤对腺嘌呤大鼠肾小管间质损伤的影响[J].中国中医药科技,2002,9(6):327.

[46] 马建伟,徐丽梅,刘占民,等.滋肾活血解毒方对实验性慢性肾衰竭大鼠IL-8、TNF-α及SOD的影响[J].北京中医药大学学报,2001,24(3):46.

[47] 李均,管竞环,余秉治.肾衰Ⅰ号汤预防腺嘌呤所致大鼠CRF的实验研究[J].江西中医学院学报,2002,14(3):18.

[48] 占永力,李秀英,周静媛,等.腹膜透析常见并发症的中医治疗[J].中国中西医结合肾病杂志,2001,2(3):183-184.

[49] 盛梅笑,孙伟.腹膜透析超滤失败的原因与中药干预研究现状[J].中国中西医结合肾病杂志,2003,6(4):365-366.

[50] 黄雪霞,吴金玉,伍朝春.腹透消食汤治疗腹膜透析患者胃肠道功能紊乱症的临床观察[J].四川中医,2005,23(6):37-39.

[51] 苏路侠,娄桂兰.中药联合抗生素治疗腹膜透析相关性腹膜炎[J].浙江中西医结合杂志,2004,14(2):84-85.

[52] 陈菁,边红萍.香砂六君丸治疗维持性腹膜透析患者营养不良[J].湖北中医杂志,2005,27(8):15-16.

[53] 钟百灵,徐雁,张青.CAPD加谊肾颗粒治疗慢性肾衰晚期疗效分析[J].山东医药,2002,42(13):35.

[54] 李继承,杨泽然,张凯.当归、丹参和川芎嗪注射液对腹膜透析腹腔巨噬细胞功能的干预作用[J].中国中西医结合杂志,2002,22(3):190-192.

[55] 蒋春明,张苗.黄芪对腹膜间皮细胞致纤维化细胞生长因子分泌与表达的影响[J].医学研究生学报,2005,18(11):972-976.

[56] 文礼湘,陈北阳,屈波,等.参麦注射液对5/6肾切除大鼠肾脏的保护作用研究[J].湖南中医学院学报,2002,22(2):10-12.

[57] 刘旭生,杨霓芝,林启展,等.黄芪注射液对实验性大鼠腹膜透析并发腹膜炎的影响[J].广州中医药大学学报,2001,18(4):335-338.

[58] 郝丽荣,王春梅,李春玲.川芎嗪防治腹膜纤维化作用的实验研究[J].中国

血液净化,2006,8(5):437-439.

[59] 范红英,郑智华.黄芪注射液对大鼠腹膜细胞凋亡与增殖平衡的作用[J].
中国中西医结合急救杂志,2004,11(3):154-155.

[60] 孙铮,张苗,蒋春明.膜透析液中添加黄芪对透析效能的影响[J].江苏医
药,2005,31(4):258-260.

[61] 黄一新,易苗英,傅娟芳,等.高糖与炎症因子及黄芪对人腹膜间皮细胞毒
性的影响[J].中国中西医结合肾病杂志,2003,4(5):262-264.

[62] 席春生,周清发,刘静.丹参黄芪对实验大鼠腹膜透析效能及腹膜超微结
构的急性影响[J].中国现代医学杂志,2001,11(1):1-3.

[63] 李继承,杨则然,张凯.当归、丹参和川芎嗪注射液对腹膜透析液腹腔巨噬
细胞功能的干预作用[J].中国中西医结合杂志,2002,22(3):164-166.

[64] 张青,王秋玲.川芎嗪在低转运腹膜透析患者中的临床应用[J].山东医药,
2003,43(7):40-41.

[65] 董秀清,阳晓,叶任高,等.川芎嗪抗腹膜间皮细胞损伤的实验研究[J].中
国中西医结合肾病杂志,2001,2(8):441-443.

[66] 叶云,彭佑铭,刘伏友,等.人参总皂甙对乳酸盐腹膜透析液致人腹膜间皮
细胞损伤的保护作用[J].湖南医科大学学报,2001,26(4):317-319.

[67] 阳晓,魏毅,何泽云.参麦注射液对腹腔免疫防御机制的影响[J].中国中医
药科技,1995,2(3):45-47.

[68] 李祖佑.尿毒症血液透析并发症中医辨治探析[J].四川中医,2005,23(8):
14-15.

[69] 黄启金,赵永秀,钟明丽.慢性肾衰竭透析过程中的中医药治疗体会[J].山
东中医杂志,2002,21(1):30-31.

[70] 李崇瑞,龚英.丹参注射液改善维持性血液透析患者血流量效果观察[J].
中国中西医结合肾病杂志,2002,3(5):297.

[71] 刘建和,邓红霞,姚欣艳,等.黄芪注射液对慢性肾衰维持性血液透析免疫
功能影响的研究[J].中医药学刊,2001,19(6):625-626.

[72] 郑晓勇,刘云海,高卓,等.虫草制剂对维持性血液透析患者T细胞凋亡和
FasL表达的影响[J].中国中西医结合肾病杂志,2002,3(12):691-671.

[73] 刘洲,谢桂权,汤水福,等.丽参注射液治疗血透相关性低血压的临床疗效
[J].天津中医,2001,18(3):8-9.

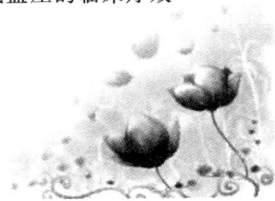

[74] 谭建清,熊丽君,肖建华.复方丹参液介入血液透析治疗慢性肾功能衰竭25例[J].湖南中医学院学报,1996,16(3):22-24.

[75] 何桂顺.五苓散加味治疗血液透析失衡综合征[J].湖北中医杂志,2006,28(7):25.

[76] 何桂顺.中西医结合治疗血液透析后瘙痒症20例观察[J].实用中医药杂志,2006,22(9):547.

[77] 王茂泓,蔡浔远,吴国庆.血液透析致残余肾功能减退的中医发病机制及其对策——附60例血液透析患者残余肾功能分析[J].江西中医药,2005,36(2):25-26.

[78] 左琪,杨霓芝,王立新,等.中药对维持性血透患者微炎症影响的临床研究[J].云南中医学院学报,2006,29(3):18-21.

[79] 马鸿杰,杨晓琨,牛莉,等.中药生血丸治疗维持性血液透析贫血观察[J].中国中医急症,2004,13(9):591-592.

[80] 程静刁,易无庸,潘晓东,等.归脾丸治疗血透贫血患者的效果观察[J].护理学杂志,2005,20(1):41-42.

[81] 胡晓舟,郭明浩.中药保留灌肠配合血液透析治疗尿毒症的研究[J].浙江中西医结合杂志,2003,13(7):408-410.

[82] 朱雪萍,林吉祥,王新华,等.肾衰酊、黄芪注射液对肾病终末期血液透析患者血液流变、T细胞亚群的作用[J].上海中医药杂志,2000,34(7):20-21.

[83] 徐再春,胡岗,余丹凤.肾移植患者证候特点初探[J].黑龙江中医,1997,3:17.

[84] 邓超雄,陈昭颉,王庆堂,等.百令胶囊在肾移植术后的应用[J].西南国防医药,2003,13(1):51-52.

[85] 孔炳耀.辨证治疗肾移植后高血压[J].新中医,2001,33(7):31.

[86] 李唯佳,葛星.活血化瘀法治疗肾移植术后慢性排异20例[J].黑龙江中医药,2000,4:8.

[87] 孙元莹,郭茂松,王暴魁,等.清瘟败毒饮在肾移植术后肺感染中的应用[J].中医药学刊,2006,24(12):2272-2273.

[88] 马麟麟,杨宇飞,吴煜,等.清血颗粒治疗肾移植术后红细胞增多症的临床观察[J].中国中西医结合杂志,2005,25(10):934-936.

[89] 王守春,田波,司凯英,等.双黄连对肾移植受者环孢素A血药浓度的影响

[J].中国医院药学杂志,2005,25(12):1155-1156.

[90] 董兴刚.叶任高教授辨治肾移植排斥反应的临床经验[J].中医药学报, 2003,31(3):11-12.

[91] 姜宗培,陈雄辉,邓创惠,等.中西医结合治疗在防治肾移植排异反应中的作用和机制[J].中国中西医结合肾病杂志,2001,2(2):77-80.

[92] 刘洲,关丽华.参苓白术散治疗肾移植术后低CsA血浓度1例[J].中医杂志,2002,43(8):612.

[93] 孝晨,缪新文,杨倩春,等.中西医结合治疗肾移植术后卡氏肺囊虫肺炎1例[J].湖南中医杂志,2004,20(1):19-20.

[94] 施邵华,郑树森,谢海洋,等.茶多酚减轻环孢素A急性肾毒性的作用及其机制研究[J].中华器官移植杂志,2001,22(5):271-273.

[95] 乔保平,唐孝达,阮翘,等.复方丹参注射液防治大鼠环孢菌素A慢性肾毒性的实验研究[J].中国中西医结合杂志,2001,21(8):611-614.

[96] 石益民,李炎唐,肖序仁,等.雷公藤多苷在大鼠异位心脏移植中的作用[J].中华器官移植杂志,1992,13(2):81-84.

[97] 张肖红,张政,夏穗生,等.虫草类中药对大鼠心脏移植后IL-2活性及T淋巴细胞转化试验的影响[J].中华实验外科杂志,1994,11(2):74-76.

[98] 叶郎清,谢桐,徐琴君,等.安胎法对同种肾移植的临床观察[J].中医杂志,1981,22(3):22-24.

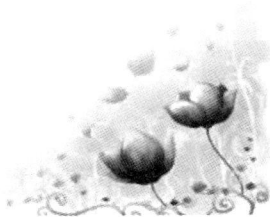